総合内科マニュアル

第2版

[監修]

八重樫牧人
亀田総合病院総合内科部長

佐藤暁幸
亀田総合病院総合内科部長
亀田クリニック副院長

[編集]

亀田総合病院

医学書院

総合内科マニュアル

発　行	2011 年 8 月 15 日	第 1 版第 1 刷
	2016 年 3 月 15 日	第 1 版第 5 刷
	2021 年 3 月 1 日	第 2 版第 1 刷Ⓒ

監　修　八重樫牧人・佐藤暁幸

編　集　亀田総合病院

発行者　株式会社　医学書院

　　　　代表取締役　金原　俊

　　　　〒113-8719　東京都文京区本郷 1-28-23

　　　　電話　03-3817-5600（社内案内）

印刷・製本　大日本法令印刷

執筆者一覧(執筆順)

監修
八重樫牧人　亀田総合病院総合内科部長
佐藤　暁幸　亀田総合病院総合内科部長/亀田クリニック副院長

執筆
岩田健太郎　神戸大学大学院教授・感染治療学/感染症内科診療科長
木村万希子　東京都立大塚病院リウマチ膠原病内科医長
岸本　暢将　杏林大学医学部准教授・腎臓・リウマチ膠原病内科学
笹澤　裕樹　亀田総合病院感染症科
山藤栄一郎　福島県立医科大学教授・総合内科・臨床感染症学講座/北福島医療センター総合内科・感染症科
八重樫牧人　亀田総合病院総合内科部長
片多　史明　亀田総合病院脳神経内科部長
細川　直登　亀田総合病院感染症科部長
本山　哲也　北京ユナイテッドファミリー病院・家庭医
不動寺純明　亀田総合病院救命救急センターセンター長
大川　薫　亀田総合病院在宅診療科部長
鎌田　喜子　亀田総合病院総合相談室室長
戸村　正樹　鴨川市立国保病院内科
森　隆浩　東千葉メディカルセンター総合診療科(内科)診療科長
関根　龍一　亀田総合病院疼痛・緩和ケア科部長
小森　將史　まちだ丘の上病院病院長
藤田　浩二　津山中央病院感染制御管理責任者/総合内科・感染症内科特任部長
矢野　勇大　成田赤十字病院感染症科
末永　祐哉　順天堂大学大学院准教授・循環器内科学講座
水上　暁　亀田総合病院循環器内科部長
二宮　亮　岩手医科大学内科学講座循環器内科分野
米津　太志　東京医科歯科大学循環器内科・寄付講座准教授
安間　章裕　磐田市立総合病院内科
吉田　尚子　東京医科歯科大学医学部附属病院総合診療科
中路　聡　亀田総合病院消化器内科部長

藤原　香織　亀田京橋クリニック内科

小阪まみ子　亀田総合病院腎臓高血圧内科部長

吉田　明人　亀田総合病院総合内科医長

桝澤　政広　亀田総合病院糖尿病内分泌内科部長

與語　　葵　安房地域医療センター総合診療科

竹内　正美　亀田総合病院輸血部部長/血液腫瘍内科

竹之内盛志　一宮西病院救急総合診療科

佐田　竜一　天理よろづ相談所病院総合診療教育部/感染症管理センター

大山　　優　亀田総合病院腫瘍内科部長

地畠　　暁　亀田京橋クリニック内科/国際連携室長

中下　珠緒　亀田総合病院リウマチ膠原病アレルギー内科部長代理

横地　律子　帝京大学ちば総合医療センター血液リウマチ内科

松井　和生　手稲渓仁会病院リウマチ膠原病内科部長

田中　　厚　亀田総合病院皮膚科部長

澤　　　滋　さわ病院理事長・院長

菅長　麗依　亀田ファミリークリニック館山家庭医診療科/亀田幕張クリニック内科

寺岡　香里　田園都市レディースクリニック

鈴木　　真　亀田総合病院産婦人科部長

越智　敦彦　亀田総合病院泌尿器科医長

平原　理紗　横浜市立大学大学院幹細胞免疫制御内科学

序

　「20% の知識で 80 点取る診療」．教え子の講演のキャッチフレーズですが，本書のコンセプトも同じです．経済協力開発機構（OECD）の平均だと，全医師中の総合医の割合は30% 程度ですが，日本の割合は 874 人/32 万 7210 人で0.26% 程度です．他国の 100 分の 1 の人数で患者さんのニーズを満たせるでしょうか？　答えは「否」でしょう．総合医の重要性は認知されてきたものの，トレーニングを受けた総合医の数と割合はニーズに比較すると，圧倒的に足りません．

　総合内科という大人の幅広い医療ニーズに対応する領域のうち，大多数のコモンな問題に世界標準の質で診療ができるようにまとめたのが本書です．初版は「総合診療・感染症科マニュアル」という書名でしたが，初版を上市してから 9年が経過するうちに診療科名が変更されたこともあり，今版では「総合内科マニュアル」と書名変更をしました．しかし，亀田総合病院総合内科の歴代レジデントの英知を結集した「亀マニ！」であることは今版も変わりありません．訳本と異なり，日本で診療するうえで知っておくべき日本の特殊事情も記載しており，エビデンスに基づく診療を日本で実践するのに役立つように企画しました．

　おかげさまで第 1 版は，医師以外の医療従事者の方々からもコンパクトにまとまって俯瞰しやすいと好評を博しました．もちろん，このサイズで医療のすべてを網羅することは到底不可能ですので，この本にない項目については他を参考にしていただければ幸いです．また序文を書いている 2021年はコロナ・パンデミックの最中ですが，新型コロナウイルスに関しては情報の変化が速すぎて最新の診療をこの本にまとめることは難しいため，これも他を参考にしてください．

　第 2 版はさらに読者に有益な本を目指しました．エビデンスに基づいた最良の医療が実践しやすくなるよう，治療行為には GRADE 分類に準じて，推奨の強さとエビデンスの

質を記載しました(詳しくは「亀マニュ!2版の読み方」を参照).その根拠論文も,執筆して頂いた原稿の一部も,本に全部載せるのはスペースの関係上不可能でしたので,オンラインで追記するハイブリッド形式としました.

　一方,このコンセプトで原稿を書くのは非常に大変で,各章の執筆者には血のにじむような努力で執筆していただきました.本当にありがとうございます.また,全部の原稿を校正するのにも非常に時間がかかってしまい,何回もガイドラインが改訂されて原稿を修正していただくことになってしまったことをお詫びいたします.それらの努力の末,このサイズでこれだけ幅広い内容がエビデンスに基づいて,かつ読者にわかりやすい本としてお届けできることになりました.執筆者の皆様に心からの感謝を申し上げます.

　執筆者の先生以外にも,ベスト教育診療科を6年連続受賞できるほど,診療・教育を盛り上げてくれた総合内科の歴代指導医・歴代フェロー・歴代チーフレジデント・歴代後期研修医・亀田総合病院初期研修医の皆・看護師を始めとする多職種のチームの皆さん・患者さん・院内の他の診療科の先生方,長いこと根気強く支えてくれた医学書院の中さん・松本さん,仕事のパートナーの暁幸先生,私の生き甲斐であり強力なサポーターでもある妻・娘・息子,関わってくれた皆様に感謝します.本当にありがとうございました.

　この本が,少しでも皆様の診療のお役に立てば幸いです.

2021年1月

監修者を代表して
八重樫牧人

初版の序

　全人的に診ることができる総合医や総合内科医や家庭医といったプライマリケア医が多いと，予後改善・コスト削減・医療システムが公正になるなどの効果があるため，英国では全医師の約40％，米国では全医師の約32％がプライマリケア医である．一方で，日本ではプライマリケア医の数はまだまだ少ない．今後高齢化がさらに進み，マルチプロブレムの患者さんが多くなることが予想される．プライマリケア医が主治医となり，必要に応じて臓器専門医と協力する医療体制を構築する必要がある．

　ただ，インターネットの普及により，患者さん自身によって様々な情報が入手できる情報化社会における現代医療において，診療の質を落としたのでは患者さんからの支持は得られない．そこで，エビデンスに基づいた「米国標準」の医療を病棟と外来の両方で屋根瓦式に行い，日々の診療・教育回診・ディスカッションを通じて質の高い優れたジェネラリストを輩出しているのが当科―総合診療科―である．将来ジェネラリストになる医師も，内科系の専門医になる医師も，予防医学も含めた患者さんの全体像をみてコモンな問題に対応できる主治医能力を持った医師となれるように研修している．一方で，エビデンスに基づいた米国標準の医療だけでは日本の現状にそぐわない面もある．日本の文化・日本人の気質・日本の医療体制・日本で使用できる医療資源や薬剤などを考慮して米国標準を踏まえた上で，目の前の患者さんに最大限有益な診療を行うことが重要である．私はこれを「米国標準＋α」と呼んでいる．緊急疾患を除外することができ，コモンな疾患に対して「米国標準＋α」の診断・治療を行うことができれば，患者さんによい意味での「違い」をもたらし，国民の期待に応えることができる「質」の高いジェネラリストになると私は確信している．

　「米国標準＋α」を実践するための参考書として Pocket

Medicine や Washington Manual とその訳本を用いてきたが、物足りなさをやや感じるところがあった。例えば、日本では肺炎球菌の約 80% がマクロライド耐性であることをもし知らなければ、米国のガイドラインどおりに外来で市中肺炎をアジスロマイシン単剤で加療しようとすると失敗する可能性が高いなど、「米国標準＋α」を日本で実践するために知らなければならない知識は数多く存在し、前述の参考書では不十分である。そこに本書の存在意義があると考える。理想論やおとぎ話でなく、日本で現実に到達可能な例として、米国標準の医療を理解した上で、日本で最良のものを求めて実際に診療する上でのエッセンスを本書に詰め込んでいる。もちろん、そのような本書の作成はわれわれのみではできなかった。院内の関係各科に協力を仰ぎながら、様々な方々の御尽力でようやくここに完成した。

　本書の作成にあたっては、本書の制作はもちろん、科の発展に関しても、常に皆が働きやすいよう環境を用意してくれた総合診療科創立者・前任部長の西野洋先生、そして、病院から支持が得られるよう常に支えとなった夏目陸史先生に、まずは心より御礼申し上げたい。また、プレッシャーがかかるなか指導医として活躍してくれた佐藤暁幸先生・山藤栄一郎先生・田口智博先生・井本一也先生、回診や診療のレベルアップに貢献してくれる細川直登先生・北薗英隆先生をはじめ感染症部門の先生方や Gremillion 先生、キャリアの大切な時期の中で当科後期研修を選んで来てくれた歴代の後期研修医達、活気と驚きをプラスしてくれる歴代の初期研修医達、はるばる全国から見学に来てくれた医学生達、チームとして協力してくれる看護師・コメディカルの皆様、素晴らしい原稿を書いてくれた上に初稿から月日が経過し労力を割いて大幅な原稿の改訂をしていただいた各執筆者の先生方にも感謝したい。そして、どんなときでも私を常に支え続けてくれた家族にも深く感謝する。

　"皆様ひとりひとりの貢献なしでは当科は今のような素晴らしい科になりえなかったし、このマニュアルが世に出ることはありえませんでした。ありがとうございます！"

　最後に，当科は西野洋先生が立ち上げ，岩田健太郎先生が来て診療面・教育面でレベルアップし，数多くの医学生・初期研修医・後期研修医をこれまで教育してきた．岩田先生が教えてくれたことのエッセンスを含む本書が，日本全国の「患者さんの全体像を助けたい」と思うジェネラリスト・マインドを持った医師の役に立てば幸いである．

　2011 年 8 月　　　　　　　　　　　　　　監修を代表して
　　　　　　　　　　　　　　　　　　　　　八重樫　牧人

亀マニュ！2版の読み方

■ 本書の推奨グレードシステムの解釈

推奨グレード	根拠となるエビデンスの質	解釈
強A	質がよいRCTか，観察研究からの圧倒的なエビデンス	強い推奨：ほとんどの患者にほとんどの状況で条件なく推奨
強B	質が悪いRCT（複数のRCTで結果が合致しない，方法論に弱点あり，間接的，不正確）か，観察研究からの例外的に強いエビデンス	
強C	観察研究か，症例対照研究，エクスパート・オピニオン	強い推奨だが，より質が高いエビデンスが出てきたら変わる可能性が高い
弱A	質がよいRCTか，観察研究からの圧倒的なエビデンス	弱い推奨：状況や患者の価値観，社会の価値観によっては最善の行動となる
弱B	質が悪いRCT（複数のRCTで結果が合致しない，方法論に弱点あり，間接的，不正確）か，観察研究からの例外的に強いエビデンス	
弱C	観察研究か，症例対照研究，エクスパート・オピニオン	非常に弱い推奨：他の選択肢を用いてもよい
不十分	エビデンスが背反しているか，質が悪いか，欠落している	推奨するにも推奨しないにも不十分なエビデンス

- 推奨の強さは2種類：強，弱
  エビデンスの質は4段階：A，B，C，不十分
  組み合わせは7種類：強A，強B，強C，弱A，弱B，弱C，不十分）
- RCT含む上記のエビデンスでのアウトカムは，プライマ

リ・アウトカムを死亡率や合併症発生率などの患者の
QOLに直結するハードコア・アウトカムとし，そうでな
いアウトカム（アウトカムがCRPなど）の論文はグレード
を下げました（例：B→C）．

■ 本書の文献の記載について

- 重要なエビデンスの根拠となる論文については，本文中に
（雑誌名　発行年　PMID）の形で記載しました．簡潔な記
載ですが，PubMedのWebサイトからPMIDで検索す
れば該当論文を確認できます．それ以外に，その項目全体
にかかわる文献については，項目の末尾に「参考文献」と
してまとめました．紹介したいけれど紙幅の都合で割愛せ
ざるを得なかった文献については，オンライン追加資料と
しました．

■ オンライン追加資料について

- 本書中で紹介し切れなかった文献や参考資料がある項目に
は，🖥 マークを付しました．🖥 マークで示された追加資
料は，まとめて弊社Webサイトで PDF 配信しています．
なお，本書の索引でページ数の横に 🖥 マークがあるもの
は，PDFの参照ページとなります．
以下のURLにアクセスし，PDFをダウンロードしてくだ
さい．
https://www.igaku-shoin.co.jp/prd/03658/kame_manu

【ご注意】

- ダウンロードする際の通信料は，読者の方のご負担となり
ます．
- 本ファイルは予告なしに変更，修正，配信を停止すること
があります．
- 本ファイルはユーザーサポートの対象外です．

目次

第1章

患者ケアの目標設定

根拠はどこだ?

- 目標設定はきわめて重要であるが,案外医療現場ではおざなりにされているものである.目標を設定し,そこから逆算して手段が導き出される.最初から手段を形式として導入してはならない.手段を目的化してはならない.
- 入院,外来を問わず,患者ケアの最大の目標は「患者のニーズ」に応えることである.
- ただし,患者自身気がついていない隠れたニーズ(hidden needs)も多々あるので,プロとして積極的にこれを掘り起こす必要がある.
  - 例 閉経後女性の骨密度測定.
  - 例 肺炎球菌ワクチン.
- すべてのケア,すべての判断に根拠をもつこと.
- 根拠のない判断を許容してはいけない(いつもやっているから,皆がやっているから).
- 正しい根拠でも間違うことがある.これは仕方がない.間違った根拠で正しいこともある.これは許容してはいけない.次のような患者のケースでは失敗するからである.
  - 例 ×「心電図は正常だから,心筋梗塞なんてないよ」(たまたま心筋梗塞じゃなかった)
  - 例 ○「心電図は正常だけど,心筋梗塞は否定できない」(杞憂で,心筋梗塞ではなかった)
- 根拠とはランダム化比較試験の示す「いわゆる」エビデンスのこととは限らない.上記の「心電図異常のでない心筋梗塞はある」は Karl Popper の反証主義の援用である.根拠を「ある/なし」の二分割にせず,「どのくらいの」根拠があるか,という程度問題にすると間違えにくい.「エビデンスがないから」と全否定するのは,ちょっと自信がついた若手医師にありがちな誤謬である.「エビデンスなんか知らん」と全否定するのは,熟年医師にありがちな誤

謬だけれど.
- 自分のアセスメント(assessment)と行動(action)の一貫性を保つこと.
- アセスメントとは異なる行動をとることを,「A-a gradientの開大」という.
  例 ×「診察上,腹部疾患はなさそうだ. …でもまあ一応,腹部 CT をとっておこう」
- **医師は患者の best advocate,最大の支持者である.**
  デパートの店員ではない. 相手の要求することのみ表面的に応えても,それは真のニーズを満たしたことにはならない.
  例 「もう治療なんか止めて退院したいんですけど」
  ×(今止めたら再発するけど…患者自身がそう望むのだからいいか)
  「いいですよ. 退院にしましょう」
  ○「確かに,入院期間が長くなってつらいお気持ちはわかります. ただ,私の意見ですけど,ここで治療を止めるのは得策とは思えないのです. 理由は……」
- アウトカムは大事である. ケアのアウトカム(=目標)が何であるかはっきりさせること.
- 医師だけを満足させるアウトカムに拘泥してはならない. CRP が下がること「そのもの」は,患者に利益をもたらさない.
- かといって,死亡率を下げる治療が必ずしもその患者に必要とされる医療とは限らない. 患者や家族の「価値(value)」は重要である. 医師は朝から晩まで病院にいて,ついつい医療中心に世界観を構築しがちである. 患者は医療や病気のことを考えている時間はほんのわずかなこと,他にも大事な価値(家族,友人,仕事,趣味,財産,夢などなど)があることにも配慮する. もし,患者が医療や病気のことだけ考えて日々過ごしているとしたら,それはそれで医療的問題である.
- 医者(私)自らの価値観や世界観を否定する必要はない. それをないことにしてしまうほうが危うい. ただし,その世界観はあくまでも私個人のものである. 私の世界が世界のすべてと思ってはならない.
- 曖昧さや複雑さは医療の本質である. 本質から逃げないこ

と，難しいものを過度に単純化しないこと．

- Maturity is the ability to live with ambiguity. Freud
  ＊告知については「インフォームド・コンセント」の項参照（☞ 41 頁）．
- 入院患者を何科がとるかは，本質的には重要な問題ではない．どこの科でとるかで他科と争わないこと．
- 総合内科にも緩やかな入院ルールはあるが，自分たちで診て患者に利益がもたらされる限り自科入院の対象とする．例「この患者は呼吸器科だろう」とは言わない．
- 収容してはいけないのは，自分たちの能力をはるかに超える患者である．
  例 緊急オペが必要
- 他科のニーズ，期待に応えること．しかし，abuse や manipulation を感じたらすぐに指導医に報告すること．
- 忙しくてとても（入院を）とれない，という理由は正当である．可能ならば指導医同士で交渉すること．
- 面倒な交渉ごとには研修医は立ち入らないのが利口．逆に，他科が忙しくて困っている場合は，積極的に支援すること．
- 他人を支援することが，他人から支援してもらう最良の方法である．
- 人間の最大の悪徳は嫉妬心である．仲間を，そして他者を妬まないこと．違いに寛容であること．同調圧力に屈しないこと．「なんでこんなこともできないの」はタブーワード．仲間が自分より楽をしていると感じても，それを嫉妬に転化させないこと．体力，キャパには個人差があり，「この程度の仕事」と思っても，他人にとっては重労働のこともある．自分の世界観の外にある世界に配慮できないと，まっとうな患者ケアもできない．
- 入院患者の場合，入院初日に退院までの流れを想定すること．例えば，「とりあえずゾシン®」，みたいにやると，あとで経口抗菌薬にスイッチできなくなり，退院が遅くなる．どのような状態でどこに退院するかまで考える（頭の中でクリティカルパスをつくる）．
- 「とりあえず入院」させておくと迷路に迷い込む．
- 医療に「とりあえず」は御法度である．
- 問題が完全に消失するまで入院継続する必要はない．入院

することそのものが患者を悪くすることがある. 院内感染, せん妄, 低栄養, うつ, DVT, 脳血管障害など.
- 入院患者が退院するまでにヘルスメンテナンスを考えること(第 32 章「ヘルスメンテナンス」参照☞ 468 頁).
  - 肺炎球菌ワクチン(ニューモバックス® NP)が打てればオファーしよう. 2014 年 10 月から高齢者には定期接種の運用が可能
  - インフルエンザワクチンが必要ならオファーしよう.
- 肺炎, 胸痛などで入院したときが, 禁煙指導の最良のチャンスである.
- 患者と家族で見解が異なるときは, 指導医に相談しよう.
- 自分に嘘をつかないことは大事である(ドストエフスキー「カラマーゾフの兄弟」より).
- 患者の希望が自分の信条と合わないときはすぐに上級医に相談しよう. 上級医の判断に納得がいかないときも, 相談である.
- リハビリスタッフ(PT, OT, ST), NST に相談するときは, 必ずゴールを設定しよう.
- 毎日, 指示を見直すこと. 指示をほったらかしておくと看護師が迷惑する.
- コメディカルは病院の宝である. 彼らの能力を最大限に引き出すのが医師の役目である. 決して無駄遣いしないこと.

  例× 夜中に「一応 CT でもとっておくか」と放射線技師を酷使.
- 他科にコンサルトしたときは丸投げにしないこと.
- 「*慢性骨髄炎は整形が診ています*」

  これはプランとは呼べない.

  「*整形外科のアセスメントと治療方針では○○で, 何日にはオペ予定です. オペに必要と考えられる検査はこれこれで, これはこっちでやります*」

  というように, 主治医は主体的に患者にコミットすること.
- コンサルタントから多くを引き出すこと. 学びのリソースとすること.
- 毎日回診のとき, 「今日はこの患者さんに何ができるだろうか」と必ず考えること. 1 日 1 つはできることがあるは

ずだ．必ず見つけよう．「いつもと変わりません」などという報告では十分コミットしているとは言えない．「現状維持」というオプションはないものと考えよ．

> 例 末期の癌患者．緩和ケア中「他に足りないと感じることはありませんか？」「そうだねえ，できれば一杯やりたいけど．入院する前はお酒が好きでね」…亀田では入院患者でも飲酒可能！

- 倫理的にケアの目標が設定しづらい場合は指導医，チャプレンなどに相談すること．
- 当直で同僚医師の患者をカバーしているときも，自分の担当患者と同様に真剣にケアすること．そうすれば自分の患者も他人に一所懸命診てもらえる．
- 一見ゴールが見えなそうでも諦めないこと．
- （役人と異なり）診療医に「放置」「先送り」というオプションはない．

> 例 × 「この患者さんのケアは行き詰まったので来年度に回しましょう」

アセスメント，プロブレムリスト

リストアップ

- 気がついたプロブレムは，すべてプロブレムリストにリストアップしよう．
- 発熱，呼吸困難といった症状，血液検査や画像の異常，経済・社会的，その他の問題云々．すべて漏れなくリストアップすることから始めよう．この習慣をつけておけば，見逃しをかなり減らすことができる．
- 患者の貧血や電解質異常はしばしば見逃されている．いったん初診時に見逃したプロブレムを改めて問題提起することはきわめて難しい．

オッカムのカミソリ

- 次に，オッカムのカミソリ（Ockham's razor；「ある事柄を説明するのに，必要以上に複雑な仮説を立ててはならない」という指針）を使い始めよう．

・呼吸数増加，呼吸困難，X 線像の異常，BNP の上昇はすべて「心不全」の表現形である．このように複数の問題に見えるが，実は同じ原因から来ていることは多い．できるだけオッカムのカミソリを用いて一元的にプロブレムを解釈し，リストを短くしていく作業が必要．

例 先月異性に振られ，今月も振られた場合，偶然振られるという事象（プロブレム）が 2 回起きたと考えるより，「俺はもてないタイプ」と一元的に解釈したほうが合理的である．

・オッカムのカミソリは便利な指針であるが，絶対的な真理ではない．確率的には起こりにくいが，2 つの問題が同時発生することはある．オッカムのカミソリというドグマに振り回されないことも，やはり重要である．

・物事にはいつも裏表がある．両側面を考えよ．

・このように，初学時にはプロブレムリストは長くなる．入院患者ならしばしば 20 以上のプロブレムが見つかるはずである．

・経験を積むごとにリストを有効に短くしていく作業，プロセスが大事である．いきなり短いリストでは，問題を把握できていない．また，いつまでも長いリストでは，問題を咀嚼できていない．

▌アセスメント

・アセスメントは，あなたの判断である．プロブレムリストよりもさらに上位の概念である．

・通常，「なんとかの既往をもつ○歳の男性が 3 日間続く発熱と呼吸困難で来院し，所見はこれと■と▲があった．鑑別としてまず◎を考え，次に×を考えるが，△の理由で考えづらい」云々と続く．

・一息に言えるくらいの長さが，アセスメントの長さとして適切といわれる．「肺活量を鍛えよ」という意味ではない．

・アセスメントを間違えると，その後の検査や治療プランすべてが間違う．

・1 点買いをしてはならない．「自分のプライマリアセスメントが間違っているとすれば，どこか？」という発想をすること．

- 常にリスクはヘッジしておくこと．
- リスクと利益は両方バランスよく考えること．医療とはバランス感覚である．サラ金で借金するとき以上にバランス感覚が大事である．
- アセスメントには必ず根拠が必要である．他人に説明しても了解可能な根拠を述べること．
- 根拠なくアセスしてはならない．根拠がエビデンスである必要はない．
- 根拠を述べるとき，「らしさ」と「らしくなさ」を両方重みづけして検討せよ．

  例 熱，咳は肺炎に合致する（らしい）が，全身状態がよくて呼吸状態もとてもよいのが肺炎らしくない．

- 「らしさ」「らしくなさ」を総合的に判断して最終的な見積もりを立てよ．「らしさ」ばかりに注目してしまう失敗は，よく見るところである．
- たった1つのパラメータで物事を決めてはいけない．「BNP が高いから心不全だ」とか，「CRP が正常だから肺炎はない」などと言い切ると間違える．すべてのパラメータにおいて，感度100％ 特異度100％ ということはないのである．
- 結果的に間違っていてもよい．根拠，論拠で間違わないのが大事である．そうすれば勝率の高い医師になれる．たまに大勝ちするギャンブラーのような医療をしても駄目．

● さらに勉強したいときに

1 • 岩田健太郎：ためらいのリアル医療倫理－命の価値は等しいか？．技術評論社，2011
2 • 岩田健太郎：医療につける薬－内田樹・鷲田清一に聞く．筑摩書房，2014

（岩田健太郎）

第2章

病歴聴取

▍ポイント

- 病歴聴取は患者ケアの「手段」であり，回診・プレゼンのための儀式事項ではない．
- 病歴が検査前確率の多くを決定する．後にやる血液検査や画像検査が正常でも，検査前確率が高いと否定できない．（第7章「EBM」参照☞48頁）．
- チェックリストではなく，ストーリー作りである．すべての情報は断片ではなく，ストーリーの一要素として考えること．
- 初診ですべてを聞く必要はない．
- 患者に対する好奇心（curiosity）が大事である．
  「咳が出るので救急車を呼びました」と患者が言えば，「どうして咳くらいで救急車なんて大袈裟なことをしたのだろう．何か理由があるのか？」と考える．
- why の質問は，what，where，when，who，how よりも「高級」である．「いつですか」「昨日の夜です」なら話は終わりだが，「どうしてですか？」には簡単な終わりがない．
  例 「頭が痛いんです」
    「なんで頭が痛いんだと思いますか？」
    「血圧の薬を飲んでないからです」
    「どうして血圧の薬を飲んでいないんですか？」
    「飲み忘れてしまうからです」
    「どうして飲み忘れるんでしょう？」
  と納得がいくまで（理論的飽和）質問を重ねることが Why の質問では可能である．患者のことが「わかったつもり」にならないためにも，（納得いくまで）Why を重ねるのは大事
- 一見辻褄の合わないことも，放置したままにしないこと．
  例 「先生，とりあえず頭の MRI とってほしいんですけど」
    × 「別に MRI は必要ありませんよ」

○「どうして MRI なんですか」
「実は親父も脳梗塞で亡くなって…，医者になんでもな
いって放置されていたんですね…」

- 患者との会話そのものが，治療的である．奪うだけでな
く，与えること．「先生にお話ししたらすっきりしました」
という事例は多い．
- 正確を期すため，話をしながら記録してもよいが，sensi-
tive な議論をするときには記録は避けたほうがよい．なる
べくカルテから目を離して患者の顔を見たほうがよい．ノ
ンバーバル・ランゲッジが伝えるものは多い．
- 病歴聴取で導き出した仮説を用いて，目的をもった診察を
する．常に診断仮説は立てること．なんとなく話を聞いて
いてはいけない．仮説から逆算して，病歴をさらにとる．
ツツガムシ病を疑えば野外活動について問い，心筋梗塞を
疑えば健診の結果や喫煙歴を問う．逆は必要ない（ツツガ
ムシ病かな？「たばこ何本吸いますか」…）．仮説を考え
ながらどんな診察所見をとろ考えておく．甲状腺機
能低下症を疑って腱反射を見る…など．
- 情報源は明確に．過去のカルテも役に立つ.
必要ならば，紹介先のドクターやかかりつけのドクターに
電話して問い合わせてもよい．ただし，先方も非常に多忙で
あることに配慮し，情報提供に感謝すること.
- 前医の治療や処置を批判してはならない．患者の安全のた
めにネガティブ・フィードバックがどうしても必要な場合
は，指導医にやってもらうこと.

病歴聴取でよく訊く項目

■ 現病歴

- 主訴（いちばんつらいのは何か）
- 時間情報は貴重．血液検査も PET も MRI も時間情報はプ
アである．どんな症状でも「いつから」を大事にする.
- 時間〔急性？ 慢性？ 超急性（sudden onset）？〕.
- 頭痛，胸痛，腹痛，いずれも痛みの発症様式，痛みの性
質，場所，関連症状，増悪・寛解因子などを問う．体性痛
か？ 内臓痛か？ 関連痛か？ 他の症状の有無は？ 常
に鑑別疾患を頭に描きながら考えよう.

◆OPQRST を使ってもれなく．

> Onset：発症様式
> Palliative/Provocative factor：増悪・寛解因子
> Quality/Quantity：症状の性質
> Region/Radiation/Related symptoms：場所，放散の有無，関連症状
> Severity：症状の強さ（10 段階評価）
> Time course：時間経過

- なぜ病院に来たのか？　夜中に来たのなら，なぜ夜中に来たのか？　他院に通っていたり遠方に住んでいるのなら，なぜ当院に来ることにしたのか．前医でいざこざがあって，医師や医療機関に対する怒りや悪意をもっていないか．Why の質問は貴重である．

■ 既往歴，手術歴，外傷歴
- 過去にやった「大病」や，現在抱えている「持病」．
- 多くの患者は，高血圧や脂質異常症を「既往歴」と考えない．健康診断で指摘された異常はないか？　（現在他の）お医者さんにかかってないか？
- 最後に受けた健康診断は？　その結果は？　内視鏡検査，マンモグラフィー，骨密度，子宮がん検診などにも注意．
- 手術歴・外傷歴も現在の症状と関係あるか考えながら聞くこと．
  > 例 「脾臓はあるか？」→脾摘後なら，肺炎球菌などによる脾臓摘出後重症感染症を考慮．

■ 服薬歴
- 日本人の多くは，薬の名前を覚えていない．投与量まで覚えている患者はまれである．お薬手帳は貴重だが，ときどき貼り忘れている患者もいる．
- 剤形や飲み方などから推測もできる．薬剤部も重要なリソース．
  > 例 「骨の薬で，朝に水と一緒に飲む薬で，起き上がってろと言われた」と言えば，ビスホスホネートである．
- 「薬の飲み方を覚えていない」という情報は薬のプア・コ

ンプライアンスを示唆する．negative information は
positive と等しく重要である．
- 漢方薬，サプリメント，市販の薬も忘れない．
- 相互作用や副作用のこわい薬も OTC（over the counter）
  で販売されている．
  例 抗ヒスタミン薬や NSAIDs など．

■ アレルギー歴
- いつ起きたか？　何が起きたか？　それに対してどうした
  のか（入院したかなど）？

■ 社会歴
- 「喫煙」「飲酒」だけで終わらない．具体的な分量・頻度を
  尋ねる．1 日に何本吸うのか，どのようなアルコール類を
  どれくらい飲むのか．
- 「会社員」「公務員」だけで終わらない．具体的な仕事のイ
  メージができるように．デスクワークなのか，力仕事なの
  か，夜勤はあるのか，上司との人間関係は，など．
- 「趣味」や「余暇」の過ごし方も知る．
- 感染症やアレルギー性疾患を考えるなら，「家屋の構造」
  や「周囲の環境」「動物との曝露歴」などが重要になる．
  「旅行歴」も同様である．
- 患者の価値観や解釈モデルを知ることは大事だが，直接
  「あなたにとってのこの病気とは何ですか？」と哲学的な
  質問をなしても真意は得られないことが多い．むしろ，上記
  のような生活の話から巧みに infer する（こちらが汲み取
  る）努力が重要である．口に出されることがすべて真実と
  は限らない．
  例 「いや，糖尿病の治療は大事だと思っていますよ．目
  や腎臓の合併症の話も知っていますよ」（表面的な解
  釈モデルらしきもの．ただし，目は泳いでいる．こう
  いうときは言葉とは逆のことも多い）

■ 月経歴，妊娠・分娩歴，性交渉歴
- 「妊娠の可能性はありますか」と聞いて，「ないと思う」と
  言われたときは，「ある」である．「ない」と言われたとき
  は，「絶対にありませんか」と訊くと，案外沈黙が返って

くる．ただし，言葉のトーンや使い方には配慮が必要なので乱用しないこと（慣れていないときは上級医に任せたほうが無難）．

- 性交渉歴（sexual history）は重要である．HIV 感染が「ない」と断言できるか，心の中で問うてみること．ただしラポールがとれていない段階では無理して聞く必要はない．慣れないうちは，上級医に模範を示してもらったほうがよい．

- これらの情報は，病歴を聴取している場や周囲に誰がいるかによって返ってくる答えが変わる場合がある．プライバシーに配慮をした聴取の仕方を心がけること（親と一緒の場合には親に席をはずしてもらう．大部屋なら個室に移動する，など）．

■ 旅行歴，動物との接触歴

- 多くのサラリーマンは「出張」を旅行と規定しない．
- 旅行の場合には，いつ，どこに行ったのか，どういったところに泊まったのかを具体的に聞く．「最近」と言われても人によって「最近」の定義が違うので．

■ 予防接種歴

■ 家族歴，家族構成，キーパーソン

- 家族構成や経済的状況についても，病歴を聴取している場や周囲に誰がいるかによって返ってくる答えが変わる場合がある．プライバシーに配慮をした聴取の仕方を心がけること．

■ 解釈モデル

- 今最も心配なこと，気にしていること，ケアに期待すること．
- 患者中心の医療を行うには，患者の解釈モデルを理解して，それに沿って説明することが大切である．

■ うつ病

- うつ病を見逃さないこと．うつ病は死ぬ病気である．
- うつ病を疑うときに使う"PHQ-2"（日本語版

2013NCNP 版）

物事に対してほとんど興味がない，または楽しめない	はい	いいえ
気分が落ち込む，憂うつになる，または絶望的な気持ちになる	はい	いいえ

2つの質問項目のいずれか1項目が「はい」の場合は，「うつ病」の項目を参照（☞ 441 頁）

• 亀田総合病院総合内科の初診問診票には PHQ-2 が含まれている．見逃さないように！
• domestic violence（DV）は多い．疑ったら，被害者にも加害者にも必要な質問を慎重に行うこと．指導医の立ち会いが望ましい．

■ システム・レビュー（review of systems；ROS）

• システム・レビューと「診察所見」を混同することが多い．システム・レビューはあくまでも「患者の主観的な症状を包括的に聴き取ること」であり，見逃しを避けるために行う．
• 「crackle がある」「CVA 叩打痛がある」はシステム・レビューには入らず，「呼吸困難」「背部痛」が入る．
• 気分不良，体重減少，食欲不振などが落とされやすい．
• 実際の現場では，教科書に書いてある ROS をやっていたら仕事にならない．手持ちの時間と相談して，手際よくやること．
• 診察をしながら聞くというのも1つのテクニック．
  例 お腹を触りながら，「下痢や便秘はありませんか？」など．

■ その他

• 喋りすぎる患者には…
  例 「申し訳ありません．これから別の患者さんに会う必要があるのです．別の機会に，ゆっくりお話ししてもいいですか？」など．
  • 一患者の満足と仕事の能率（後に来る全患者の満足！）は

どちらも重要なので，うまくバランスをとること．タイムマネジメントをおろそかにしてはいけない．

- 「きっとよくなりますよ」「大丈夫ですよ」といったコメントは，意外に患者の不安をあおる．
  - 「最善を尽くします」「慎重に経過を観察していきたいと思います」など，こちらの意志を表明するとうまくいくことが多い．「私」メッセージと称されるものだが，もちろん，日本語でいちいち「私」をつけろ，という意味ではない．
- 不安がっている患者，怒っている患者には…
  - なぜ不安なのか，何に怒っているのか，考えよう．
  - 安易に患者に共感「しない」こと．「おまえに何がわかる」と逆効果になる．質問をチャンクダウンしていき，自分が心から共感できるところまで話を聞いたら，そこで共感的態度を示すこと．ここでも納得いくまでのWhy の繰り返しが重要である．

  例 ×：「不安なんです」「そうですか，わかりますよ」
     「(なんであんたにわかるの？)」

  例 ○：「不安なんです」「不安なんですか．どうしてでしょう」「実は近所の人が同じような症状でガンだったんです」「そうですか，それはご心配でしょう(ここで共感的態度)」

- ルールを守らない患者，いわゆる VIP っぽいひと，あなたと「あわない」患者には…
  - 必要なら指導医に頼んで担当を変わってもらう．
  - どんなタイプの患者であっても，基本はペーシングである．つまり，すべての患者に同じ態度で「接しない」ことが大事なのである．
  - 沈黙は効果的である．すべてを受け入れ，相手が喋り出すまでひたすら待つこと．

closing remarks

- 「何か聞いておきたいこと，確認しておきたいことはありませんか？」と，こちらから相手の発言を促すと，傾聴する態度を表明することができる．退出時に「あ，先生，そういえば…」と患者から言われてしまうと，多忙なときは

どうしても陰性感情を抱きがちになってしまう（by the way doc syndrome）. 常に先手をとること.

● さらに勉強したいときに

1 • Meza JP, 他（原著）, 岩田健太郎（訳）：ナラティブとエビデンスの間－括弧付きの, 立ち現れる, 条件次第の, 文脈依存的な医療. メディカル・サイエンス・インターナショナル, 2013

2 • Orient JM, 他（原著）, 須藤博, 他（訳）：サパイラ 身体診察のアートとサイエンス 第2版. 医学書院, 2019

（岩田健太郎）

第3章

身体所見

▌ポイント

- 病歴聴取で導き出した仮説を用いて，目的をもった診察をする（focused physical exam）.
- 診察をしながら，その部位のROS（「システム・レビュー」の項参照☞13頁）を同時に聞くこともできる.
- 座位，臥位，立位などの体位変換の回数は最小限に.

▌座位正面

■ general inspection

- 健康状態，体格，姿勢，運動活動性，歩行，服装，身だしなみ，表情，情緒，話し方

■ バイタルサインなど

- 血圧
  - 労作・食事・喫煙の直後，会話中は測定しない.
  - 5分の安静後，上腕の中心を心臓の高さに合わせ，カフの下端から1cm下に肘窩があるように血圧計を巻く.
  - 若年者の高血圧や二次性高血圧が疑われる場合は，左右の上肢血圧と下肢血圧を測定
- 脈拍数
  - 成人では60～100/分が正常
  - 体温が1℃上昇するごとに脈拍数は約8～10/分増加[1].
  - 左右差をみる.
    → 左右差があるなら左右の血圧を測る.
  - β遮断薬内服中でないかを確認
- 起立性低血圧

  - 体液の減少，仰臥位血圧や脈拍が正常の（消化管）出血のアセスメントで有用（異常：起立後3分以内に収縮

期圧 20 mmHg 以上の低下，脈拍数 20/分以上の増加）.

- 呼吸数
  - 成人では 14～20/分が正常
  - ベンゾジアゼピン系をはじめ，呼吸を抑制する薬剤の内服の有無を確認

速く浅い呼吸	速く深い呼吸	遅い呼吸
肺疾患，胸膜痛，横隔膜高位	運動，不安，代謝性アシドーシス，脳幹障害	糖尿病性昏睡，薬物による呼吸抑制，頭蓋内圧亢進

- 体温
  - 身体のどこの部位で測定されたものかを確認（腋窩，直腸，鼓膜，額）
- 意識レベル
  - 覚醒しているか，機敏か，対話ができるか.
  - そうでない場合は即座に意識レベルを評価する.

◆ GCS (Glasgow Coma Scale)

以下の 3 項目の合計点. 例：GCS 15 点(E4 V5 M6)

E：開眼(eye opening)	V：発語(best verbal response)	M：運動機能(best motor response)
4 点　自発的に	5 点　指南力良好	6 点　命令に従う
3 点　音声により	4 点　会話混乱	5 点　疼痛部認識可能
2 点　疼痛により	3 点　言語混乱	4 点　四肢屈曲反応，逃避
1 点　開眼せず	2 点　理解不明の声	3 点　四肢屈曲反応，異常
	1 点　発語せず	2 点　四肢伸展反応
		1 点　まったく動かず

〔https://www.glasgowcomascale.org/〕

◆ JCS (Japan Coma Scale) (3-3-9 度方式)

以下より表す．例：100-I，20-RI，3-IA

	300	全く動かない
Ⅲ：刺激しても覚醒しない	200	手足を少し動かしたり顔をしかめたりする (除脳硬直を含む)
	100	はらいのける動作をする
	30	痛み，刺激にて，辛うじて開眼する
Ⅱ：刺激すると覚醒する	20	大きな声，または体をゆさぶることにより開眼する
	10	呼びかけで容易に開眼する
	3	名前，生年月日が言えない
	2	見当識障害あり
Ⅰ：覚醒している	1	大体意識清明だが，今一つはっきりしない
	0	意識清明

※R(不穏)，I(失禁)，A(自発性喪失)

〔太田富雄，他．急性期意識障害の新しい Grading とその表現方法．いわゆる 3-3-9 度方式．脳卒中の外科研究会講演集 3：61-68，1975 より転載〕

・身長，体重

■ 皮膚

・詳細は第 28 章「皮膚」参照 (☞ 417 頁).
・色 (チアノーゼ，黄疸，カロチン血症)，温度，ツルゴール (つまんだ皮膚が元に戻る速さ)，質感 (滑らか，粗い)，腋窩の乾燥の有無
・皮疹：① 解剖学的部位 (全体的，局所的)，② 配置 (直線，群)，③ 型，④ 色 (赤，白，茶色，薄紫)

・発疹の分類

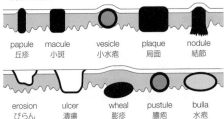

papule	macule	vesicle	plaque	nodule
丘疹	小斑	小水疱	局面	結節

erosion	ulcer	wheal	pustule	bulla
びらん	潰瘍	膨疹	膿疱	水疱

〔日野原重明，高久史麿（監訳）．患者診断学―アートとサイエンスを活かして，第2版．メディカルサイエンスインターナショナル，1990より転載〕
丘疹：1cm以上の隆起した病変，小斑：1cm未満の平坦な病変，
＊patch（斑）：1cm以上の平坦な病変，局面：1cm以上の隆起した病変

■ 頭部・眼・耳・鼻・咽頭（head eye ear nose throat; HEENT）

- 頭部：毛髪，頭皮，頭蓋，顔，側頭動脈
- 眼：視野，眼球の位置，眼瞼，強膜，結膜（貧血，黄疸，点状出血の有無），瞳孔，対光反射，外眼筋運動，眼底
- 耳：外耳，耳道，鼓膜
- 鼻：鼻粘膜，鼻中隔，鼻甲介，前頭洞と上顎洞の圧痛
- 咽頭：口唇，口腔粘膜，歯肉，歯，舌，口蓋，扁桃，咽頭
- 外眼筋と眼球運動の方向

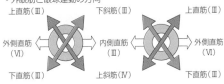

上直筋（Ⅲ）　　　下斜筋（Ⅲ）　　　　　　　　上直筋（Ⅲ）

外側直筋（Ⅵ）　　内側直筋（Ⅲ）　　外側直筋（Ⅵ）

下直筋（Ⅲ）　　　上斜筋（Ⅳ）　　　　　　　　下直筋（Ⅲ）

■ 頸部

- 頸部・鎖骨上リンパ節，頸部腫瘤，甲状腺，気管偏位
- jolt accentuation（首をブルブル左右に振ることで頭痛増強）は髄膜炎に対して感度97%，特異度60%と有用（Headache 1991 / PMID: 2071396）．だが，追試では感度が21%と低く（Am J Emerg

Med 2014
PMID: 24139448），信頼しすぎないこと！

■ 胸郭・肺

- 視診：胸部外形，呼吸数，リズム，深さ，鎖骨上部の吸気時陥凹，胸鎖乳突筋の吸気時筋収縮
- 触診：肋骨圧痛，胸郭の広がり，腋窩リンパ節
- 打診，聴診：聴診時は軽く口を開けて深呼吸してもらう．
- 呼吸音：背部からもしっかり聴診する．

	間隔	呼吸音の強さ/高さ	聴取部位
肺胞音	吸気＞呼気	弱い/低調	肺の大部分
気管支音	吸気＜呼気	強い/高調	胸骨柄の上

- 副雑音（ラ音）

断続音（crackle）：通常吸気に聴取	
細かい（fine crackle）	柔らかく高調 例 間質性肺炎
粗い（coarse crackle）	やや大きい低調 例 肺炎，気管支炎
吸気末期 （late inspiratory crackle）	吸気の途中から聞こえ始め終了時まで続く．通常は細かい crackle． 例 間質性肺炎，心不全の早期
吸気早期 （early inspiratory crackle）	吸気初期から聞こえ始め，終了まで　には消失．通常は荒い crackle． 例 肺炎，気管支炎

連続音：呼気が主だが吸気にも聴取	
高調性（wheeze）	比較的高調で，ヒューという音 例 喘息，COPD
低調性（rhonchi）	比較的低調でいびきのような音 例 肺炎

連続的な音：吸気時のみ聴取	
stridor	上気道に 70％以上狭窄あると聴取 例 クループ

- 声音振盪（vocal tactile fremitus）（触診）/声音伝導（聴診）

	正常肺	空気の少ない肺
触診	手掌基部を背部の肺野に当て，患者に低音で発声させ，手に響く振動を調べる	振動は増強する
聴診	・発声した言葉は鈍く，不明瞭 ・「イーイー」と発声すると「イーイー」と聞こえる	・発声した言葉はより大きく，明瞭 ・「イーイー」と発声すると「エーエー」と聞こえる（ヤギ声）

- 液体は空気より音をよく伝導するため，肺胞が膿，血液，血漿で満たされているとき増大する．
- 病変による徴候

	打診音	声音伝導	呼吸音	副雑音
肺炎	濁音	増大	気管支音	吸気後期の断続性副雑音
無気肺	濁音	消失	消失	なし
胸水	濁音	消失	低下～消失	通常なし 胸膜摩擦音
気胸	鼓音	消失	低下～消失	時に胸膜摩擦音

■ 背部
- 脊椎，筋肉を視診・触診
- 肋骨-脊椎角（CVA）の叩打痛の有無．例 腎盂腎炎

■ 四肢
- CRT（capillary refilling time）：指の爪床を5秒間圧迫した後に圧迫を解除．圧迫解除後，爪床の色が元の色に戻るまでの時間を測る．2秒以内が正常．
- 爪の観察
  - ・ばち指（clubbed finger）：肺がん，肺気腫，肝硬変など
  - ・スプーン爪（spoon nails）：鉄欠乏性貧血
  - ・ミーズ線（Mees's lines）：腎不全，化学療法，心不全，急性（重症）疾患
- チアノーゼ，浮腫の有無

- 振戦（tremor）
  - 静止時振戦（resting tremor）：Parkinson 病に典型的
  - 姿勢時振戦（postural tremor）：重力に抗して上下肢で一定の肢位をとることで誘発される（加齢による良性本態性振戦）．
  - 動作時振戦（action tremor）：目標指向性の運動で誘発（例 指鼻試験）．小脳病変に多い．
- 硬直（rigidity）：Parkinson 病に典型的

■ 神経系（上肢）

- 脳神経：Ⅱ〜Ⅻ.
- 感覚
  - 温痛覚：アルコール綿や舌圧子の割先などを使う．
  - 触覚：綿棒やこよりの先などを使う．
  - 振動覚，位置覚．
- 運動系
  - 上肢 Barré 徴候（pronator-drift test）．
  - 歩行（「立位」の項参照☞ 27 頁）．
- 筋力

MMT	判断基準
0	筋収縮はみられない
1	わずかな筋収縮がみられる
2	重力を除けば可動域いっぱいに動く
3	重力に反して可動域いっぱいに動く
4	重力といくらかの抵抗に反して完全に動く
5	強い抵抗に反して完全に動く

- 協調運動：いずれも小脳機能の検査になる．
  - 反復拮抗運動（diadochokinesis）：膝を片方の手の背側と掌側で回内と回外を繰り返して叩く．遅い，不規則，ぎこちないなどの場合，同側の小脳病変を疑う
  - 指鼻試験（finger nose finger）：検者は指を患者の前において，この指に患者の示指で触れてもらい，次に患者の鼻先を触れてもらう．これを数回繰り返しうまくできない場合，同側の小脳病変を疑う．

- 腱反射（muscle stretch reflex）

反射	中枢
上腕二頭筋反射	C5, C6
上腕三頭筋反射	C6～8
腕橈骨筋反射	C5, C6
膝蓋腱反射	L2～4
アキレス腱反射	L5, S1, S2

- 皮膚分節と皮神経

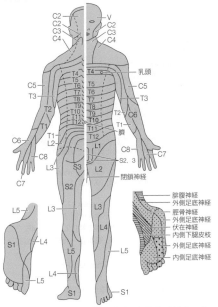

（Brain L: Clinical Neurology, 2nd ed. Oxford University Press, 1964 より）

▌仰臥位

■ 心血管系

- 頸動脈拍動（速脈：AS，遅脈：AR），頸動脈雑音．
- 頸静脈圧測定

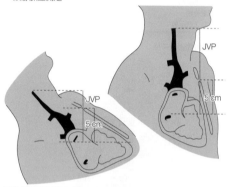

患者の姿勢がどうであれ，右房から胸骨角までの距離は 5 cm なので，それに頸静脈拍動の最高点と胸骨角との間の垂直距離（通常＜4 cm）を足して，頸静脈圧（JVP）とする．
(Judge RD, et al: Method of Clinical Examination: A Physiologic Approach, 3rd ed. Little, Brown, 1974 より)

- 肝頸静脈逆流（hepatojugular reflux）：不顕性の右心不全を明らかにし，症候性左心不全を確認する検査．上記検査で頸静脈圧（JVP）が正常の患者に対して，体位 45° で患者の腹部中央を最低 15 秒間圧迫する．JVP が 3 cm 以上増高した場合陽性と判断する．
- 心尖拍動（point of maximal impulse；PMI）
  - 部位（正中から 10 cm 以上左方に移動＝左室肥大）
  - 直径，振幅，持続時間（左室肥大で増加）
- 聴診

・心音

所見	原因
第1心音(S_1)亢進	頻脈，僧帽弁狭窄症
大動脈弁閉鎖音(A_2)亢進	全身性高血圧
肺動脈弁閉鎖音(P_2)亢進	肺高血圧
第3心音(S_3)	心室の過剰な血流負荷
第4心音(S_4)	心室のコンプライアンス低下

・心雑音

程度	説明	振戦
Ⅰ	非常にかすか	−
Ⅱ	弱い	−
Ⅲ	中等度	−
Ⅳ	強い	+
Ⅴ	聴診器を部分的に離しても聴取	+
Ⅵ	非常に強い．聴診器を完全に胸部から離しても聴取することがある	+

・収縮期雑音の分類

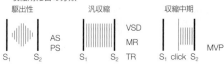

- **駆出性** AS PS
- **汎収縮** VSD MR TR
- **収縮中期** MVP

■ 腹部

・視診
  ・皮膚（瘢痕，線条，静脈），臍部（ヘルニア，炎症），腹部輪郭（膨隆，肝腫大，脾臓腫大），動脈拍動
・聴診
  ・腸蠕動音，血管雑音（腎動脈狭窄の血管雑音）
・打診
  ・腹水，消化管閉塞，肝腫大（鎖骨中線で肝臓を示す濁音界を打診），脾腫（左下前胸部の濁音）
・軽い触診，深い触診
  ・筋性防御，反跳性，圧痛に注意して軽く触診

・腫瘤や圧痛に注意して，深く触診
・右肋骨弓下で吸気時に肝臓辺縁を触知
・脾臓を触知
・McBurney 点：臍部と右前腸骨棘を結んだ線上で，臍部より右前腸骨棘に 2 cm ほど移動した点．圧痛がある場合，虫垂炎に対する特異度は 75〜85% である．
・Murphy 徴候：患者を仰臥位にし，深呼吸をするように指示する．その間に，自分の指を右肋骨下縁，鎖骨中線上に置き，患者の頭側へ向ける．胆嚢炎があれば，指と胆嚢の底部が接触することで痛みが起こり，反射で患者の吸気が止まる．
・Psoas 徴候：腸腰筋の刺激症状を調べる検査．虫垂炎や限局した膿瘍などにより生じる炎症を調べる．患者を左側臥位にし，右股関節を過伸展させる．痛みがあれば陽性
・Obturator 徴候：内閉鎖金の刺激症状を調べる検査．患者を仰臥位にし，股関節を屈曲内転する．痛みが誘発されれば，内閉鎖金の周囲にあるいずれかの臓器の炎症を示唆する．虫垂炎や骨盤内膿瘍など

■ 鼠径部・陰部
• 詳細は第 31 章「男性の健康」（☞ 461 頁），第 30 章「女性の健康」（☞ 447 頁）参照．
• 視診：皮膚（陰部の潰瘍，発赤），尿道からの分泌物
• 触診：鼠径リンパ節，精巣（睾丸）（腫瘤，圧痛，腫脹）

■ 下肢
• 末梢血管系：大腿動脈，膝窩動脈，後脛骨動脈，足背動脈
  ・ABI（ankle brachial pressure index）＝足首血圧/上腕血圧

0.9〜1.3	正常
0.41〜0.9	軽〜中等度末梢動脈狭窄
0.00〜0.40	重度末梢動脈狭窄

• 神経系：下肢の感覚，筋力（下肢 Barré 徴候，Mingazzini 試験），協調運動（膝踵試験），反射，Kernig 徴候

・Babinski 徴候：足底の外側をこすることによって生じる母趾が背屈(伸展)する反応．上位運動ニューロン疾患の徴候
・Chaddock 徴候：Babinski 徴候の変法．外果の下を後ろから前にこする．
• 筋骨格系：関節の腫脹，圧痛，変形，可動域

▌立位

■ 神経系
• 歩行，Romberg 検査，Gowers 徴候

■ 筋骨格系
• 脊椎の配列と可動域，脚や足のアライメント

■ 参考文献
1 • Bickley LS, 他(原著)，福井次矢，他(日本語版監修)：ベイツ診察法，第 2 版．メディカル・サイエンス・インターナショナル，2015

■ 引用文献 🖳

（木村万希子，岸本暢将）

第4章

屋根瓦式・チーム医療

■ ポイント

- "one for all, all for one" がチーム医療の基本である. もちろん, all for the patient なのは言うまでもない.
- 屋根瓦式は, 教育効果を目指すコンセプトと, タイムマネジメントのコンセプト, そしてリソース・ユーティリティーのコンセプトが混在した実に実際的な方法論である. 医療リソースの乏しい日本でこそ活かすべき手法である.
- 学生を1年目研修医が, 1年目研修医を2年目が, 彼らすべてをシニアレジデント(後期研修医)が, そして全員を指導医が教える.
- 身近なことは, 親しい先輩に教えてもらったほうが効果的. 繰り返し効果も抜群である.
- 教える側も, 教えることで知識がより重厚になる. 教えることは最大の学びである.
- リソースを有効に使うためにも, 屋根瓦式は有効である. 指導医がすべて教えなくてはならないとなると多忙な指導医は疲弊するし, 研修医は指導医が外来業務などを終えるまで, ずっと待っていなくてはならない.
- タイムマネジメントの基本は, 重要かつ緊急度の高い仕事を減らし, 重要で緊急性の小さい仕事にシフトすることにある. 加えて, 重要でも緊急性もない仕事は他人に任せるか, やらないことが望ましい.
- オーダーの出し方, 採血の方法, 看護師への電話の仕方などは, 指導医的には重要度も緊急性も低いので, 他人に任せる. もちろん, 研修医にとってはこれらのスキルは重要度の高いものばかりなので, ニーズはある. 屋根瓦により, 両者のニーズに合致して効率的に時間を使うことができるようになる.
- 時間は大事である. 日本の医者は時間を無駄遣いし過ぎで

ある. 時間の価値を見損なうと, 例えば患者を長い間待た
せていても気にしなくなる. 弊害は大きい.

- ただし, 屋根瓦式は欠点フリーではない. 以下の点に十分
注意することが必要である.
  - 質の確保. 先輩医師は必ずしも妥当なことを教えている
  とは限らないし, その能力も担保されていない.
  - 伝言電話効果. 上から代々伝わったことは少しずつ歪ん
  でしまい, プラクティスそのものが変容したり, その意
  義が理解されていなくなったりする.
  例「仕方なく」鼠径から採血していたのが, いつの間にか
  「いつでもいきなり」鼠径からの採血が常識になってし
  まう.
  例 消化管出血などを考え「直腸診は大事だよ」という
  ティーチングが, いつの間にか「なぜ直腸診をするの
  か」という理由を考えなくなり, むやみやたらと患者
  に指を突っ込んで迷惑をかけるようになる.
  - 仕事の分担の問題. 先輩医師がやりたがりだったり,
  「1年目で経験しなかった」という理由で後輩の学ぶ機
  会を奪いとったりする可能性.
  - 逆に, どちらかが著明に怠惰で, 相方のチームメイトに
  丸投げしてしまうリスク.
  - 先輩医師のいじめ. こきつかったり, 睡眠時間を削るこ
  とが「価値である」ような間違ったメッセージの伝達
  (の恐れ).
  - 仲違い.

チームワーク

- チームワークは医療において極めて重要なコンセプトであ
る.
- そのわりに, 「チームワークとは何か」を明確に定義した
ものはないし, その評価方法も確立していない. つまり,
何をもってよいチームワークか, ということはわかりにく
い.
- チームワークの弊害もある. 仲間びいき, 排他主義, 天上
天下唯我独尊主義, 思想やプラクティスの過度な偏り, 過
度な被害者意識(俺たちは誰にも理解されていない)など

が，その例である．

- 有効なチームワークとは，チームが「他人からみても」機能していることをいう．自己を律する厳しい態度も必要である．

- 医師集団でも狭義の「チーム」であるが，看護師や栄養士，ソーシャルワーカーなど周辺の人たちも含めての広義のチームとも考えられる．さらに，患者や家族もチームの一員とすら言える．これらのメンバーが同じベクトルを向いて仕事をできるかが，よいチームを規定する条件である．

- 要するに，単なる仲良しグループをつくったからといって，よいチームだとは限らない．内的，外的な妥当性をもっていることが大事である．

- しかし，仲がよいことはとても大事である．

- 同期，後輩は特に一生の宝になるので大事にしよう．

- 後輩のミスは，先輩の責任である．寝返って，後ろからグサリと刺したり，蹴倒さないこと．

  例 × 「私のせいじゃありません．*彼が勝手にやったんです*」．後輩が叱られていたら，先輩の仕事はフォローすることである．

- しかしトラブル（特に患者との）があったら，必ず指導医に報告すること．「仲間うちで」問題を隠蔽するのは厳禁である．

- 総合内科では月1回のカイゼンカンファで，亀田全体では医療安全部門で，問題事例からの教訓を活かすようにシステマティックに取り組んで医療の質を向上させている．報告があれば，過去の事例から学び，よりよい医療を提供できる．報告システムである「ファントルくん」（インシデントレポート）も活用すること．

- けんかをしてもいい．陰口を叩くよりよほどまし．しっかり口論して，気持ちよく仲直りすること．

- チームで違和感があったり問題意識をもっていることを胸の内に秘めておかない．チームのためになることは少ない．

- 飲み会は大事．食事会も大事．でも，飲めない人には配慮しよう．

- 男は女に優しくあれ．力仕事などは率先してやるよう．包

帯を替えるとき，女性に脚を持たせて知らん顔をしているのは紳士の態度ではない．
- 女も男に優しくしてください．
- 他人の利益を自分の不利益と認識しないこと．休暇，病欠，研修，育児休暇などでマンパワーが少なくなっても不平を言わないこと．過度の平等主義に陥らないこと．あなただって，必ず逆の立場になることがある．
- マンパワーが足りないときにやることは，「どうやって今のリソースで回していくか」を考え，工夫する．常にもてるリソースから逆算してアクティビティーを決める．勉強会など，延期できることは延期すればよい．回診も簡略化してもよい．週末体制にすれば，当直レベルのマンパワーだけでもチームは回せる（という考え方が大事）．
- 明日が今日よりよいチームであるために，「私に何ができるか」と考えること．誰かがやってくれると思っていたら，誰もやってくれない．
- 繰り返しだが，"one for all, all for one"である．
- 亀田では Team STEPPS® (Team Strategies and Tools to Enhance Performance and Patient Safety) (https://www.ahrq.gov/teamstepps/index.html) を全病院で活用している．Team STEPPS で用いる個々のツールを覚えることよりも，実践することが重要．

▌付録：タイムマネジメント

- タイムマネジメントは，緊急性，重要性をパラメーターに4つのマトリックスをつくるとわかりやすい．

	重要	重要でない
緊急	A	C
緊急でない	B	D

- 医師の場合，緊急性，重要性も高いAのカテゴリーが多いのが特徴である．一方，Aをいかに減らすかが，タイムマネジメントの骨子となる．そこで，AをBにシフトするよう努める．カンファレンスや学会発表，原稿，書類，認定医獲得の準備などがこれにあたる．

- 「岩田の 2 か月のルール」として，こういった締め切り仕事の場合，締め切りを 2 か月前倒ししてやる．そうすると，これは重要性は高いが緊急性のない B のカテゴリーに入る．不測の事態が起きたとしても，2 か月のバッファーがあるので対応は可能である．しかし，こういった仕事を締め切りぎりぎりまで放っておくと，B は A になる．そのときに患者が急変したりしたらもうパニックだ．
- 一方，緊急性もなく，重要性もない仕事は「できるだけしない」か，「人に任せる」のが大事である．これに関する屋根瓦の機能についてはすでに説明した．
- 人に任せるのは教育的であり，かつ能率的である．よく「時間がなくて教える暇がない」と言われる．一面では真実だが，研修医に簡単な仕事を任せることができるので，教育はあなたの時間をつくることもある．

▌まとめ

- 緊急性があり，重要な仕事をがんばる．
- 緊急性，重要性のある仕事を，できるだけ緊急でなくて重要な仕事にシフトする．
- 緊急性，重要性ともにない仕事は，やらないか，任せる．
- 他にも，タイムマネジメントのポイント（パール）はある．
  - カルテを簡略化し，特に動いていない患者のカルテの記載を最小限にする（ただし，患者を診なくていいとか，ラボのチェックを怠っていい，という意味ではない．動いていない患者は一所懸命診てもらえない，という苦情もあることに要注意）．
  - 延期できる検査や処置は延期する．
  - 入院の閾値を高くする．外来でできることはできるだけ外来でやる．
  - 遅刻をしない．15 人集まる会合で 10 分間遅刻をすると，150 分の時間が失われてしまうことを意味している．
  - こういうときこそ，体を壊さないよう体調には気をつける．
  - 質の高いギャグを磨いて，笑顔を絶やさないようにする．忙しいときほどユーモア，寛容，親切心が活きると

きはない.

● さらに勉強したいときに

1 • 岩田健太郎:Dr. 岩田のスーパー大回診(DVD) 上巻/下巻.
  ケアネット,2007
2 • 岩田健太郎:Dr. 岩田健太郎のスーパー指導術. 羊土社,
  2012
3 • 岩田健太郎:1秒もムダに生きない 時間の上手な使い方. 光
  文社,2011

(岩田健太郎)

第5章

医師指示・カルテ記載

- すべての前に，① 読める字で（紙カルテの場合），② 整理して簡潔に，③ 毎日見直す．④ 誰が見ても解釈に違いが出ないよう，具体的に記載（例 ○○ 1A→×，○○ 1A 100 mg）．

▌入院時の医師指示 🖥

- 医師から多職種への情報共有・メッセージ
  - 患者の状況（ADL，病態など）を把握することが適切な指示につながる．
  - 病歴聴取の際には指示を出すことを見据えて聴取する（第2章「病歴聴取」参照☞8頁）
- 亀田総合病院総合内科での医師指示の記載例は後述を参照

▌診療録の作成

- 患者ごとに毎日診療録を記載する責任がある（日曜・祝日を除く．ただし急変患者・ICU 患者は日曜・祝日を含む毎日）．
- POMR（problem-oriented medical record；問題志向型診療録）の実践
- 前日のカルテを Do するのみは厳禁．拘束・当直の時間に他医が見ても患者情報を把握できるように，変更したことなどがわかるよう記載

■ 入院時医師指示の記載内容の例

医師指示

【診断】（【病状説明での診断名】本人告知未，現時点では，○○と伝えてあります）

(つづく)

(つづき)

【コード】フルコード/DNAR(心肺停止時蘇生行為を行わない)
(事前指示書を活用すること.☞ 44頁)
【治療方針】中心静脈ライン,輸血,輸液,栄養などの要否も.
【感染症】なし/あり(○○のため標準予防策/接触感染予防策/空気感染予防策施行).
【禁止薬剤】なし/あり(○○で皮疹/アナフィラキシーあり使用禁止).
【アレルギー】なし/あり(上記に加え,ラテックスや食物アレルギーも記載).
【Dr. コール順序】①　　②　　③　　④当直医
　　総合内科は平日18時以降,土曜日12時以降,日曜日/祝日は当直医対応です.

【診療科】総合内科
【主治医】　　　　　　　　　　【担当医】
【生活指示】
　　〈安静度〉ベッド上安静/車椅子可/洗面・トイレ歩行可/病棟内フリー/院内フリー
　　　　リハビリ時はリハビリに応じ安静度 Up 可.
　　〈清潔行動範囲〉清拭のみ/入浴可.
　　〈食事〉絶飲食/水分可/○○食(「食事のオーダー」の項参照☞ 39頁)

【観察項目】
　　〈バイタルサイン(血圧/脈拍数/呼吸数/体温/SpO$_2$)〉
　　　　1日3検/○時間ごと.
　　〈モニター〉心電図:なし/あり.　　　SpO$_2$:なし/あり.
　　〈尿量測定〉○時間ごと/各勤務帯(8時間ごと)/1日量/なし.○○mL 以下で Dr. コール.

【処置】
　　〈酸素指示〉SpO$_2$:92% 未満のとき,酸素○L/分から開始,1Lずつ増量.
　　　　1〜4L:経鼻カニュラ,5〜10L:マスク,11〜15L:リザーバーマスク.

(つづく)

(つづき)

酸素開始時，5 L，10 L，15 L となれば Dr.
コール．

〈血糖測定〉(病院所定の書き方で記載する．それ以外の書
き方は医療ミスのもと)

(1) 1 日 4 検(毎食前，眠前)．

(2) (低血糖時)　血糖 70 mg/dL 未満のとき．

　①経口摂取可能なとき，ブドウ糖 10 g 内服．

　②経口摂取不可能なとき，50% ブドウ糖 20 mL　静
注．

30 分後に血糖再検し，血糖 80 mg/dL 未満のとき，上
記再度施行後 Dr. コール．

〈深部静脈血栓症予防〉
なし/あり(ヘパリン皮下注/弾性ストッキング)．

〈ネブライザー〉なし/あり．

【処方】(持参薬も記載)

【症状・状況別指示】

〈発熱時〉

(体温 ≥ 38.5℃) ① 血培 2 セット採取し Dr. コール，
② カロナール® 500 mg 内服．内服不能時はアルピ
ニー® 坐薬 200 mg×2 個挿肛　6 時間あけて 1 日 3
回まで．

〈疼痛時〉

カロナール® 500 mg 内服．内服不能時はアルピ
ニー® 坐薬 200 mg×2 個挿肛　6 時間あけて 1 日 3
回まで．

〈便秘時〉

3 日排便ないとき　① ラキソベロン® 内用液 10 滴
(排便なければ 5 滴ずつ増量し 30 滴まで可)，② 新
レシカルボン® 坐剤 1 個挿肛．

〈不眠時〉① マイスリー® 5 mg 内服　追加 1 回まで．

〈不穏時〉① Dr. コール/バイタルサイン測定　異常なけ
ればリスペリドン® 0.5 mg 内服　30 分以上あけて 1
日 3 回まで．

(つづく)

（つづき）

【Dr. コール基準】
　・血圧：>180，<90　・PR：>130，<60　・呼吸数>25　・SpO₂：<92%
　・意識レベル低下時　・瞳孔不同出現時　・呼吸状態変化時　・その他判断に困ったとき

【臨時指示】○日に胸部 X 線オーダーがあります

【退院促進フォーマット】
・病状説明を行った相手：長男
・本人以外のキーパーソン：長男
・予測される入院期間：2 週間
・退院方法予定：自宅退院，急性期病院転院，療養型・施設退院
・退院についての MSW（医療ソーシャルワーカー）相談：必要なし，済み，未定
・最終病状説明日：○月△日
・次回病状説明予定日：未定

初診記録

■ 病歴（第 2 章「病歴聴取」参照☞ 8 頁）
・情報源と聴取病歴の信用度.
・ADL と IADL の確認（☞ 106 頁）.
・患者の日常生活レベル指標：PS（癌），NYHA（心不全），Hugh-Jones・MRC dyspnea scale（呼吸不全），Barthel Index（ADL 評価），要介護度.
・患者の「解釈モデル」を確認：患者満足度を上げるため.

■ 身体所見（第 3 章「身体所見」参照☞ 16 頁）
・全身状態：栄養状態/窮迫状態/意識状態.
・バイタルサイン：体温/血圧/脈拍数/呼吸数/SpO₂.
・頭から足先まで全身を〔頭頸部/胸部（呼吸音/心音）/腹部/四肢/皮膚/神経〕.

■ 検査所見
・最新の検査結果.

• 関連する項目については，必要があれば過去のカルテ，他院からの紹介状に添付されてきた検査結果などからもくまなく探す．

■ 問題リスト（プロブレムリスト）の作成

• 医学的/心理的/社会的/家庭的問題．疑い病名や鑑別診断病名は使用しない．
• 「ヘルスメンテナンス」，「退院計画」という項目も立てる．

■ 初期計画

• 診断計画（Dx），治療計画（Rx），教育計画（Ex）に分けて記載．

▌経過記録

• SOAP 形式が大抵採用されている．
　• S（subjective）：患者の訴え，症状．
　• O（objective）：身体所見，検査所見．
　• A（assessment）：問題または臓器系統ごとの判断/評価/考察．
　• P（plan）：診断計画，治療計画，教育計画．問題点の最後には退院計画も．

■ 経過記録を書きながら毎日の見直すべき項目

① 静脈ラインを抜去できるか．
② モニターをはずすことができるか．
③ 経静脈薬を経口薬へ変更できるか．
④ 尿道カテーテルを抜去できるか．不要な尿量測定を継続していないか．
⑤ 食事開始後も血糖スライディングが続いていないか（食事量スライディング/定期打ちへの変更）．
⑥ 患者の安静度/活動度を増やせるか．
⑦ すべての薬物が腎機能・肝機能に従い調節されているか（特に抗菌薬など）．
⑧ リハビリテーションと社会福祉に専門家（MSW など）が関与しているか．
⑨ 退院計画の状況（何がその患者の退院への律速段階と

なっているか）

手技実施記録・タイムアウト

・自分が施行した手技は記録する．施行前にはタイムアウトを行う．処置後には，処置が問題なく終了したことを確認するためにサインアウトを行う．
① 手技名/実施部位，② 適応，③ 患者へのインフォームド・コンセントの内容，④ 用いた無菌処置，麻酔，⑤ 手技の簡単な記述，⑥ 検体の種類と検査依頼項目，⑦ 合併症の有無，⑧ 処置後の状態とフォローの検査

申し送り

・夜間/休日の病棟医へ自分の患者について申し送る．
① 患者氏名・部屋番号，② 現在の問題・夜間や休日に病棟からコールがあるとすればどのようなことが予想されるか，③ 夜間/休日に確認を依頼する血液検査（例 Hb，電解質，PT-INR など），④ 介入する判定基準〔例 Hb＜8.0 ならRCC（濃厚赤血球）2 単位輸血など〕，⑤ コード（フルコード/DNAR），⑥ 急変時の対応（治療としてどこまで侵襲的なことを行うか，輸血を行うかなど）

退院サマリー

・医療施設ごとで独自の約束があるが，下記項目があればよい．退院後数日以内に書き上げること（当院では 3 日以内に）．
① 患者氏名と ID，② 担当医/主治医氏名/医師の署名，③ 入院年月日/退院年月日，④ 最終診断，⑤ 主訴と現病歴，⑥ 入院時現症，⑦ 入院後経過，⑧ 手術名/（あれば）合併症，⑨ 退院時処方，⑩ 転帰（退院時の状態），⑪ 退院後の外来予約

食事のオーダー

① まずその患者に食事を経口摂取させてよいかを考える．

　　　　例 誤嚥性肺炎疑いで入院の場合，嚥下機能評価までは禁
　　　　　　食など．
② 種類を考える
　　　　例 普通食（常食），高血圧食（減塩食），心臓食，腎臓食，
　　　　　　肝臓食，流動食（術後など），嚥下食，経管栄養など．
③ 水分量の計算
　　　必要水分量は 30 mL/kg/日を目安に計算する．尿量と投
　　与水分量を見ながら調整．水分量は発熱や下痢など余剰な喪
　　失がある場合には増量が必要．抗菌薬の溶解液も水分量とし
　　て計算に入れる．
　　　食事開始後も点滴が同量で継続となっていると水分量が過
　　剰となるため，注意を要する
　　　（当院の場合常食では水分 1500 mL/日，全粥食では 1900
　　mL/日）．
④ 塩分量の検討
　　　塩分は高血圧，糖尿病，心疾患，腎疾患などでは減量する
　　（当院の塩分量は常食 9 g，高血圧（減塩食）6 g，心臓食 6 g，
　　糖尿病食 7 g，腎臓食 5 g など）．
⑤ 特別に考慮する事情を考える．
　　　　例 アレルギー，避けるべき栄養（ワーファリン内服中のビ
　　　　　　タミン K 制限など）．
⑥ 経管栄養の場合は投与時間，投与速度を考える．
　　　　例 経管栄養剤に加える白湯の量は，上記の水分量を考慮
　　　　　　して不足分を加える．

　　　　　　　　　　　　　　　　　　　（笹澤裕樹，山藤栄一郎）

第6章

病状説明・ACP・コード

▌病状説明

■ インフォームド・コンセント informed consent

- 治療・手術・検査の内容についてよく説明を受け理解したうえで，判断をすることである．説明の内容としては，対象となる行為の名称・内容・期待されている結果や他の選択肢，副作用，成功率，費用，予後も含む．患者の理解度に合わせて，かつバランスよく説明するべきである．
- **医師が推奨を伝えることは，プロとしての責務である**（参考文献1の倫理マニュアル参照）．
- 説明相手は基本的に患者本人である．が，重要事項は一緒に家族にも説明する．
  - 例外的に同意が必要ではない状態：意思決定能力がない患者の緊急事態（可及的速やかに代理意思決定者より承諾を得る），同意に基づかなくても治療が必要な場合（精神疾患の医療保護入院など），病状を説明すると患者の不利益になると医師が判断した場合（重症うつ病患者への悪いニュースなど）など
- 同じ時間の説明でも座って話すと患者（家族）は長く説明を受けたと感じる．重要な要件は個室でプライバシーを守って話す．複数の医師が説明するときは，短くても事前に打ち合わせる（誰が何を話すか）．
- 初回には自己紹介を必ず行うこと．キーパーソンが患者本人でない場合は誰にするか決める．
- 患者家族も面談の際に自分の意見を話す機会があるほうが満足度は高い（Crit Care Med 2004 PMID: 15241092）．
- 患者も家族もストレスにさらされ，気分が落ち込んでいることが多いことを自覚して優しく接する．
- 専門用語・略語は避け，一般の方にもわかりやすい言葉で説明する．医師が患者に伝えたことの半分しか患者家族は理解していない（Crit Care Med 2000 PMID: 10966293）．相手の理解レベルにあ

わせて簡単な用語を用いること（例×：セプシス，○：敗血症という，全身の血液に細菌が入って悪さをしている状態）．目安としては，3つの情報を説明したら，理解を確認する．

- 理解の確認方法は，「どんな質問がありますか？」と聞くのもよいし，必要なときは相手に説明したことを要約してもらうと理解を確認できる．書きながら説明し，その紙を面接後に渡しても可
- 逆に，上記で患者本人が理解できないことを確認するか，もしくは質問するたびに違う返答が返ってくるようなら，**意思決定能力**（decision making capacity）がない可能性を考える．そのような際には**代理意思決定者**に判断を委ねる．そして，「（もし患者自身が意思表示できるのなら）患者本人はどうしてほしいのか」を決めてもらう．これが代理意思決定者はどうしたいのかと相反する場合もあるので要注意．
- 治療のゴールを設定し，共有する（罹患前の状態に戻るなど）．逆に患者（家族）のゴールが現実的でなければ，代替ゴールを設定する（安らかに亡くなるなど）ことに努める．
- 医療に不確実性（uncertainty）は付きもの．その際に，最良のシナリオと最悪のシナリオを提示し，いつまでにどちらかわかるか説明するのは，望みをもちつつ最悪の事態への心の準備をさせる手段である（Hope for the best and prepare for the worst）．

ACP

アドバンス・ケア・プランニング advance care planning（ACP）[愛称：人生会議]

- 病気や認知症などで意思決定能力がなくなった場合に備えて，患者，家族や友人，医療従事者が前もって話し合い，本人の価値観やゴールを共有することで，将来必要となり得る治療やケアに関する意向を共有していく“過程”のことである．「こんなとき，○○（患者）なら何を望むだろう」と医療者や家族が考え，最終的に患者の意向に沿った医療が実践されることが目的である．
- ACPには，代理意思決定者の選定，事前指示，患者の価

値観やケアのゴールの共有などが含まれる.

- ACP はあくまで過程であるため,患者の価値観や人生観は傾聴したが,文書はまだ作成していない,心停止時の方針についても決まっていない,という段階もある.

■ 事前指示 advance directive

- 意思決定能力を失った際に希望する治療あるいは拒否したい延命治療を,意思決定する能力がある時期に前もって指示しておくことである.主に代理人指示と内容指示の2つからなる.代理人指示では意思決定能力が失われた場合の代理意思決定者をあらかじめ指名する.内容指示では蘇生コード(後述)や急変時の対応,いかなるときも希望しない処置(例:挿管,手術,輸血など)に関する希望を示し,患者の意向を尊重した医療を行うための指標にする.
- 参考:高齢者へのアンケートで,治る見込みがない病気になった場合,延命を希望しないのは 91.1%,希望したのは 4.7% であった(内閣府「高齢者の健康に関する意識調査」2012 年).

┃ コードステータス(蘇生コード)

- 心停止時の心肺蘇生に関する方針のことで,蘇生処置を行う full Code と,蘇生処置を試みない DNAR のどちらか一方である.患者が特に意思表明していない場合には full Code となる(**未確認フルコード**).
- 高齢者や予後不良患者などが入院する際は基本的に本人(意思決定能力がない場合は代理判断者)にコードを全例で確認する.コードの話をすると自分は死ぬ可能性が高いと誤解する患者も多く,誤解を与えないよう努める.コードは変更可能であることも伝える.
- 亀田総合病院では,コード確認書(医療処置に関する事前指示書;次頁参照.web でも公開している)を本人に署名していただいて作成し,電子カルテに取り込む.医師指示にも内容を記載する.

■ コード確認書（医療処置に関する事前指示書）

コード確認書 （医療処置に関する事前指示書）	年　　　月　　　日 ID： 患者氏名： 説明した医師：

【　心肺停止の場合　】 ※1つを選ぶ

☐ 心肺蘇生術を実施する（Full Code）　　　☐ 心肺蘇生術を実施しない（DNR）

※ DNRとは，あらゆる心肺停止に対して（原疾患以外の不測の別な原因で心肺停止が起きたとしても）
心肺蘇生を望まないことです．

【　心肺停止の状態ではない場合　】 ※1つを選ぶ

☐ 苦痛緩和を最優先とする医療処置を行う
- ・　経口的に水分や栄養補給を行う
- ・　疼痛や不快な症状を軽減するための投薬・体位交換・創傷処置・清拭等を行う
- ・　症状を軽減するために必要があれば，酸素投与・吸引・用手気道確保を行う

☐ 侵襲性の低い医療処置を行う
- ・　上記に加え，治療を目的とした投薬（経口・経静脈）を行う
- ・　非侵襲的陽圧換気療法（BiPAP，CPAP）を考慮する

☐ 侵襲的医療も含む医療処置を行う（Full Treatment）
- ・　上記に加え，医療機器を用いた気道確保（気管内挿管を含む），人工呼吸器，除細動等を行う

追加指示（中心静脈カテーテル，輸血，透析などについて具体的な希望がある場合は記載）

【　人工経管栄養　】 ※1つを選ぶ

☐ 行わない　　　☐ 一定期間試みる　　　☐ 行う

追加指示（経鼻胃管，胃瘻について具体的な希望がある場合は記載）

本人による署名	本人が署名できない場合
	患者氏名：
	代理判断者者氏名：　　　　　　　　　（続柄：　　　）

同席者	
家族等［氏名(続柄)］	
医療スタッフ［職種・氏名］	

■ DNAR: do not attempt to resuscitate

- DNR（do not resuscitate）も同義で，心停止や呼吸停止になった際に蘇生を一切行わない事前指示である．積極的な加療をするかどうかの判断とDNARは全く別の判断であり，DNARなら積極的な加療をしないというのはコモンな誤解である．積極的な加療をしないのは緩和ケアのみ

CMO (comfort measures only) である．CMO の患者には「何もしない」のではなく，「苦痛緩和に役立つ処置」を行う．

- 参考：日本で院内心肺蘇生後に，神経学的予後良好で生存していたのは 21.4%（Circ J 2011, PMID: 21436595）

■ コード確認の例（あくまでも 1 例）

6

（入院目的と精査加療の説明が終わった後に）
これから確認することは，基本的に入院する患者さん皆さんに聞いていることです．入院中の検査も治療もこうやってお話ししながら進めていきますが，そうできない状態があります．急に心臓や呼吸が止まって意識がなく死んだ状態になった場合です．基本的に○○さんでそのようなことが起きる可能性はすごく低いと考えられますが，どうしてほしいか事前に意見を聞いておかないと，もしそうなったときに○○さんの意思を尊重できません．入院中に治療をしても悪くなってそのような状態になった場合に，上に乗って心臓マッサージをしたり，喉の奥に管を入れて人工呼吸器につながるようにするなどつらい蘇生をしても，残念ながらあまり望みはありません．それでもつらい思いをしてでも奇跡にかけてみたいのなら蘇生をしますし，「楽にしてくれ」というのならつらいことをせずに苦しまないようにします．もし万が一心臓や呼吸が止まったら蘇生してほしいですか？　それとも楽にしてほしいですか？（full code でも DNAR でも患者の判断を尊重する．こちらからも方針を言って確認．変更可能とも説明．求められたら自分の意見を言う）
（DNAR の場合）今の話は「万が一」の話でそうなる可能性は低いですし，そうなったとき以外は，入院中治療を精一杯やっていきますのでよろしくお願いします．質問はありますか？

- 人工呼吸器から離脱するほど回復しない患者を，終末期に延命治療の中止目的に抜管することを terminal extubation という．欧米では頻繁に行われているが，日本では過

去に起訴処分（後に不起訴）となった事件もあり，長年行われていなかった．その後，「人生の最終段階における医療・ケアの決定プロセスに関するガイドライン」（2018年厚生労働省）など，延命中止を可能とするガイドラインが発表され，2017年にはテレビで terminal extubation の一部始終が放映され状況は変わりつつある．ただ，社会的リスクはまだ存在する可能性があり，各病院の方針に沿っていただきたい．

■ 付録：解剖・角膜提供

- 患者が亡くなった後には御遺族に死体解剖と臓器提供の希望を原則として聞くこと．聞くことで御遺族との関係がギクシャクすることが想像されるときなどはこの限りでない．特に角膜は高齢者でも癌患者でも提供できる唯一の臓器である．敗血症・B肝・C肝・耐性菌は禁忌．聞かなければ始まらない．強制されていると家族が感じないように，必ず自由意思を聞いていることを確認すること．
- AI：autopsy imaging も病理解剖される患者さんにルーチンで行われる．
- 解剖の有無を尋ねるときの例

> 担当医の□□です．あなたの父上（母上）の○○さんがお亡くなりになり，大変残念に思います．御冥福をお祈りいたします（沈黙）．これは亡くなった方の御遺族皆さんにお聞きしているのですが，御遺体の解剖を行うかどうかを伺っております．現時点では○○さんは△△（疾患）によって亡くなったものと考えていますが，御遺体の解剖をすることで，○○さんが亡くなったより正確な原因がわかるので，御遺族としてもより納得できることがあります．また，私どもにとっても御遺体の解剖で△△病についてより多くのことが勉強になり，御遺体の解剖をすることで他の死に関与した要因がわかることがあります．もちろん，費用は一切かかりません．御遺体の解剖の後でも棺桶の中から皆様にお顔を見せるのに支障はありません．逆に，やらなかったからといって支障は何ひとつありません．残されたご家族として，全くの自由意志で選んでください．御遺体の解剖を希望されますか？

• 角膜提供の有無を尋ねるときの例

○○さんがお亡くなりになられて，大変残念に思います．しかし1か所だけ，生かし続けることのできる場所があります．それが角膜です．もし父上（母上）の角膜提供を御希望されるのであれば，角膜の寿命は約200年であり，御本人の角膜だけは別の方の中で生き続けます．御本人がそれをお喜びになるとしたら，とてもいい供養になると思います．眼球を摘出した後には義眼を入れますので，見た目はほとんど変わりません．角膜提供を御希望されますか？

■ 参考文献

1 • Sulmasy LS, et al: American College of Physicians Ethics Manual: Seventh Edition. （米国内科学会　倫理マニュアル第7版）Ann Intern Med 2019; 170 (2_Suppl) S1-S32
2 • UpToDate: Communication in the ICU: Holding a family meeting. ※筆者が学んだ Arnold RM らによる.
3 • 終末期医療の決定プロセスに関するガイドライン（厚生労働省 2007年5月）
http://www.mhlw.go.jp/shingi/2007/05/dl/s0521-11a.pdf

（八重樫牧人）

第7章

EBM

■ EBM(evidence based medicine)と臨床判断

■ ポイント

・EBMとは，現在利用可能な最も信頼できる情報を踏まえて，目の前の患者さんにとって最善の治療を行うことである．

・EBMは，その手順を以下の5つのstepに分けて考える．

> Step1：疑問(問題)の定式化
> Step2：情報収集
> Step3：情報の批判的吟味
> Step4：情報の患者への適用
> Step5：step1〜4のフィードバック

・エビデンスとEBMは違うので，区別して考える．エビデンスのみでは臨床判断はできない．読んだ論文の結果を，何も考えずに目の前の患者に行うことは，EBMの実践ではない．ガイドラインの記載や，大規模研究の結果は，いわゆる"最大公約数"である．すべての患者に適応できる金科玉条ではない．

・臨床現場では，さまざまな情報を統合して判断を下す必要がある(下図，BMJ 2002 PMID: 12052789)．

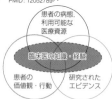

- 患者のことを知らなければ，最善の臨床判断はできない．患者の話をよく聴き，患者をよく診ることが大切．
- 病態だけでなく，患者の価値観，社会経済的状況も判断に大きく影響する．
- 病院の設備，利用可能な医療資源，保険制度，地域の医療状況についての知識も必要である．
- これらの情報を統合し，判断を行うために必要なのが，臨床医の知識と経験である．
- 例えば海外発の論文の場合，その研究対象者と目の前の自分の患者では，価値観，社会経済的状況，利用可能な医療資源などが全く異なることがある．論文の結果が自分の患者に適用できるかを真剣に吟味し，患者との面接や自身の経験など，複雑な諸要因を考慮した結果，論文の結論と異なる臨床判断を行うことがある．これは EBM の否定ではなく，真の意味での EBM の実践である．
- 上級医が（特に自身の専門領域で）エビデンスの示す結果とは異なる判断を行う場合に，"ガイドラインの推奨"，"論文の結果"を振りかざし，浅はかにそれを批判するのは"残念な"研修医である．ガイドラインや論文結果など当然知っている経験豊富な上級医が，どのような思考過程でそう判断するに至ったかを，学ぶチャンスと考えるのが，"できる"研修医である．
- もちろん上記のさまざまな要因を考慮しない，独善的な判断は論外であり，EBM 以前の問題である．
- 以下，臨床現場で疑問を感じたときに，どのように情報を集め，読み，自分の患者に適用するかについて述べる．

Step 1：疑問（問題）の定式化

■ 問題点

- まず何について知りたいのか，問題点を明確にする．
- 疑問をカテゴリーに分ける．

カテゴリー	文献検索時のキーワード
診断	Diagnosis, Sensitivity, Specificity
治療	Drug therapy, Clinical trial, Randomized controlled trial, Therapeutic use
予後	Prognosis, Mortality, Cohort studies
副作用	Risk, Odds ratio, Case control

・疑問を定式化する　PICO（PECO）

Patients, Problem, Population	どんな患者に
Interventions（Exposure）	何をすると（何によって）
Comparisons, Controls, Comparators	何と比較したときに
Outcomes	何がどうなるのか

▍Step 2：情報収集

■ 情報源の選択基準
　・判断の緊急性.
　・判断の重要性.
・判断に使える時間，判断の重要性に応じて，利用する情報源を決める.

■ 情報源の種類

　・上級医・同僚・医療スタッフ.
　・マニュアル本.
　・2次媒体：UpToDate, Clinical Evidence, Cochrane Library など.
　・診療ガイドライン.
　・教科書.
　・原著論文：PubMed（https://www.pubmed.ncbi.nlm.nih.gov），医学中央雑誌（https://www.jamas.or.jp）.
　・インターネット：医療専門サイト（Clinical Key など），検索エンジン（Google など）.

■ PubMed 検索のコツ

• 著者名，出版年，掲載紙などがわかっている場合：Single Citation Matcher を使う（開始ページがわかっていると，かなり楽に探すことができる）

• PubMed では MeSH（Medical Subject Headings）というシソーラスが採用されている（自然語で検索しても，自動的に MeSH での検索も行われるが，このようなキーワードの階層構造が採用されていることを知っておくこと）。

• PubMed identifier（PMID）：論文に割り振られた個別番号．検索窓に入力すると一発で該当論文が検索できる．

■ エビデンスピラミッド

本書のエビデンスグレードに関しては「亀マニュ！ 2 版の読み方」参照（☞ xi 頁）

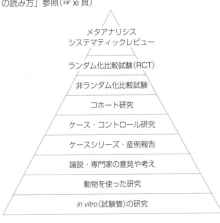

メタアナリシス
システマティックレビュー

ランダム化比較試験（RCT）

非ランダム化比較試験

コホート研究

ケース・コントロール研究

ケースシリーズ・症例報告

論説・専門家の意見や考え

動物を使った研究

in vitro（試験管）の研究

▎Step 3：情報の批判的吟味

■ 信頼できる情報か

• 信頼のおける情報源（評価済みの情報を集めた 2 次媒体な

ど)からの情報では，以下のチェックポイントをスキップすることも可能.
- 原著論文の場合はチェックが必要.
- 耳学問の場合も必ず裏をとること.

■ チェックポイント

- 自分の疑問に答える論文か.
  - →違っていたら読み進める価値はない.
- 研究デザイン.
  - →科学的に正しい方法か.
- 論文のカテゴリーごとにチェックポイントが異なる.
  - →治療，検査についての論文を読む場合のチェックポイントは後述.
- 結果の臨床的重要性.
  - →統計学的有意差に振り回されない.
- 治療効果の大きさはどうか.
  - →臨床的に意味のある差なのか
- 事前に予定されていないサブグループ解析，有意水準を補正しない多重比較の場合は，特に気をつける.

■ 治療についての論文を読む場合のチェックポイント

- 治療群・対照群に，どのように割り付けられたか.
- 患者，現場担当者，解析者は目隠しされていたか.
- 脱落症例はどのくらいか.
- 研究対象者全員が，適切に解析されているか(脱落者の不適切な除外はないか).
- 研究開始時の患者背景に極端な差はないか.
- 研究されている治療以外の検査・治療などに，治療群・対照群で差はないか.
- 治療によって得られる利益は副作用や費用，治療期間に見合ったものか.

■ 治療効果の指標

	転帰あり	転帰なし
治療群	a	b
対照群	c	d

治療群のリスク	$Y=a/(a+b)$
対照群のリスク	$X=c/(c+d)$
リスク比（RR）	Y/X
相対リスク減少（RRR）	$1-RR=(X-Y)/X$
絶対リスク減少（ARR）	$X-Y$
治療必要数（NNT）	$1/ARR$
オッズ比（OR）	$(a/b)/(c/d)=ad/bc$

■ efficacy と effectiveness

- efficacy
  - 理想的な状況下で，治療を受けることができた症例における治療効果
- effectiveness
  - 実際の医療現場での，治療を試みたすべての症例における治療効果
- 厳しい除外基準で患者を選別した後に実施された RCT では，たとえ脱落患者を含めて解析したとしても，理想的な状況下での efficacy しか示さない．
- efficacy≠実際の医療現場での effectiveness

■ 検査についての論文を読む場合のチェックポイント

- ゴールドスタンダードとなる診断法と比較しているか．
- 独立かつ目隠しされた比較が行われているか．
- 実際に検査が実施されるような患者群で研究が行われているか．
- 基準となる検査の結果にかかわらず，研究対象となった検査が全例で実施されているか．
- 検査方法は明確に記載され，再現可能か．
- 検査の結果，自分の患者の治療方針が変わるか．
- 検査によって，患者に利益はあるか．

■ 検査特性の指標

	疾患あり	疾患なし	
検査陽性	a	b	a+b
検査陰性	c	d	c+d
	a+c	b+d	a+b+c+d

感度（sensitivity） a/(a+c)
特異度（specificity） d/(b+d)
検査の陽性的中率（PPV） a/(a+b)
検査の陰性的中率（NPV） d/(c+d)
陽性尤度比 感度/(1−特異度)＝〔a/(a+c)〕/〔b/(b+d)〕
陰性尤度比 (1−感度)/特異度＝〔c/(a+c)〕/〔d/(b+d)〕

* SnNout, SpPin
  ・SnNout（Sensitivity-Negative-Rule out）：感度が高い検査では，疾患ありの患者の見逃しは少ない．しかし特異度が低くなるため，疾患なしの患者の偽陽性が増える．したがって，陽性結果から疾患の存在診断を行うよりも，陰性結果から疾患を除外するのに有用である．
  ・SpPin（Specificity-Positive-Rule in）：特異度が高い検査では，疾患なしの患者の見逃しは少ない．しかし感度が低くなるため，疾患ありの患者の偽陰性が増える．したがって，陰性結果から疾患の除外診断を行うよりも，陽性結果からの疾患の存在診断に有効である．
* Bayes の定理
  ・検査後オッズ＝検査前オッズ×尤度比
* オッズ
  ・疾患がある確率/疾患がない確率
  ・疾患がある確率は，疾患がない確率の何倍かを示す．
  ・検査前オッズ＝検査前確率/(1−検査前確率)
* 尤度比（likelihood ratio）
  ・感度と特異度から計算できる（「検査特性の指標」参照）．
  ・陽性尤度比：検査が陽性のときの尤度比．疾患なし群に対し，疾患あり群で検査結果が何倍陽性に出やすいか．
  ・陰性尤度比：検査が陰性のときの尤度比．疾患あり群に対し，疾患なし群で検査結果が何倍陰性に出やすいか．

- オッズから検査後確率への換算
  - 検査後確率＝検査後オッズ/（1＋検査後オッズ）

■ 検査オーダー時に留意すること

- 検査後確率（検査後オッズ）に影響するのは，検査前確率（検査前オッズ）と，検査特性（尤度比）である．検査前確率が低ければ，検査結果が陽性であっても，検査後確率が十分に上昇しない（疾患ありと診断できない）場合がある．
- 反対に，検査前確率が高ければ，検査結果が陰性であっても，検査後確率が十分に低下しない（疾患なしと判断できない）場合もある．
- 病歴，身体所見による検査前確率の推定が大事．

▍Step 4：情報の患者への適用

- 自分の患者にあてはまるか．
  - 研究対象となった集団と，自分の診療する患者（患者集団）との間に，結果に影響するような重大な違いはないか．
- 自分の勤務する病院で実施可能か．
  - 検査機器の有無，本邦での薬剤の認可状況
  - 検査・治療の保険適用はあるか．
  - 検査者・術者の技術は十分か．
- 患者の価値観・希望と合っているか．

▍Step 5：Step 1〜4のフィードバック：臨床判断を評価する

- 自分に対してこそ批判的に振り返ってみる．
- 自分の臨床判断は患者の利益になったのか．
- 判断のために不足していた情報は何か．今度は自分がエビデンスの作り手になれないか．

■ 参考文献

1 • The SPELL ホームページ（http://spell.umin.jp/）

（片多史明）

第8章

検査判断の原則

ポイント

- 臨床検査は患者ケアの「手段」であり，回診・プレゼンのための儀式事項ではない．
- 不要な検査は出さない．何も考えずに出した検査は有害無益．
- その検査の結果で何を知りたいのか，検査結果で診療行為がどのように変わるかを考えよう．
- 出した検査は必ず結果を見よう．結果を見ない検査なんか出さなくてよい．
- 結果は必ず評価しよう．そこで何が得られたか確認すること．
- 検査の感度と特異度を知ろう．重要なものは本書にも載っている．
- 感度の高い検査は rule out に，特異度の高い検査は rule in に向いている．
- cut off 値は，感度と特異度のバランスを考えて任意に決められている．絶対的なものではないことを理解する．陽性なら疾患あり，陰性なら疾患なしと単純に考えないこと．
- 検査による判断とは，疾患の検査後確率を知ることである．検査後確率は，検査前確率に大きく影響される．第7章「EBM」参照（☞ 48 頁）．
- 病歴，身体所見から疾患の検査前確率を十分に高くしてから検査を行うことが重要．
- 病歴と身体所見から導き出した仮説を強化する，あるいは否定するための検査を行う．
- ひとつの検査で診断が決定するような検査はほとんどない．いくつかの検査と組み合わせて，病態を反映しているかを考えて判断する．
- 検査結果を鵜呑みにしない．

- 検査結果が患者の状態と合わないときは，患者の状態を優先に考える.
- 検査にエラーはつきもの. 常に病態の変化を表しているのか考える.
- 検査のピットフォールを知ろう. 偽陽性，偽陰性が出やすい状況を理解しておく.
- 病態に合わないおかしなデータが出た場合は，必ず検査室に連絡すること.
- 検査室内でエラーが起こることは実は少ない. エラーの多くは分析前の問題. 採血の人間違い，輸液の混入，採血量の不足，不適切な凝固などが主な問題.

8

■ 診断確定・棄却に至る過程

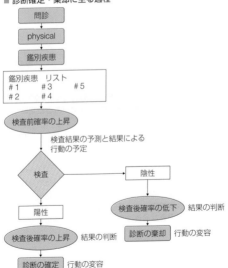

■ **検査の感度・特異度と臨床的意義の評価**
- 検査指標は第 7 章「EBM」参照（☞ 54 頁）
- 陽性予測値・陰性予測値は有病率の影響を受ける.
- 検査の感度・特異度は検査自体の性能評価

■ **有病率と陽性予測値，感度・特異度の関係**

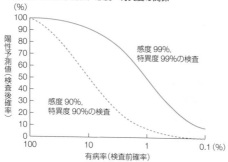

- 感度・特異度の高い（90％）検査でも有病率（検査前確率）が下がると，陽性予測値（検査後に病気があると判断できる確率）は急速に低下する.
- 検査前に問診などで検査前確率を上昇させておくことが重要.

入院時にオーダーする検査

- 各検査の項目についてすべてを解説することはできないので，主に入院時に全身状態を把握するために提出されるスクリーニング検査について述べる.
- 各疾患別に必要な検査はそれぞれの項を参照のこと.

●入院時スクリーニング検査

> ・CBC(complete blood cell count：血算)：WBC,
> RBC, Ht, Hb, Plt, MCV, MCH, MCHC,
> RDW
> ・Chem 7(生化学 7 項目)：Na, K, Cl, HCO₃⁻,
> BUN, Cr, glucose
> ・LFT(liver function tests：肝機能検査)：AST
> (GOT), ALT (GPT), LD (LDH), ALP, γGTP＋
> TP, Alb
> ・尿一般検査(pH, 比重, 蛋白, 潜血, 糖)

●上記のスクリーニング検査に加えよく行われる検査

> ・心筋酵素検査：CK, CK-MB, トロポニン I
> ・血液凝固検査：PT (PT-INR), APTT
> ・ABG (arterial blood gas analysis：動脈血ガス分
> 析)：pH, O₂, CO₂, HCO₃⁻
> ・D-dimer

▋ 入院時に患者の状態を把握するために出すスクリーニング検査

■ CBC

- WBC に異常があったら血液像を確認.
- Hb の低下を見たら MCV, MCHC, RDW を確認. 大球性, 正球性, 小球性貧血に分けて鑑別を考える.
- RDW は赤血球の大きさのばらつきを示す. 鉄欠乏性貧血や巨赤芽球性貧血, 破砕赤血球があるときは, ばらつきが大きくなる.
- 異常を認めたら末梢血スメアを確認.

■ Chem 7

- 日本では通常 HCO₃⁻は測定していない. 酸塩基平衡の確認で必要があれば, 血液ガス分析の結果で確認する. 静脈

血ガスでもよい.

■ LFT

- 肝機能検査：正確には肝の"機能"を表しているものではない. それぞれが何を意味するのかを理解する.
- AST や LD は肝障害以外の理由で上昇する. ALT は比較的肝細胞に特異的. ALP, γGTP は胆道系酵素であり, 肝細胞の破壊では上がらない.
- TP と Alb は蛋白合成能と栄養状態の評価に使用.

■ 尿一般検査

- 尿路感染や腎炎などが疑われる場合は尿沈渣を加える.
- ウロビリノゲン, ビリルビンは肝疾患に対する感度・特異度が低く, 不要.

■ CBC の書き方

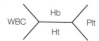

■ Chem 7 の書き方

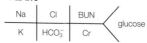

▋ 上記スクリーニング検査に加えてよく行われる検査

■ 心筋梗塞が鑑別に入るとき：心筋酵素検査
CK, CK-MB, トロポニン I
- 心筋梗塞に対する感度と特異度はトロポニン I が最もよい.

■ 出血性素因が疑われるとき：血液凝固検査
PT（PT-INR）, APTT
- PT は施設間差の少ない INR で評価する.

■ 呼吸不全が鑑別に入るとき：ABG
- 酸塩基平衡をみるのには必須. 酸素化を評価する必要がな

いなら静脈血で代用可能.

■ 肺塞栓が鑑別に入るとき：D-dimer

- 日本ではほとんどが感度の劣るラテックス凝集法で行われているので注意.
- ELISA 法でなければ肺塞栓の否定は危険.

▌不要な検査の見極め方

- その検査で何を判断したいのか？
- その判断に役に立つのか？
- 感度は？ 特異度は？
- 検査前確率は？
- 結果が出たら行動がどう変わるか？
- 治療する，しない？
- 患者さんへの説明，オーベンへの説明，自己満足？
- 診療行動が変わらず，説明に影響しない検査は不要.

■参考文献

1 • 日本臨床検査専門医会教育研修セミナー，三宅一徳氏作成資料
  http://www.jaclap.org/candidate/seminar_html
2 • Up To Date: Evaluating diagnostic tests.
  http://www.uptodate.com/contents/evaluating-diagunostic-tests
3 • Bowen JL. Educational strategies to promote clinical diagnostic reasoning. N Engl J Med 2006; 355 (21): 2217-2225
4 • Fletcher RH, et al(原著)，福井次矢(訳)：臨床疫学－EBM 実践のための必須知識，3 版．メディカル・サイエンス・インターナショナル，2016

（細川直登）

第9章

一般外来診療の原則

■ 外来診療とは

- 専門知識を持ったコンサルタント(医師)が顧客(患者)の状態を自身の知識をもとに評価し,顧客のニーズ(解釈,希望など)に則した解決策を提案,協力して実現させていく場である.
- 専門知識が不十分では力不足だが,自分の言いたいことのみ話すコンサルタントは顧客にとって迷惑である.
- 「EBM の 5 step」のうち step 4「情報の患者への適用」にあたる. エビデンスは要素にすぎずそれのみでは用をなさない(第 7 章「EBM」参照☞ 48 頁).
- 入院診療との最大の違いは患者が生活の場から訪れていることである. 仕事,家族,趣味など日常を携え来院し,治療方針の決定に影響を与える.
- disease(疾患),illness(病体験),health(健康観)の 3 領域を意識することで患者全体の理解とケアの目標設定(第 1 章「患者ケアの目標設定」参照☞ 1 頁)が容易になる.

■ 外来で評価すべき患者の 3 領域(disease, illness, health)

- disease(疾患)を医学的に評価し,illness(病体験)から患者の考えを汲み取り,health(健康観)に目標を見つける. 3 領域のすり合わせで方針が定まる.
- disease(疾患)
  - ・純粋な医学的状態.
  - ・診断,治療方針,予後など.
  - ・エビデンスが支えている領域.
- illness〔病体験〕
  - ・患者自身の主観的思い.
  - ・「解釈モデル」,「ナラティブ」とも言われる.
  - ・その内容はあくまで主観であり,事実である必要は

ない.
・4つの構成要素（解釈，期待，感情，影響）からなる.

解釈 idea	疾患，問題への患者自身の考え	「何が原因と思われていますか？」
期待 expectation	治療の方法，結果などに対する医療者への希望・期待	「今日は何を期待して来院されましたか？」
感情 feeling	自身の問題に対して患者がもつ感情（恐れ，不安など）	「気にしておられることはありますか？」
機能への影響 function	問題が仕事，家族など日常に及ぼしている影響	「生活に支障が出ているところはありますか？」

・頭文字の「かきかえ」または「FIFE（"笛を吹く"の意）」と記憶するとよい.
・カルテの現病歴に「解釈モデル」として記載を残すとよい.
・health（健康観）
　・患者が主観的に考えている，自身が健康あるいは健全と思う状態.
　・身体状況や社会生活で「こうであれば満足」と思える状態であり，必ずしも「病気がないこと」ではない.
　・2つの構成要素（意味，強い願望）からなる.

意味 meaning	自身が満足できる身体や社会的な状況	「どのような状態を健康だと思われますか？」 「今後どのような生活が悔いのない人生と言えそうですか？」
強い願望 aspiration	身体や社会的な状態・活動で実現したいと強く望むもの	「自身の体がどうあってほしいと思われますか？」 「『やりたい』と強く望まれるものはありますか？」

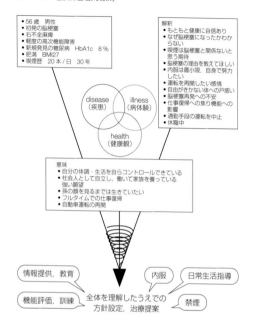

- 56 歳　男性
- 初発の脳梗塞
- 右不全麻痺
- 軽度の高次機能障害
- 新規発見の糖尿病　HbA1c　8%
- 肥満　BMI27
- 喫煙歴　20本/日　30年

解釈
- もともと健康に自信あり
- なぜ脳梗塞になったかわからない
- 喫煙は脳梗塞と関係ないと思う期待
- 脳梗塞の理由を教えてほしい
- 内服は最小限、自身で努力したい
- 運転を再開したい感情
- 自由がきかない体への戸惑い
- 脳梗塞再発への不安
- 仕事復帰への焦り機能への影響
- 通勤手段の運転を中止
- 休職中

disease（疾患）　illness（病体験）
health（健康観）

意味
- 自分の体調・生活を自らコントロールできている
- 社会人として自立し、働いて家族を養っている強い願望
- 孫の顔を見るまでは生きていたい
- フルタイムでの仕事復帰
- 自動車運転の再開

情報提供，教育
機能評価，訓練
全体を理解したうえでの方針設定，治療提案
内服
日常生活指導
禁煙

▋外来診療での所作・心得

■ 診察の前に
- 定期の予約外来には事前予習が安心と成功をもたらす．予習をした時点で外来は半分以上終わっている．
- 診察前には必ず手を洗う．患者と自分を守るためである．患者の前で行えると明示的でなおよい．
- 患者を呼び入れるときは自らドアを開けるとよい．歓迎の意味であり，歩容や表情，誰と来ているかなど，診察前から情報が増える．
- 自己紹介を行い，患者の確認を行う．患者から述べてもら

うことで取り違えの危険は減る．そのため患者氏名・生年
月日を医師もしくは PSR（patient service representa-
tive，外来患者サービススタッフ）が確認することを亀田
外来では必須としている．

> 例 「○○科の△△と申します，確認のためお名前と生年月
> 日をお伺いしてもよろしいでしょうか？」

- 予約時間を過ぎたなら「お待たせいたしました」と伝える
  のが礼儀である．
- 結核をはじめとする空気感染する疾患を疑っている場合には
  N95 マスクを着用する．
- 嘔吐・下痢など感染性が考えられる患者では手袋を着用して
  診察を行う．

■ 診察中

- 患者は受診理由を問わず緊張している．場を和ませられる
  ことは，よりよい情報と信頼を得る重要な能力である．
- 1 回の外来で一度は患者から笑顔を得られることを目標と
  してみる．
- 患者の症状は患者の真実である．診察・検査で異常がなく
  とも「どこも悪くない」と断定する言葉は発してはならな
  い．
- 「後医は名医」である．時間経過ほど診断に強力なものは
  ない．それを知らず前医を貶めることは自分の愚かさを示
  すことである．
- 患者独自の健康法，健康食品，民間療法などを無下に否定
  しない．使用薬剤と相互作用のあるもの，あまりに高価な
  ものについては注意を促す．
- 高血圧，うつ病は非常に多く見逃されている．血圧測定は
  科を問わず成人すべての患者に推奨され，うつ病のスク
  リーニングは不定愁訴をもつ患者や慢性症状の患者に積極
  的に行う．
- 診察は診断だけでなく治療の技術でもある．儀式的であっ
  ても診察は患者の安心と信頼に大きな影響をもつ．
- バイタルサインが大きく乱れているなら「ギア」を切り替
  える．それは救急でありもはや一般外来ではない．

■ 患者との疎通，教育

- 時に治療の目標・目的を患者自身に話してもらう．患者の理解を確認するためである．
- 高血圧，脂質異常症，糖尿病などそれ自体で症状のない慢性疾患では，特に重要度が増す．
- 人が一度に覚えられるのは3つまでである．1回の外来で伝える要点は3つに絞る．
- 特に重要と思うものは，紙に書いて渡す．形として患者の手元に残すためである．
- 疾患について記載されたパンフレットも活用し説明する．
- 血圧手帳や糖尿病手帳などの手帳も渡しておく．
- 不定愁訴をもつ患者は軽くあしらうと必ず再度来院する．多くは不安が背景であり，理由が必ずある．適切に対応・紹介すればお互いの貴重な時間を節約できる．
- 患者とのやりとりで感じた違和感，不安・怒りなどの陰性感情は患者への理解不十分を知らせるサインである．慎重な illness の聴取がその理由を明らかにする．
- 患者が医師に直接クレームをいうことは稀である．苦情の投書，他職種に寄せられる声に注意を払う．

■ 困難を感じるとき

- 複数の問題が複雑に絡み合い困難を感じる場面は解決を急がない．安定化を意識して取り組む．
- 外来時間は有限である．複数の問題点が同時にある場合は，緊急性と重要性を考え，優先順位の高いものに取り組む．
- 優先順位は，医師と患者で必ずしも同一でない．その場合は何に取り組むかを患者に尋ねる．

  例「時間が限られているので今日○○さんのすべての問題に対応するのは難しそうです．特に今日対応を望まれるものはどれでしょうか？」

- 陰性感情は判断を誤らせ，失敗のもととなる．「このくらいの症状で…，こんな時間に…」などマイナスの感情が現れるのが人である．その場は冷静さを失わずに対応し，後に感情を処理する．

■ **外来での処方の原則**

- 常に利益とリスクを考える
- ポリファーマシー（多剤内服）を特に高齢者で注意する．4種類以上でもそう表現されうる．増えるほどにリスクは増す．医療者の手で病人をつくってはならない．
- 他科の処方も意識し，常に必要性を考える．効果がないと思うならその薬は中止する．
- 「なんとなく不安だから」と根拠なく処方しない．自身で不安に対処すればよく，患者の負担としてはならない．

■ **アドヒアランス，コストを意識する**

- 飲まれない薬に効果はない．内服回数が少ないほど忘れにくく，数が少ないほど怠薬も少ない．
- 内服アドヒアランスは脅すより褒める．脅して状況が改善するのはごく短い期間である．
- 内服薬が多い場合や，手が不自由でシートから錠剤を取り出すのが困難な場合には，1袋にその時間帯に服用する内服薬をすべてまとめる一包化を利用する．
- 出そうとする薬のコストは重要である．患者と国にかかる負担は自分次第であり，商売道具の値段を知らない仕事人はいない．
- 製薬会社 MR が勧めてきた薬には慎重であるべきである．おおむねコストの高い新薬であり，評価が定まるのは今後である．そして実績を残す先行薬が大体において存在する．利益がコストに見合うか思慮深さが求められる．
- 必要な説明をする
  - 薬の役割，内服期間を伝える．対症療法か根本治療かは重大な違いだが，話されなければ伝わらない．
  - 新しく処方された薬では，副作用がありうることを伝える．頻度が高いもの，特異的なものは説明をし（ACE 阻害薬の咳嗽，スタチン薬の横紋筋融解症など），フォローアップの外来は 2 週間などと短くするとよい．
  - 今日渡した薬を今日どのように飲むかを具体的に伝える．内服が遅れないほうがよいものは特に意識する．「昼にもらった朝・夕食後内服の抗菌薬を夕食後まで飲まなかった」とならぬように．

■ 参考文献

1 • Moira S, et al: Patient-Centered Medicine Transforming the Clinical Method, 3rd ed. Radcliff Publishing, London, 2013

（本山哲也）

第10章

救急外来の原則

救急外来の心得

- 救急外来の最大の役割は**緊急処置・蘇生**(primary care and resuscitation)を行い, 適切な専門科に患者を振り分ける(advanced triage)ことである.
- 常に致死的疾患, 重篤な疾患を念頭に置き, 優先順位を考えながら行動する.
- 重症患者は突然現れる. いつでも対応できるよう, 常にもう1人分の余力をもって診療する.
- 救急外来に現れる疾患は多彩である. common disease に対する知識は前もって準備しておく.
- 救急外来での診療は主訴に絞って行う. ヘルスメンテナンスは一般外来へ(☞ 468頁).

内科的(非外傷)患者の診かた

primary survey		
	評価	処置
Airway	気道は開通しているか	吸引, 異物除去, 気管挿管
Breathing	呼吸不全はあるか	酸素投与, 補助呼吸
	努力呼吸, 呼吸数, SpO₂	気管挿管・人工呼吸
Circulation	ショックはあるか	静脈路確保2本
	皮膚所見・CRT, 血圧, 脈拍	初期輸液(1~2L), 緊急輸血
	エコー(RUSH)	心嚢液穿刺・胸腔ドレーン

(つづく)

(つづき)

Dysfunc-tion of CNS	GCS<9，瞳孔・対光反射	"ABC"の安定化
	痙攣があるか	抗痙攣薬
	低血糖かどうか	50%ブドウ糖
Environ-ment	異常高体温(>40℃)	急速冷却
	異常低体温(<32℃)	急速保温

secondary survey		
	行動	ポイント
病歴聴取	主訴の明確化	受診理由，解釈モデル
		"OPQRST"を中心に聴取する
	医学用語への変換	鑑別診断をリスト化する
	鑑別のための追加の病歴	focused question を用いる
	鑑別診断を絞り込む	フレームワークに当てはめる
身体所見	鑑別するための身体所見	常にバイタルサインに気をつける
検査	確定診断(除外診断)する	感度・特異度を考えた検査を行う
	※マネジメントを変えない検査は不要	
診断	鑑別診断に優先順位をつける	疾患スクリプトと照らし合わせる
	鑑別診断を検証する	重症・重篤疾患は必ず想起・検証する
治療	根本治療	患者間違い・投与量間違いに注意
	必要ならコンサルテーション	専門治療を依頼する

disposition		
	入院，外来の転帰を決める	未診断の場合は必ずフォロー外来へ

CRT：capillary refill time, GCS：Glasgow Coma Scale

■ 第一印象
• 患者を見たら，必ずA(気道)，B(呼吸)，C(循環)，D(意識)の簡単な評価を行う。
  重症と思えば処置室へ急ぎ，詳細なABCDの評価を行う。

■ Primary survey
• Circulation の評価：ショックがないか，血圧，脈拍を確認(ショックの最初の所見は皮膚の湿潤・冷汗である)。

⇒2 本の静脈路確保．生理食塩液，リンゲル液を全開で
1〜2 L．
閉塞性ショック（心タンポナーデ，緊張性気胸など）をま
ず探す．
エコーを用いてショックの原因を検索する（RUSH）．

- rapid ultrasound in shock（RUSH） (Emerg Med Clin North Am 2010 PMID: 19945597)
  - Step 1：Pump． 左室の収縮，右室の拡大，心嚢
  液貯留．
  - Step 2：Tank． 下大静脈の評価，腹腔内液体貯留，
  胸水，気胸の有無．
  - Step 3：Pipes． 大動脈瘤の有無，下肢深部静脈血
  栓症の評価．

- **Dysfunction of CNS の評価**：重症意識障害がないか．
GCS を評価．
⇒GCS＜9 の場合はすぐに ABC の確保．必要なら気管挿
管．
同時に血糖測定．痙攣の有無を確認する．
ABC を確保しながら意識障害の原因を検索する．

■ secondary survey
  - 主訴から鑑別診断を考え，病歴，身体所見，検査で絞り
  込む
- **病歴聴取**：最も大切なことは主訴（受診理由，解釈モデル）
を明らかにすることである．
  - "OPQRST" を中心に病歴を聴取する（第 2 章「病歴聴
  取」参照☞ 8 頁）．特に急激な発症，症状の悪化，強い
  症状は重篤である可能性が高い．
  - 主訴を適切な医学用語に変換し鑑別診断をリスト化する
  - 必要ならば，鑑別を進めるために焦点を絞った病歴を追
  加する．
  - "VINDICATE" や "AIUEOTIPS" などのフレームワーク
  を用い，鑑別診断を絞り込む．
  - 患者の訴えが自分で映像としてイメージできるくらいに
  聴取する．

10

外傷患者の診かた

- 亀田総合病院では Japan Advanced Trauma Evaluation and Care（JATEC）を元に以下のサーベイを行っている.

primary survey		
	評価	処置
Airway	気道は開通しているか	吸引，気管挿管，頸椎カラー装着，用手的保持，外科的気道確保
Breathing	呼吸不全はあるか	
	頸部胸部の視・聴・触・打診	酸素投与
	努力呼吸，呼吸数，SpO₂	補助呼吸，人工呼吸
Circulation	ショックはあるか	
	皮膚所見，脈拍，CRT	初期輸液・輸血
	閉塞性ショックの所見	内出血・外出血検索
	（頸静脈怒張，呼吸音左右差）	胸腔ドレーン
	FAST，胸部骨盤X線	心嚢液穿刺
Dysfunction of CNS	GCS<9，瞳孔・対光反射	"ABC"の安定化
	片麻痺	secondary survey の最初に頭部 CT
Environment	体温	保温に努める
secondary survey		
切迫する D があれば頭部 CT		
AMPLE ヒストリー	allergy, medication, past history/pregnancy, last meal, events	
頭部・顔面	陥没骨折，頭蓋底骨折，顔面外傷，眼外傷など	
頸部	喉頭・気管外傷，頸動脈損傷，頸静脈怒張	
頸椎・頸髄	棘突起の圧痛，頸椎X線・CTを検討	
胸部	穿通創，皮下気腫，圧痛など	
	胸部X線の再読影，心電図	

（つづく）

（つづき）

腹部	腹腔内出血，腹膜炎を検索
	FAST の再検
骨盤	骨盤 X 線再検後に触診
会陰部	尿道出血，会陰部血腫，前立腺高位浮動あれば尿道損傷
四肢	開放骨折，関節損傷，コンパートメント症候群など
背面	不安定型骨盤骨折はログロール法禁忌
神経	GCS，瞳孔の評価，筋力・神経・脊髄損傷の有無
感染予防	抗菌薬を考慮，破傷風予防
見落としチェック	"FIXES"

10

■ 第一印象

- 簡単に ABCD の評価を行い，重症かどうか判断する.
  ⇒重症と思えば処置室へ急ぐ.

■ primary survey

- 生理学的異常から生命危機を見つけ，蘇生する.
- 複数の医師が対応できれば，できるだけ同時に評価・処置を行う.
- Breathing の評価：呼吸不全があるか．呼吸数，SpO_2 を確認.
  ⇒酸素投与，バッグマスクで補助呼吸，気管挿管を行う.
   緊張性気胸が疑われれば胸腔穿刺，胸腔ドレーン挿入.
   フレイルチェストがあれば気管挿管して陽圧呼吸と鎮痛.
   大量血胸があれば胸腔ドレーン挿入，緊急輸血.
   開放性気胸があればガーゼで創閉鎖して，胸腔ドレーン挿入.
- Circulation の評価：ショックがあるか．血圧，脈拍を評価（ショックの最初の所見は皮膚の湿潤冷汗である）.
  ⇒2 本の静脈路確保．生理食塩液，リンゲル液を全開で 1〜2 L.
   衣服を脱がして活動性外出血を探し，圧迫止血.

胸部 X 線，骨盤 X 線，FAST（迅速簡易超音波検査法）にて内出血の検索を.
生理食塩液 2 L でショックが改善なければ緊急輸血（場合によっては O 型異型輸血）.
心タンポナーデがあれば上級医と相談し心囊穿刺.

- Dysfunction of CNS の評価：GCS，瞳孔，（頭蓋内血腫による）片麻痺を評価
⇒切迫する D（GCS<9，瞳孔左右差，片麻痺）の場合はすぐに ABC の安定化.
secondary survey の最初に頭部 CT をとり，脳神経外科コンサルト.
必要なら気管挿管.

■ secondary survey

- 見落としなく外傷を検索する.
- 常にバイタルサインを意識し，異常があれば primary survey に戻る.
- 背面観察時や検査のための移動の前後にはバイタルサインを確認する.

◆ AMPLE ヒストリー(allergy, medication, past history/pregnancy, last meal, events)

- 頭部：頭髪の中もしっかり触診. 頭蓋底骨折のサイン（鼓膜内出血，Battle サイン，パンダの目サイン）を見逃さない. 頭蓋底骨折があれば経鼻胃管は禁忌. 髄液耳漏・鼻漏（ダブルリングサイン）にも注意する.
- 顔面：眼外傷，歯牙損傷，咬合障害なども診察する.
- 頸部・頸椎：頭部保持してもらい，頸椎カラーの前面を外して診察する. 頸部の血腫や棘突起の圧痛には注意する. 頸椎 X 線，CT の適応については The Canadian C-Spine Rule (JAMA 2001 PMID: 11597285) などを参考にするとよい.
- 胸部：呼吸様式などを評価し，圧痛があれば肋骨 1 本 1 本まで診察する. 胸部 X 線をもう一度見直し，見落としを防ぐ.
- 腹部：進行する腹腔内出血と腹膜炎を念頭において丁寧に診察する. 必ず FAST は再検する.
- 骨盤：骨盤 X 線があれば診察前に再度骨折の有無を確認

する．骨盤X線がなければ丁寧に触診し，圧痛があるようならX線を行う．

- 会陰部：尿道出血，会陰部血腫，直腸診での前立腺高位浮動があれば尿道損傷を疑い，膀胱カテーテルは禁忌である．腟損傷，直腸損傷にも注意する．
- 四肢：すべてを触診し，関節は疼痛がないか動かしてみる．骨幹部骨折が疑われればその末梢の動脈拍動，感覚，運動を評価する．コンパートメント症候群を見逃さない．
- 背面：脊髄損傷がある場合は神経学的評価を優先させる．不安定型骨盤骨折があればログロール法は禁忌である．そのときはフラットリフト法で背面を観察する．
- 神経系：意識，瞳孔，四肢の神経学的所見を詳細に調べる．脊髄損傷の場合は損傷レベルを神経学的に明らかにする．頭部CTの適応については The Canadian CT Head Rule (Lancet 2001 PMID: 11356436) や PECARN prediction rule (Lancet 2009 PMID: 19758692) などを参考にする．
- 感染予防：すべての外傷患者には破傷風予防を考慮する．また外傷の程度によっては抗菌薬の予防投与などを考慮する．

救急外来でのトリアージ(Japan Triage and Acuity Scale：JTAS)

- 救急外来では一定の基準を用いて緊急度を判断し，診療の順番を決定する．その基準となるのが日本臨床救急医学会と日本救急看護学会が合同で開発した緊急度判定支援システムJTASである．これは来院時の重篤感，症状，バイタルサインなどを基準に5段階に選別(トリアージ)する．

レベル1(蘇生)	待ち時間0分	CPA，呼吸不全，ショックなど
レベル2(緊急)	待ち時間15分	意識障害，呼吸障害，胸痛など
レベル3(準緊急)	待ち時間30分	腹膜炎，肺炎など
レベル4(低緊急)	待ち時間60分	状態の安定した腹痛など
レベル5(非緊急)	待ち時間120分	感冒，軽症外傷など

〔日本救急医学会，日本救急看護学会，日本小児救急医学会，日本臨床救急医学会(監修)：緊急度判定支援システムJTAS2017ガイドブック．へるす出版，東京，2017〕

■ **参考文献**

1・ 日本外傷学会，日本救急医学会(監)，日本外傷学会外傷初期
　　診療ガイドライン改訂第5版編集委員会(編)：外傷初期診療
　　ガイドライン JATEC，改訂第5版．へるす出版，2016
2・ 日本救急医学会，日本救急看護学会，日本小児救急医学会，
　　日本臨床救急医学会(監)：緊急度判定支援システム JTAS
　　2017 ガイドブック．へるす出版，2017

(不動寺純明)

第11章

在宅診療の原則

◇すべて亀田クリニック在宅診療部のデータを使用(2018年調べ)

■ 在宅診療と入院の違い

- 入院というのはあくまで「非日常」であり，患者にとって環境の大きな変化である.
- 病院ではなかなか医師−患者関係は対等にはならない. 患者の家に赴いてはじめて対等になりうる. 患者にとって在宅＝ホーム，病院＝アウェイである.
- "在宅＝家にいる姿"が本来の患者の姿である.
- do not resuscitate≠do not treat である.
- 在宅で診ていれば状態が悪化しても入院しないのではなく，状況によって入院適応があり，本人・家族の希望があれば当然入院加療は行う.

■ 在宅診療の適応

- 本人が在宅診療を望む場合
- 外来通院がさまざまな原因で困難な場合

■ 在宅での緩和医療を行うための条件

- ・後方ベッド(病状悪化の際に入院できる病床)の確保
- ・24時間体制の確立
- ・医療者側の症状緩和についての知識
- ・介護者がいること
- ・患者，家族が在宅療養を望んでいること

▌終末期医療から「end of life care」へ

- 対象となる疾患は緩和ケアが必要な癌が最多(依頼数の54%)
- 次いで慢性心不全,慢性呼吸不全,神経難病,脳血管障害は減少
- 要介護度5が25%,要介護度4が18%程度
- 依頼後の平均余命は約690日
- およその余命は,癌:45日,脳血管障害:1300日,神経難病:1800日,慢性呼吸不全(COPD):290日,腎不全:60日
- 疾患によってかなり余命に差があるので,疾患によって介護体制を考える必要がある.
- 人生の最期のときをどのように支えられるかが最大の課題
- 時には,積極的な医療を行わないこともある.

▌在宅患者が入院してきたら

- 在宅主治医に連絡し,治療方針の確認を.
- 在宅中は検査があまりできないため,入院中にしておきたい検査も聞く.
- 専門科の診察も在宅中は受けられないので入院中に専門科への依頼の必要性も聞く.
- 在宅患者の薬を安易に変更しない(さまざまな試行錯誤を経てその処方に落ち着いている場合が多い)
- 病歴は家族・主介護者からも必ず聴取する(普段看ている人がいつもとおかしい点を最も正しく指摘できる).
- 聴取できなければ在宅診療医,在宅訪問看護師・栄養士・薬剤師・リハビリテーションスタッフより聴取する.
- 在宅でとった検体のグラム染色があれば必ず自分でも見せてもらう(在宅で経口抗菌薬を開始後に入院させるケースも多い).
- どの状態でなら退院が可能か,退院先は在宅でよいかを確認する.

▌新規在宅導入まで，退院に向けての準備

■ 具体的な導入の手順

- 入院中，少しでも退院に関して不安がよぎったら医療ソーシャルワーカー(MSW)に相談
- MSW から在宅診療部へ話がくる．在宅診療の適応があるようなら申請書(診断書作成，86 頁参照→在宅医療・訪問看護・在宅患者訪問点滴注射指示書で作成)に記載
- 何を準備したらよいかを在宅関係者・MSW と協議していく．

■ ポイント

- 地域資源の導入：ケアマネジャー，訪問看護・在宅診療医への紹介時，再入院が必要となった場合の連絡方法も必ず伝えること．退院 1 週間前には紹介する．
- 実際に電話などで自ら話をして伝えるように心がける．
- 社会資源の導入：介護保険・身体障害者手帳の申請(悪性腫瘍であっても，症状が固定，もしくは改善が見込めないのであれば，申請可能)
- 介護指導：主介護者への指導を看護師に依頼
  ・オムツ交換，移乗方法，着替えの方法，カテーテル類の管理，気管切開部位の管理，経管栄養投与法など
- 内服薬の処方は 1 か月分処方が望ましい(麻薬は無理)．
- 注射薬剤の整理：内服可能であれば内服薬に，変更困難であれば，パッチ製剤，坐薬などへの変更を．
- 完全静脈栄養法(total parenteral nutrition; TPN)は，不必要であれば中止を考慮
- 終末期癌で高カロリー輸液が予後を延ばすエビデンスはない．ただし一時的に少し元気になることもある．
- 症状や病状に影響を与えそうな事項の必要な画像検査

■ 経管栄養についての変更

- 投与時間や投与速度はできるだけ自宅での生活を配慮したものにする．ポンプではなく手落としでできる範囲で．
- 栄養剤を食品扱いではなく薬品扱いの製剤に変更する(第16 章「栄養」参照☞ 128 頁)．

■ 胃瘻交換についての時期・方法の決定

- 交換についての説明：基本的に胃瘻は造設半年後に交換，初回交換は内視鏡的に行うこと
- 2 回目以後は，自宅での交換が可能
- 退院時に，交換時期，交換してくれる病院・クリニックやそこへのアクセスを決めておく．

▌ がん患者の在宅診療

■ ポイント

- 緩和ケア目的に帰宅希望の場合，病状にかかわらず帰宅は可能
- 在宅生活の期間は約半数の患者で 45 日以内，平均 120 日
- 短期間なので，遠方の家族も介護力となる可能性がある．
- 疼痛コントロールは経口が主．PCA ポンプも使用可能
- 酸素の使用も可能
- 輸血，腹腔穿刺ドレナージなどの手技も在宅で可能だが，制限あり

▌ 脳梗塞患者の在宅診療

■ ポイント

- 家族が自宅での介護を希望した場合には，反対せず，まずケアマネジャーなどと相談する．
- 長期療養となる可能性が高いため，介護環境の整備が最重要
- 半数が 3 年以上の療養生活を送る．
- 無理のない治療を：栄養管理の方法，気道管理，排泄方法など，介護負担を考慮した方針が必要
- 遠方の家族が介護することは困難：経験上，虐待や家族崩壊などにつながる可能性が高い．

▌ 終末期の対応

■ 呼吸パターンの変化

- 無呼吸の時間が長くなったり，時々荒い呼吸になり，止

まったりする.

- 痰絡みのような音がすることがあるが，これは死前喘鳴という．分泌液が気道に貯留して音が出るためで，いびきのようなもの．輸液量の減量・中止を検討．簡単な対処として，体の向きを横にすると治まることが多い．スコポラミン(ハイスコ®)0.5 mg少量皮下注または舌下(1/4〜1/3アンプル)という選択肢もある(注意して使用) 弱 C.

■ チアノーゼ

- 耳・鼻・手先・足先などが蒼白，紫色になったりする.
- 本人は苦しくないが，同じ現象が内臓にも起こると考えられ，早晩，尿が出なくなったりする.
- ポイント：終末期に起きる変化は"本人は苦しくない"ということをご家族に説明し，家族の不安をできるだけ解消する.

(山藤栄一郎・大川薫)

11

第12章

ソーシャルワークの原則

医療保険に関する知識

高額療養費　限度額適用認定証

- 69歳以下
  - 3割負担. 限度額適用認定証を保険者に申請. 発行後, 病院に提示すると患者請求は下記の限度額で止まる.

区分	標準報酬月額	自己負担限度額	多数該当
ア	83万円以上	252600円 +(総医療費−842000円)×1%	140100円
イ	53〜79万円	167400円 +(総医療費−558000円)×1%	93000円
ウ	28〜50万円	80100円 +(総医療費−267000円)×1%	44400円
エ	26万円以下	57600円	44400円
オ	市町村民税 非課税	35400円	24600円

- 診療月以前の1年間に3か月以上の高額療養費に該当した場合, 4か月目から「多数該当」となり, 自己負担額が減額される.
- 世帯で複数の人が同月に医療機関に受診した場合と, 1人の人が同月に複数の医療機関に受診した場合, 21000円を超えたものは合算でき, その額が高額療養費を超えたら, 超えた額が払い戻される.
- 70歳以上【前期高齢者医療(70〜74歳)】【後期高齢者医療(75歳以上)】
  - 現役並み所得者は3割負担.
  - 70〜74歳で所得区分が一般, 住民税非課税の人は2割負担
  - 75歳以上で所得区分が一般, 住民税非課税の人は1割負担

・限度額適用認定証を保険者に発行してもらうと下記で患者への請求額は止まる.

所得区分 標準報酬月額	外来のみ （個人ごと）	外来＋入院 （世帯）	多数該当
現役並みⅢ 83万円以上	252600円 ＋（総医療費－842000円）×1%		140100円
Ⅱ 53～79万円	167400円 ＋（総医療費－558000円）×1%		93000円
Ⅰ 28～50万円	80100円 ＋（総医療費－267000円）×1%		44400円
一般 26万円以下	18000円	57600円	44400円
住民税非課税Ⅱ	8000円	24600円	
住民税非課税Ⅰ 年金収入80万円 以下など	8000円	15000円	

12

■ 短期被保険者証
・国民健康保険税滞納で国民健康保険証が交付されない場合，患者家族が市区町村の国民健康保険係と交渉し，一部納付で数か月有効にしてもらえることがある．ただし，限度額適用認定証は発行されないことが多い.

■ 生活保護
・生活保護法での最低生活費に満たない収支の場合，市区町村の福祉事務所へ家族が申請→受理→調査→決定となれば，保険適用分の医療費は無料になる．車や生命保険があると非該当〔☞厚生労働省生活保護制度参照（https://www.mhlw.go.jp/stf/seisakunitsuite/bunya/hukushi_kaigo/seikatsuhogo/seikatsuhogo/index.html）〕

■ 無料低額診療
・社会福祉法人などの一部の病院で施行
・経済的に厳しい場合，本人が病院に申請し，病院が認めれば一定期間，医療費が減免か無料になる.

▌医療費を軽減する制度

■ 指定難病

- 333 の「指定難病」と診断され，病状が一定以上の場合，医療費助成の対象となる．該当すれば，所得に応じて 6 段階で医療費が安くなる．〔厚生労働省指定難病参照(https://www.mhlw.go.jp/stf/seisakunitsuite/bunya/0000084783.html)．診断基準，「臨床調査個人票」ダウンロード可．難病情報センター参照(https://www.nanbyou.or.jp)〕
- 医師は診断が付き次第，患者に説明→患者が医療ソーシャルワーカー(MSW)に相談→医師が「臨床調査個人票」(診断書)を記載→患者が都道府県・指定都市に申請．
- 申請日から有効なので，説明と臨床調査個人票の記載は迅速に．
- 患者に説明が遅れるとクレームに繋がるので要注意．担当科に関する指定難病は記憶することが望ましい．
- 難病指定医が書く．

階層区分	階層区分の基準 (医療保険上の世帯単位で算定)		自己負担上限額(月額) (自己負担 2 割)		
			一般	高額かつ長期	人工呼吸器等
生活保護			0 円	0 円	0 円
低所得Ⅰ	市町村民税 非課税	本人年収 〜80 万円	2500 円	2500 円	1000 円
低所得Ⅱ		本人年収 80 万円超〜	5000 円	5000 円	
一般所得Ⅰ	市町村民税 71000 円未満		10000 円	5000 円	
一般所得Ⅱ	市町村民税 71000 以上 〜251000 円未満		20000 円	10000 円	
上位所得	市町村民税 251000 円以上		30000 円	20000 円	
入院時の食費			全額自己負担		

■ 身体障害者手帳

- 等級：1〜6 級〔厚生労働省障害者福祉参照(https://

www.mhlw.go.jp/stf/seisakunitsuite/bunya/hukushi_
kaigo/shougaishahukushi/index.html）】

- 肢体不自由，視覚，聴覚は1～6級．心臓，平衡機能，音声・言語または咀嚼機能，腎臓，呼吸器，小腸，膀胱または直腸，ヒト免疫不全ウイルス（HIV）による免疫，肝臓の機能障害は1～4級
- 64歳までの1，2級の人は重度心身障害者医療費助成制度で保険分の医療費が安くなる．
- 軽度でも自動車税免除，交通運賃の減額などのメリットがある．
- 吸引器購入の際に補助が受けられる場合もある．
- 障害年金と混同する患者は多いが別制度

■ 自立支援医療（更生医療）

- HIV治療，腎移植治療が安くなる．
- 身体障害者手帳所持者が**治療開始前に**市区町村の障害福祉課に申請

▌生活を支える制度

■ 介護保険

【対象】
・第1号被保険者：65歳以上
・第2号被保険者：40～64歳で16疾病の該当者

① 初老期における認知症，② 脳血管疾患，③ 筋萎縮性側索硬化症，④ パーキンソン病関連疾患，⑤ 脊髄小脳変性症，⑥ 多系統萎縮症，⑦ 糖尿病性神経障害，糖尿病性腎症および糖尿病性網膜症，⑧ 閉塞性動脈硬化症，⑨ 慢性閉塞性肺疾患，⑩ 両側の膝関節または股関節に著しい変形を伴う変形関節症，⑪ 関節リウマチ，⑫ 後縦靱帯骨化症，⑬ 脊柱管狭窄症，⑭ 骨折を伴う骨粗鬆症，⑮ 早老症，⑯ がん末期

【要介護度の段階】
・要支援1，2，要介護1～5の7段階（目安：1…立ち上がり一部介助，2…歩行支え必要，3…立ち上がり・歩行多

く介助，4…ADL ほぼ全介助，5…寝たきり　囲 徘徊する
認知症は歩けても高めにでることがある）

【日常生活自立度のおおまかな判定方法】

・寝たきり度（重めに出ることが多い）

J＝生活自立（自立の J），J2：遠方の外出は無理．A＝
準寝たきり（外出はできないが部屋の中なら自立してい
る），B-C＝寝たきり（B＝ベッド周りくらいなら動ける．
C＝寝たきりでベッドから離れられない）

・認知症の状況

Ⅰ＝日常生活はほぼ自立，Ⅱ＝見守りが必要，Ⅲ＝介護が
必要，Ⅳ＝常に介護が必要，M＝医学的介入が必要

【手続き】

① 医師は患者家族を MSW へ紹介

② 家族が市町村介護保険係に申請（「かかりつけ医」記載）

③ 主治医意見書が届いたら迅速に記入．患者は市町村によ
り認定調査を受ける

④ 認定調査結果と合わせて介護認定（申請から 30 日以内）

⑤ 家族がケアマネジャー契約

⑥ ケアマネジャーは家族と相談し，介護サービスを調整

⑦ 各サービス事業所と家族が契約し，サービス開始

・かかりつけ医とは：開業医や主治医，入院中なら主治医．
患者の要介護状態がわかる医師がよい．

・申請日から有効．認定結果を待たずに最小限のサービス導
入で退院することが多い．

【主治医意見書】

・審査会に必須．ないと介護度が出せないので手元に届いた
らすみやかに書く！

・特記事項欄が特に重要*1

・「がん末期」の場合「今は動けるが近い将来病状悪化が
予測される」旨を記載する

・認知症は介護者が苦労している症状を書くと高く出る可
能性あり

・（要介護 1 以下）介護ベッドの必要性を記載

・16 疾患は「診断名」欄一番上に記載*2．

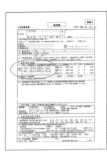 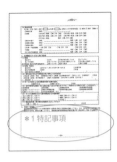

＊1特記事項

■ 介護保険サービス

・所得に応じて，1〜3割負担となる

サービス	内容	費用（1割負担の場合）
デイサービス/デイケア（通所介護/通所リハ）	日帰り．入浴，昼食，生活リハビリテーションなど．送迎あり．外出による刺激，家族への負担軽減にもなる．	1回1000〜1500円程度
訪問介護（ヘルパー）	家事援助：炊事，洗濯，掃除，買い物など※独居や高齢世帯に限る．身体介護：入浴，オムツ交換，清拭など	家事援助：〜45分200円程度身体介護：〜30分300円程度〜60分400円強
ショートステイ	短期間の宿泊	1日1000円程度（基本料金）食事代など別途かかる
福祉用具貸与（レンタル）※購入と違い，状態変化に応じて変更可能なのがメリット	介護ベッド，エアマット，歩行器，車椅子，昇降座椅子，リフト，トイレ手すり，携帯式スロープなど	月額：介護ベッド約1000円，マットレス約500円，歩行器約200円，車いす500円程度など

（つづく）

12

（つづき）

サービス	内容	費用（1 割負担の場合）
福祉用具販売	シャワーチェアー，ポータブルトイレなど	年10万円まで．9割還付
住宅改修	段差解消，手すり，和式から洋式トイレへの改修など	20万円まで．9割還付．住民票宅のみ
訪問入浴	看護師とヘルパーが浴槽持参，ベッド脇に設置して入浴介助をする．	1回1500円程度．
訪問看護	看護師が定期的に訪問して観察や医療処置を行う．	1回900円程度（基本）．別途諸加算あり．
訪問リハビリテーション	PT・OTが訪問し，家庭で指導やリハビリを行う．	1回900円程度．訪問看護と併用が必要な場合もある．

■ 総合支援法サービス

- 介護保険非該当の若い人で生活に何らかの支障がある場合
- 対象：身体障害者手帳，精神保健福祉手帳，療育（知的障害）手帳所持者，指定難病該当者
- 区分：区分1〜6
- 申請窓口：市区町村の障害福祉課へ患者・家族が申請
- サービス：居宅介護（ホームヘルプ），短期入所，生活介護など．補装具や日常生活用具の給付など

▌施設・病院に関する知識

■ 高齢者入所施設

施設の種類	対象者の要介護	特徴	費用設定
介護老人保健施設（病院と自宅の中間施設）	要介護1〜5	看護師が昼夜勤務. 医師・PT(OT)も常勤. 医療処置もある程度可能. 薬剤と受診は施設負担. 頻回な受診や高価な薬は敬遠される.	介護度と所得に応じる
介護老人福祉施設（旧：特別養護老人ホーム）	要介護3〜5	看護師は昼間のみ勤務, 夜間は介護職のみとなるため, 吸引など医療的処置ができない場合が多い. 嘱託医が定期往診. 入所者負担で高価な薬でも継続可能	介護度と所得に応じる
小規模多機能型施設（所在市町村の住民のみ）	要介護1〜5	「訪問」「通い」「宿泊」ケアマネジャーの複合施設. 看護師がいる施設では医療処置可能	介護度による「訪問」「通い」「宿泊」とケアマネジャーの複合施設費用設定＋別途料金
認知症型グループホーム（所在市町村の住民のみ入居可能）	要支援2〜要介護5	原則, 歩行可能な「認知症」（診断名要）. 1ユニット9名で全個室. リビングや食卓をともにする家庭的な雰囲気. 世話人（職員）が常駐	介護度と所得に応じる
ケアハウス	ADL自立〜介護度ついても可	食事付アパート. ADL自立でも入居可能. 介護保険サービスも利用可能.	所得に応じる. 月7〜13万程度
サービス付き高齢者住宅（サ高住）	要支援1〜要介護	食事＋介護付アパート. 同建物内にヘルパー事業所がある.	家賃＋食費＋介護費用＋α. 15〜20万程度
有料老人ホーム	自立〜要介護	シニア向けマンション	数百万〜数千万円

12

■ 医療機関の種類

【回復期リハビリテーション病棟】

- ADL 向上と社会復帰を目的とした集中的なリハビリを行う病院
- 期間の制約が厳しいため（疾患ごとの規定，判定会，空き待ち），治療後もリハビリが必要と見込んだら即カンファレンスにて協議（PT・OT・ST・リハ医・MSW）し，早めに判定会にかける．

	回復期リハ病棟の対象疾患	入院日数
1	脳血管疾患，脊髄損傷，頭部外傷，SAH のシャント手術後，脳腫瘍，脳炎，急性脳症，脊髄炎，多発性神経炎，MS，腕神経叢損傷などの発症後もしくは手術後の状態．義肢装着訓練を要する状態	150 日
2	1 のうち，高次脳機能障害を伴った重症脳血管障害，重度の頚髄損傷および頭部外傷を含む多部位外傷	180 日
3	大腿骨，骨盤，脊椎，股関節もしくは膝関節または二肢以上の多発骨折	90 日
4	外科手術または肺炎などの治療時の安静による廃用症候群	90 日
5	大腿骨，骨盤，脊椎，股関節もしくは膝関節の神経，筋または靱帯損傷後	60 日
6	股関節または膝関節の置換術後の状態	90 日

【療養型病院】

- 経管栄養，吸引，酸素，褥瘡処置などの医療行為が必要な人が長期療養する．包括払い．軽症者（報酬低い），高額な薬の使用を必要とする患者，感染症患者は受けられないことが多い．他院受診も敬遠される（その日は大幅減算されるため）．
- 人工呼吸器，肺結核後の患者を受け入れる病院は非常に少ないため，早めに MSW へ連絡を．

【地域包括ケア病棟】

- 急性期治療を終え病状安定した患者を 60 日限度で入院で

きる病棟
- 在宅復帰率 7 割以上，リハビリ 1 日平均 2 単位以上

▌虐待に関する対応

- 見逃さず，1 人で抱えず，必ずチームで協議しよう．Family Support Team などがあれば即相談
- 時には保護的入院や外傷の写真撮影が必要．「とりあえず帰す」と二度と外来に連れてこなかったり，加害者が役所や病院などの接触を拒否することがあるため．
- 市役所や児童相談所への通報は，孤独な加害者・被害者を支援に結びつける機会と考えよう．
- 医療者も自分 1 人で考えず，上席医師と MSW に相談しよう．各職種と相談しながら進めることが大切
- それぞれの虐待防止法に準じた対応は以下のとおり．

① **児童虐待防止法**：発見（＝疑い含む）→Family Support Team（小児科医師）へ連絡．医師と相談し，市区町村の児童係，児童相談所へ通報（義務）

② **高齢者虐待防止法**：発見 → MSW へ連絡．相談のうえ，市区町村へ通告（重症者は義務，他は努力義務）

③ **DV 防止法**：発見 → MSW へ連絡．被害者の意思を尊重しながら転帰先を協議

（鎌田喜子）

12

第13章

集中治療の原則

　下記システムごとに漏れることがないよう状況把握を行う.

原則

- 常に優先順位を考える. 重症患者は待ってくれない. ABC, バイタルサインを落ち着けてからさらなる精査をする選択肢もある.
- 基本は ABC. 気道・呼吸・循環の安定化を何より優先する. その上で, 優先すべき問題を考えていく.
- バイタルサインが重要. バイタルがはっきりしないときは, 最悪の場合を想定して行動する. また, 測定値と重症感が乖離している場合は, 必ず自分でバイタルを計る.
- 全体の臨床像が大切. 経過・所見を統合して考える.
- 危機管理:最悪の事態を考えて行動する. 見逃してはいけない治療可能な疾患(気胸など)は入念すぎるくらいにまず除外する. 鑑別を常に考えること. 診断を1点買いして外せる余裕は ICU 患者にはない.
- ICU の特殊性である頻回のモニタリングを無意味にしないよう, 常に再評価して方針を調整する.
- 常に介入した場合は反応を評価する.
- 頻回に介入して反応を見ることで現状を把握する.
- Do no harm だが, 治療可能なことで患者を急変させない (例:入念すぎるくらいの電解質補正).
- ICU の看護師は医師よりもはるかに頻繁に患者を看ている. コミュニケーションを大切にして(指示を直接伝え, 情報も直接得る), 昇圧剤の増減など任せられることはお願いしよう(そのほうが適切に行われる).

■ 回診

- プレゼンは患者のサマリーを1行で述べ，その後前日起こったことを述べる．
- バイタル，CVP や Swan 所見，昇圧薬などの量，in/out バランス，呼吸器設定，主な診察所見について述べる．
- 胸部 X 線を含む画像所見を見せる．
- 検査所見を示す．
- 臓器ごとの評価と方針について述べる．

■ 臓器ごと(system by system)

- ICU 患者での見逃しは命取り．見逃しをなくするために臓器ごとのアプローチを用いる．
- 各臓器で診断名か問題名，その臓器に関連したバイタル，理学所見，検査所見，アセスメント〔診断名と評価（改善・不変・悪化）〕，プランを述べ，見逃しを少なくする．
- よくある間違いは，臓器ごとのデータの羅列のみで，アセスメントとプランがないこと．A＆Pを考えよう．

①神経，②呼吸，③循環，④消化器，⑤腎・電解質，⑥感染症，⑦内分泌，⑧血液，⑨デバイス，⑩薬剤

① 神経

- 鎮痛・鎮静・せん妄の記載を必ず行う〔PADIS (Pain, Agitation, Delirium, Immobility, Sleep) ガイドライン (Crit Care Med 2018 PMID: 30113379)〕．ICU では術後や人工呼吸器管理患者が多く，十分な鎮痛の実施，可能な限り浅い鎮静を行うことが重要である．
- 鎮痛薬はフェンタニルなどのオピオイドを基本とし，鎮痛の表記は BPS (behavioral pain scale) を用いる．鎮静の表記は RASS (Richmond agitation-sedation scale) を用いる．その他 GCS (Glasgow coma scale)，一般的神経所見を記載する．
- 鎮静薬中断の良し悪しは完全に決着がついていない (Lancet

2008 PMID:), (Am J Respir Crit Care Med)
18191684), (2012 PMID: 22859526). 当院では無鎮静を基本
としており, プロポフォールを第一選択とした鎮静薬を必
要時に使用している.

- せん妄は精神科医による診断が最も妥当性があるが, 非精
神科医が代用するツールとして CAM-ICU (Confusion
Assessment Method for the Intensive Care Unit)を用い
る. せん妄が死亡率の上昇と関連するため, 早期の発見が
重要である.

- 高活動性せん妄よりも, 低活動性せん妄が多いことに注意
する.

■ BPS (behavioral pain scale)

評価	説明	スコア
表情	リラックス	1
	一部表情が硬い(側眉が下がる)	2
	完全に表情が硬い(側眼瞼を閉じる)	3
	顔をしかめている	4
上肢	動きなし	1
	一部曲げている	2
	手指とともに曲げている	3
	ずっと縮めている	4
下肢	許容できる程度の運動	1
	咳はするが, ほとんどの時間で人工呼吸に耐えうる	2
	人工呼吸器ファイティング	3
	人工呼吸器の調整ができない	4

(Payen JF, et al. Assessing pain in critically ill sedated patients
by using a behavioral pain scale. Crit Care Med 29: 2258-2263,
2001 PMID: 11801819 より改変)

■ RASS (Richmond agitation-sedation scale)

+4	好戦的：明らかに好戦的，暴力的，スタッフに対する差し迫った危険
+3	非常に興奮した：チューブ類またはカテーテル類を自己抜去
+2	興奮した：頻繁な非意図的な運動，人工呼吸器ファイティング
+1	落ち着きのない：不安で絶えずそわそわしている

0	意識清明：落ち着いている
−1	傾眠状態：呼びかけに10秒以上の開眼およびアイコンタクトで応答
−2	軽い鎮静状態：呼びかけに10秒未満の開眼およびアイコンタクトで応答
−3	中等度鎮静状態：呼びかけに動きまたは開眼で応答するがアイコンタクトなし

} 呼びかけ刺激

↳ RASS が ≧ −3 の場合は CAM-ICU へ進む．
(−3〜+4)

−4	深い鎮静状態：呼びかけに無反応，しかし，身体刺激で動きまたは開眼
−5	昏睡：呼びかけにも身体刺激にも無反応

} 身体刺激

↳ RASS が−4 または−5 の場合は評価を中止し，後で再評価する．

■ CAM-ICU

• 第29章「精神」参照☞439頁．

② 呼吸

* 人工呼吸器設定の基本は A/C または CPAP＋PS が原則である.
* ① 酸素化に関する設定(FIO$_2$, PEEP), ② 換気に関する設定(換気回数, 1 回換気量), ③ 同調性に関する設定(吸気時間 or 吸気流量, トリガー感度など)に分けて呼吸器設定を変更する.
* 圧損傷を防ぐため, プラトー圧 30 cmH$_2$O 以下にする.
* 急性呼吸窮迫症候群(acute respiratory distress syndrome: ARDS)に対して, 6 mL/kg の 1 回換気量低下による肺保護戦略が死亡率を減少させ, 人工呼吸器装着日数の短縮を認めた (NEJM 2000 PMID: 10793162).
* また, 2012 年 ARDS の定義は変更され, 急性肺傷害(acute lung injury; ALI)という用語はなくなり, 軽症〜重症 ARDS という分類に統一された〔ベルリン定義 (JAMA 2012 PMID: 22797452)〕.
* 現時点では上記の肺保護戦略, 腹臥位療法の 2 つが ARDS の予後を改善しうる (PROSEVA 研究 NEJM 2013 PMID: 23688302). しかし腹臥位療法は治療の不慣れや人手の問題で導入が難しいため, 各施設で導入をよく検討する必要がある. 亀田総合病院では症例に応じて実施している.
* 何をしても人工呼吸器に同調しないときのみ, 筋弛緩薬の使用を最終手段として考慮する.
* 自発呼吸トライアル(spontaneous breathing trial; SBT)を実施して抜管可能かを判断する. SBT に失敗した場合, 24 時間後に再評価する.

■ SBT

1. $FIO_2 < 0.5$ で，T ピース，またはトラキマスク，$CPAP \leq 5\ cmH_2O$ かつ $PS \leq 5\ cmH_2O$
2. 少なくとも 30 分間，下記の項目を満たす
   a. $SpO_2 \geq 90\%$ かつ/または $PaO_2 \geq 60\ mmHg$
   b. 自発での一回換気量 $\geq 4\ mL/kg$
   c. 呼吸数 ≤ 35 回/分
   d. $pH \geq 7.3$
   e. 以下の呼吸促迫徴候を認めない（2 項目以上で呼吸促迫とする）
      ・HR が基準の 120% 以上　・発汗
      ・呼吸補助筋の使用　　　　・呼吸困難感
      ・奇異呼吸
3. SBT を 30 分耐えられたら抜管を考慮する
4. 耐えられなければ，ウィーニング前の設定に戻す

(Chest 2017
PMID: 27818331)

13

③ 循環

- 血管内ボリュームの評価は難しい．中心静脈圧（central venous pressure; CVP）による血管内ボリュームの評価は信頼できない（Chest 2008 PMID: 18628220）．動的パラメータ（心エコーでの下大静脈径など）も有用とはいえず，機能的パラメータ（輸液負荷試験，下肢挙上試験）が有用な指標になりうる．急性腎障害（acute kidney injury; AKI）を発症している場合，尿量はボリュームの指標にはなり得ない．
- 平均血圧 65 mmHg 以上を保つようにする．
- 輸液負荷は基本的に晶質液でよいが，アルブミンと生食では 28 日死亡率に差はない（SAFE 研究 NEJM 2004 PMID: 15163774）．
- すべてのショックにおいて，カテコールアミンを使用する場合はノルアドレナリンを第一選択とする．死亡率の上昇はないが，ドパミンは心房細動などの不整脈が増加するため，使用を控えるべきである（SOAP-Ⅱ研究 NEJM 2010 PMID: 20200382）（SSCG2012 Crit Care Med 2013 PMID: 23353941）．
- 死亡率・腎代替療法の増加と関連するため，ショックの患

者にはヒドロキシエチルデンプン含有製剤(hydroxyethyl starch: HES)を使用してはならない (6S研究 NEJM 2012 PMID: 22738085)(CHEST研究 NEJM 2012 PMID: 23075127)．

• 輸液負荷には生食ではなくリンゲル液を用いる 強B．AKIが1%程度減る (SMART研究, NEJM 2019 PMID: 29485925)

■ ショックの分類

分類	詳細
血管分布異常性ショック	敗血症性，アナフィラキシー，神経原性，副腎性，薬剤性
循環血液量減少性ショック	出血性，脱水性
閉塞性ショック	気胸，心タンポナーデ，肺塞栓など
心原性ショック	心筋梗塞，不整脈など

■ 昇圧薬

	受容体			
薬剤	α	β1	β2	ドパミン
ドブタミン	+	++++	++	0
ドパミン	++/+++	++++	++	++++
アドレナリン	+++	++++	+++	0
ノルアドレナリン	++++	++++	0	0
フェニレフリン	++/+++	0	0	0

0=効果なし.
+〜++++は効果の違いを表す

〔Tintinalli JE (ed): Tintinalli's emergency medicine: A comprehensive study guide, 7th ed. McGraw Hill, 2010 より筆者作成〕

④ 消化器

• 早期に完全静脈栄養(total parenteral nutrition; TPN)を導入しても生命予後は変わらない (EPaNIC研究 NEJM 2011 PMID: 21714640)．当院では入室24〜48時間以内に開始する経腸栄養を基本と

し，TPN は積極的には推奨しない．経腸栄養が実施できないときにのみ，約1週間後からTPNの開始を検討する．

- （理想体重）×25 kcal/日を目標カロリーと設定（TPN では目標カロリーの80％設定とする）し，7〜10日間程度で目標カロリーに到達するよう努める．敗血症急性期は permissive underfeeding（ある程度の栄養不足を許容する）として，過度な糖負荷は避ける．経腸栄養目標カロリーに到達するまで静脈栄養を併用する補助的経静脈栄養（supplemental parenteral nutrition；SPN）の有効性はまだ証明されていない (SPN研究 Lancet 2013) (PMID: 23218813)．
- 排便の有無を必ず確認する．

⑤ 腎・電解質

- ICU入室から現在に至るまでのおおよそのin-outバランスを把握する．
- 重症患者では低 Mg 血症，低 P 血症がよく起こりうる．refeeding syndrome に注意して電解質補正を行う．
- 重症患者では AKI を発症することが多い．AKI の改善や refilling を迎えることで，大量の尿排泄を認める時期もある．時間・日の単位で急激な腎機能の変化が起こるため，血清 Cr 値ではリアルタイムの腎機能を全く評価できず，蓄尿での Cr クリアランスを測定する必要がある．当院では24時間蓄尿と相関があり，最も簡便である8時間蓄尿での Cr クリアランスを測定している．
- AKI に対して早期に腎代替療法を開始したほうがよいエビデンスはまだない (Am J Kidney Dis 2008) (PMID: 18562058)．

⑥ 内分泌

- 血糖の管理は未だ結論が出ていないが，本書では「血糖180 mg/dL 以下の厳密ではない血糖管理」を推奨する．
- 厳密な血糖コントロールのほうが死亡率を改善させるというデータがある一方で (NICE-SUGAR研究 NEJM) (2009 PMID: 19318384)，死亡率を改善せず，低血糖の頻度が増える報告がある (COIITSS研究) (JAMA 2010 PMID:) (20103758)．
- インスリンは持続静注を基本とする．重症患者では大量輸

液や低 Alb 血症による全身性浮腫のため,皮下注での吸収が不安定となる.

⑦ 血液

- Hb 7 g/dL を目標として濃厚赤血球輸血を考慮する.目標 Hb 7 g/dL とする低い輸血閾値の群と,目標 Hb 9 g/dL とする高い輸血閾値の群では死亡率には差はない (TRISS研究 NEJM 2014 PMID:25270275) (TRICC研究 NEJM 1999 PMID: 9971864).活動性出血,急性冠症候群,熱傷などの患者は除外されているため,重症患者すべてに適応できるわけではない.
- 血小板 5 万(活動性出血があれば 10 万),PT-INR 1.7 を目標にそれぞれ血小板・FFP 輸血を考慮する.
- ICU 入室患者はヘパリンに曝露される機会が多い.血小板減少時には,ヘパリン起因性血小板減少症(heparin induced thrombocytopenia;HIT)の可能性を常に考えておく.

⑧ 感染症

- 敗血症を疑う場合,各種培養(血液培養,痰培養,尿培養など)を採取して,適切な抗菌薬を 1 時間以内に投与することを目標とする.
- 感染臓器の特定をすることが前提だが,地域のアンチバイオグラム,医療曝露歴,重症度を考慮して,ESBL 産生菌,AmpC 過剰産生菌,MRSA,緑膿菌のカバーを行うか検討が必要である.
- 敗血症性ショックに対して,EGDT(early goal directed therapy),標準治療,プロトコールのない群との比較では,死亡率に差がない (ProCESS研究 NEJM 2014 PMID: 24635773) (ARISE研究 NEJM 2014 PMID: 25272316).以前より EGDT をそのまま適応すると過剰輸液になるなどの問題点が指摘されており,当院では集中治療専門チームが診療にあたっているためプロトコールは使用していない.
- 敗血症に対するステロイドの有効性は結論が出ていない.現在複数の RCT が進行中である.

⑨ デバイス

- デバイス刺入部位，挿入期間の確認を毎日行う．不要なデバイスは可能な限り抜去を心がける．

⑩ 薬剤

- 現在投与中の薬剤の把握を行う．コスト軽減，ICU 退室準備，看護必要度軽減，感染のリスク軽減などの目的で，できる限り静注から経口投与に切り替えることが望ましい．薬剤による副作用は常に起こりうることを想定して，不要な薬剤はできる限り中止を検討する．

■ 典型的な薬剤とその溶解量

13

	薬剤	一般的投与量（体重 60 kg の場合）	当院での希釈方法	備考
昇圧薬	ノルアドレナリン	0.01〜3 γ（0.6〜180 µg/分）で維持	ノルアドレナリン 6A（6 mg）+5% ブドウ糖 100 mL（およそ 60 µg/mL）	投与速度● mL/時＝● µg/分となる
	アドレナリン	0.05〜0.2 γ（3〜12 µg/分）で維持	アドレナリン 6A（6 mg）+5% ブドウ糖 100 mL（およそ 60 µg/mL）	投与速度● mL/時＝● µg/分となる
	バソプレシン	0.01〜0.03 単位/分で維持	バソプレシン 20 単位 + 生食 100 mL（0.2 単位/mL）	
鎮痛薬	フェンタニル	0.7〜1.0 µg/kg/時で維持	フェンタニル 500 µg + 生食 40 mL（10 µg/mL）	発現時間 1〜2分．肝不全では蓄積するため注意

（つづく）

（つづき）

	薬剤	一般的投与量（体重60kgの場合）	当院での希釈方法	備考
鎮静薬	プロポフォール	0.3 mg/kg/時で開始 5〜10分ごとに0.3〜0.6 mg/kg/時ずつ増量 0.3〜3 mg/kg/時で維持	希釈せず投与	発現時間1〜2分. 必要時は10〜20 mgずつボーラス投与 低血圧・呼吸抑制に注意 過量・長期投与でプロポフォール注入症候群の危険あり
	デクスメデトミジン	0.2〜0.7 μg/kg/時で維持	デクスメデトミジン 200 μg＋生食 48 mL（4 μg/mL）	徐脈・低血圧に注意

γ＝μg/kg/分

（八重樫牧人）

第14章

高齢者医療の原則

はじめに

- 高齢者医療を体系的に考えるうえで，高齢者総合的機能評価 CGA（comprehensive geriatric assessment）の概念に基づき，次の4つのドメイン，医学，機能，認知，精神/社会に分けてアプローチする．各種スクリーニングテストが陽性かどうか解釈する必要があるが，それらの点数の経時的変化を追うことも重要である．

医学 medical domain

- 高齢者では，疾患は非典型的な症状を示すことが多い．
- 肺炎であっても，脱水が強い場合には喀痰がなく，胸部X線で肺炎像がはっきりしない場合がある．
- 発熱がなく，意識障害が肺炎や尿路感染症の唯一の症状である場合がある．
- 甲状腺疾患の頻度は高いが，関連した所見の感度や特異度は若年者より低いため，積極的に疑う姿勢が必要である．

高齢者の薬物療法の原則

- まず非薬物療法が行えないかを考える．
- 薬剤は少量から開始し，徐々に増量する．
- 継続薬の減量または中止を定期的に試みる．
- 処方の変更は，原則として1回に1剤とする．
- 服薬アドヒアランスを確認する．
- 総合感冒薬の使用はなるべく避ける（抗コリン作用により，尿閉の原因となる）．
- 高齢者にとって不適切な薬物を防ぐため，American Geriatrics Society により Beers 基準が提唱されている．不適切薬と分類された薬物も使用方法によっては有用な可能性もあり，運用については不利益と利益を考慮する必要が

14

ある $\left(\begin{smallmatrix} \text{J Am Geriatr Soc} \\ \text{2012 PMID: 22376048} \end{smallmatrix}\right)$。

■ Beers 基準：高齢者で不適切な可能性があり，「避けるべき」薬剤使用（2019 年版，抜粋）

薬剤クラス（薬名）	主な理由・リスク	推奨・根拠
抗コリン作動薬（三環系抗うつ薬は除く）		
・第 1 世代の抗ヒスタミン薬	混乱，口渇，便秘	強 A～B
・パーキンソン病治療薬（トリヘキシフェニジル等）	錐体外路症状	強 B
・鎮痙薬（ブチルスコポラミンなど）	分泌物の低下	強 B
循環器系		
・α_1 遮断薬	起立性低血圧→転倒	強 B
・中枢性 α 作動薬（メチルドパ，クロニジンなど）	中枢神経系副作用，徐脈，起立性低血圧	強 C
・ジソピラミド	心不全，抗コリン作用	強 C
・ジゴキシン（>0.125 mg/日）	毒性↑	強 B
・ニフェジピン（短時間作用型）	血圧低下，心筋虚血	強 A
中枢神経系		
・三環系抗うつ薬（アミトリプチリン，イミプラミン）	抗コリン作用，鎮静，起立性低血圧	強 B
・抗精神病薬（定型も非定型も）	認知症患者で心血管イベント（脳卒中）↑，死亡率↑	強 B
・バルビツール系	身体的依存，過量投与	強 A
・ベンゾジアゼピン系	認知機能の障害，錯乱，転倒，骨折，自動車事故のリスク↑	強 A
・非ベンゾジアゼピン系眠剤（>90 日）	錯乱，転倒，骨折↑	強 B
内分泌系		
・エストロゲン（±プロゲステロン）	乳癌↑，子宮体癌↑	強 A
・インスリン（スライディングスケール）	低血糖↑	強 B
・長時間作用型 SU 薬	低血糖の遷延	強 A

（つづく）

(つづき)

薬剤クラス(薬剤名)	主な理由・リスク	推奨・根拠
鎮痛薬 ・NSAIDs	消化性出血, 潰瘍(特に>75歳, ステロイド, 抗凝固, 抗血小板薬との併用で)	強 B
・筋弛緩薬	抗コリン作用, 鎮静, 骨折	強 B

(特に避けるべき薬品は色字で示した)

■ 認知障害へのアプローチ
- 高齢者で錯乱・異常行動がみられたら, 認知症かせん妄か精神疾患をまず判断する.
- 認知障害が急性であれば, せん妄の可能性が高く, 慢性であれば認知症の可能性が高い.
- せん妄は, 変化に対して脳が脆弱である高齢者に, 誘発因子(環境変化, 身体拘束など), 医学的原因(全身性疾患や薬剤など)が加わって起こる(第29章「精神」参照☞438頁).
- せん妄のリスクのある患者には予防が重要である(2010 NICE Recommendation) 強 A (Ann Intern Med, 2011) (PMID: 21646557).
  - 医療チームはできるだけ同じメンバーに固定する. 病棟や病室の移動は極力避ける. 入院後24時間以内に以下の項目に関してせん妄のリスク評価を行い, 必要に応じ多職種による介入を行う. 光を適切に明るくし, 時計やカレンダーを見えやすくし, 頻繁に見当識をつける. 認知機能を刺激するアクティビティを行い, 家族, 友人に定期的に訪れてもらう.
  - 項目:脱水, 便秘, 低酸素, 感染症, 寝たきり, 疼痛, ポリファーマシー, 低栄養, 聴力・視力障害, 睡眠障害
- せん妄と判断されたら, まずは医学的原因の検索のために, 意識障害に準じて'AIUEOTIPS'(☞259頁)'を確認する. 明らかな医学的原因がない場合には, 誘発因子をできる限り取り除く(身体拘束やモニターの除去, 家族の付き添いなど). 有効でないときには, 薬物療法を行う.
- ベンゾジアゼピン系薬はせん妄の誘発・増悪因子となるた

14

め，可能であれば避ける．

■ 高齢者の食思不振へのアプローチ

- 治療可能な食思不振の原因を考える（第16章「栄養」参照☞128頁）．終末期で介入可能な原因が特定できない場合，"食べられないから衰えていく"のではなく，"衰えていくから食べ（られ）ない"可能性が高く，患者さんの全体像の把握（医学，機能，認知，精神/社会にわたる）が必要となり，家族とのコミュニケーションが必要となることが多い．

- 高度の認知症がある患者さんに対する胃瘻造設が，寿命や生活の質を向上させるかは不明である 弱C（J Nutr Health Aging 2014 PMID: 24886737）．

■ 予防

- USPSTF の推奨を参考にする（第32章「ヘルスメンテナンス」参照☞468頁）．
- インフルエンザワクチン，肺炎球菌ワクチン，帯状疱疹ワクチンの接種を推奨する 強A．

■ 寿命

- 参考までに，日本人の平均寿命は男性 81.41 歳，女性 87.45 歳（2019年）であるが，健康寿命は男性 72.14 歳，女性 74.79 歳（2016年）である（厚生労働省「簡易生命表」より）．

▌機能 functional domain

- 患者の基本的機能を把握し，それに基づいた治療的介入を行うことを心がける．
- 基本的機能とは，ADL（activities of daily living）や IADL（instrumental ADL）で示される，生活の基本動作である．
- ADL とは日常生活動作のことである．食事（Eating），排泄（Toileting），更衣（Dressing），移動（Ambulation），整容（Hygiene），入浴（Bath）の6項目を指す．
- IADL とは手段的日常生活動作のことであり，ADL より高次の機能評価に用いる．買い物（Shopping），家事

(Housework), 炊事(Cooking), 洗濯(Washing), 内服
管理(Taking medicines), 金銭管理(Accounting), 電話
の使用(Calling), 外出(Transport)の8項目を指す.

ADL+IADL を DEATH SHAFT (Dressing, Eating,
Ambulation, Toileting, Hygiene+Shopping, House-
work, Accounting, Food preparation (=cooking),
Transport という覚え方もあるが, ADL で Bath, IADL
で Washing, Taking medicines, Calling は含んでいな
い省略形であることに留意する.
(患者に見られると驚かれるので, カルテに DEATH
SHAFT と書かないこと)

- 高齢者には, 正面または聞こえやすいほうの耳元で,
「ゆっくり」「はっきり」「区切って」「低い声で」話しかけ
る. 大声を張り上げなくても聞こえることは多々ある.
- 必要なら聴診器や「聴吾」(プリモ社)や「もしもしフォ
ン」(ピジョンタヒラ社)をはじめとした助聴器も利用す
る.

■ 転倒の予防 🖥
- 1 年間に高齢者の 1/3 以上が転倒を経験し, その 5~10
％は骨折, 頭部外傷, 深い裂創などに至る.
- 過去 1 年間の転倒歴を聞く. 1 回のみ転倒歴がある場合
は, 歩行様式とバランスの評価が推奨される. 過去 1 年
で 2 回以上の転倒, あるいは歩行かバランスの問題があ
る場合, または転倒のため医療機関を受診したことがある
場合は, より詳細な評価(関連する病歴, 身体所見, 認知
と機能評価)が必要である (J Am Geriatr Soc 2011 PMID: 21226685) 強B.
  - 歩行評価として, Get up & Go Test(椅子から立ち上が
  り, 3 m 歩いて引き返し, また椅子に座るまでの時間を
  測定する), Tinetti balance and gait evaluation(🖥)が
  ある.
  - 予防：運動, リハビリ (Cochrane Database Syst Rev 2012 PMID: 23235623) 強A [理学
  療法士に運動器不安定症の診断名で紹介, 転倒を 29%
  減少]により転倒減少.

■ 転倒予防のためのリスク評価と介入　弱 B
(J Am Geriatr Soc 2011 PMID: 21226685, Ann Intern Med 2012)
(PMID: 22868837, Cochrane Database Syst Rev. 2012 Sept)．

・意識障害：原疾患への介入，治療
・失神：原疾患への介入，治療
・起立性低血圧：原疾患への介入，弾性ストッキング，薬剤の見直し・調整，十分な水分摂取，ゆっくり起き上がるなど
・バランス・歩行の問題：原疾患への介入，治療，環境の改善，適切な履物，歩行補助具の使用，運動，リハビリ
・認知障害：治療可能な認知障害に対する介入
・機能障害：リハビリ
・薬剤：薬剤の見直し・調整(特に抗けいれん薬，抗精神病薬，ベンゾジアゼピン，非ベンゾジアゼピン睡眠薬，TCA/SSRIs)，ポリファーマシーを避ける
・視力障害：眼科コンサルト
・住宅環境の問題：理学療法士・作業療法士の家庭訪問による安全確認・介入，環境の改善(手すりの設置など)

語呂合わせ

A- Altered mental status or syncope including orthostatic hypotension
B- Balance
C- Cognition
D- Drugs
E- Eyes
F- Function
G- Gait
H- Home safety

▌認知 cognitive domain

- 認知症の定義：後天的な脳の器質的障害により，いったん正常に発達した知能が不可逆的に低下した状態．DSM-5 では major neurocognitive disorder となったが，日本語では認知症のまま．
- DSM-5 では，Ⓐ認知機能(学習および記憶，言語，実行機能，複雑性注意，知覚-運動，社会的認知)のうち少なくとも1つ以上の低下がみられる，Ⓑ認知機能の低下により日々の生活を自分で行うことに支障が出る，Ⓒせん妄がない，Ⓓ他の精神，神経疾患が除外される，などを満たすことで認知症とみなされる．
- 有病率；>65歳で 3.0~8.8%，>90歳で 50%.
- 入院中に発症する認知症は少ないが，入院中に初めて指摘されることはある．
- 家族の「認知症と言われたことがない」を鵜呑みにせず，病歴聴取を． **14**
- 脳機能自体が脆弱になっており，せん妄を合併することが多い．
- 鑑別診断として，うつ病，せん妄
- 認知症のスクリーニングとして，MMSE，Mini-Cog，HDS-R，MoCA(🖥)などがある．
- USPSTF によると，2020年2月時点で認知症スクリーニングの有用性を支持する十分な根拠はない．
- 認知症の診断には，上記 MMSE などの検査の点数だけでなく，社会的・職業的な「機能低下」があり，以前の機能レベルから低下していることが必須である．
- 認知機能は家族などがいる状況で評価するのが望ましい．認知症があるなら患者本人からの病歴は信憑性がない可能性がある．

■ MMSE (Mini Mental State Examination)

- 30点満点中23点以下の場合，スクリーニング陽性とする(J Psychiatr Res 1975 PMID: 1202204) 弱B．点数は教育レベルに影響を受ける．

■ 改訂長谷川式簡易知能評価スケール（HDS-R）

（検査日：　　年　　月　　日）	（検査者：　　）

氏名：		生年月日：　　年　　月　　日	年齢：　　歳
性別：男／女	教育年数（年数で記入）：　　年	検査場所	
DIAG：		（備考）	

1	お歳はいくつですか？　（2年までの誤差は正解）		0	1		
2	今日は何年の何月何日ですか？　何曜日ですか？ （年月日，曜日が正解でそれぞれ1点ずつ）	年 月 日 曜日	0 0 0 0	1 1 1 1		
3	私たちがいまいるところはどこですか？ （自発的にでれば2点，5秒おいて家ですか？　病院ですか？　施設ですか？ のなかから正しい選択をすれば1点）	0	1	2		
4	これから言う3つの言葉を言ってみてください．あとでまた聞きますのでよ く覚えておいてください． （以下の系列のいずれか1つで，採用した系列に○印をつけておく） 1：a) 桜　b) 猫　c) 電車　　2：a) 梅　b) 犬　c) 自動車		0 0 0	1 1 1		
5	100から7を順番に引いてください．（100−7は？，それからまた 7を引くと？　と質問する．最初の答えが不正解の場合，打 ち切る）	(93) (86)	0 0	1 1		
6	私がこれから言う数字を逆に言ってください．（6-8-2，3-5-2-9 を逆に言ってもらう，3桁逆唱に失敗したら，打ち切る）	2-8-6 9-2-5-3	0 0	1 1		
7	先ほど覚えてもらった言葉をもう一度言ってみてください． （自発的に回答があれば各2点，もし回答がない場合以下のヒントを与え正 解であれば1点）　a) 植物　b) 動物　c) 乗り物	a： b： c：	0 0 0	1 1 1	2 2 2	
8	これから5つの品物を見せます．それを隠しますのでなにがあったか言って ください． （時計，鍵，タバコ，ペン，硬貨など必ず相互に無関係なもの）	0 3	1 4	2 5		
9	知っている野菜の名前をできるだけ多く言ってくだ さい．（答えた野菜の名前を右欄に記入する．途中で 詰まり，約10秒間待っても答えない場合はそこで 打ち切る）0−5＝0点，6＝1点，7＝2点，8＝3点， 9＝4点，10＝5点		0 3	1 4	2 5	
		合計得点				

（加藤伸司，下垣光，小野寺敦志，植田宏樹ほか：改訂長谷川式簡易知能評価
スケール（HDS-R）の作成．老年精神医学雑誌 2(11)：1339-1347，1991）

■ MoCA (Montreal cognitive assessment) 弱B 🖥

■ Mini-Cog
- 3分で施行可能な認知機能障害のスクリーニング検査である.
- 無関係な3つの単語を覚えてもらい(3回までは繰り返してよい), 1単語を1点とし, 3点はスクリーニング陰性, 0点はスクリーニング陽性と判断する.
- 1〜2点の場合, Clock Drawing Test (CDT)を施行する. CDTが正常の場合は2点となる. 3つの単語とCDTの合計点が0〜2点の場合はスクリーニング陽性, 3〜5点の場合は陰性となる 弱B (Int J Geriatr Psychiatry 2000 PMID: 11113982).
- 注)CDT (Clock Drawing Test)は普通の丸時計を描かせる検査であり, 視空間認知機能と前頭葉機能を反映するといわれている. またFAB (frontal assessment battery)は簡単に施行可能な前頭葉機能検査をいう.
- MMSEと比較して感度(76% vs. 79%), 特異度(89% vs. 88%)は劣らない (J Am Geriatr Soc 2003 PMID: 14511167).
- 認知症スクリーニング陽性なら, さらなる病歴聴取や精査によりDSM-5診断基準を満たすか確認が必要である. MMSEやMoCAは診断に役立つだけでなく, 経時的な変化を追うのに有用である.

■ 治療
- 治療可能な認知症の原因を見逃さない 強C (Am Fam Physician 2005 PMID: 15887453).
- 全例：脳MRI(またはCT), 血算, 電解質(Ca, 血糖), 肝逸脱酵素, 腎機能, TSH, ビタミンB_{12}, RPR 弱C (Neurology 2001 PMID: 11342678).
- 当該疾患を疑ったらビタミンB_1, 脳波, 赤沈, ANA, CRP, 抗甲状腺ペルオキシダーゼ抗体, HIV, 腫瘍随伴性症候群の抗体, 銅・セルロプラスミン, 尿検・尿培, 腰椎穿刺, 脳波, PET, 高次機能検査
- 治療不能な原疾患：アルツハイマー型認知症(AD)[50〜60%], 血管性認知症[15〜20%], レビー小体型認知症(DLB), 認知症を伴うパーキンソン病, 前頭側頭型認知症(FTD: Pick病)など

14

- 治療可能な原因があれば治療(ビタミン欠乏, 感染症, 内分泌異常, 水頭症, 硬膜下血腫など)
- 認知機能を低下させる薬剤・薬物の中止(ベンゾジアゼピン系, 抗コリン薬, アルコールなど)
- コリンエステラーゼ阻害薬(ドネペジル, ガランタミン, リバスチグミン貼付)の効果は, 服用中に統計的に有意であるものの臨床的にはごくわずかな認知機能の改善にとどまる 弱A (Ann Intern Med 2008) (PMID: 18316756).
- コリンエステラーゼ阻害薬開始時は, 特に消化器症状に注意する.
- NMDA 阻害薬(メマンチン)ではめまいが最多.
- 周辺症状 BPSD (behavioral and psychological symptoms of dementia)・問題行動に対する対応が重要. 薬物療法〔抗精神病薬, 漢方薬(抑肝散, 抑肝散加陳皮半夏)〕だけでなく社会調整(ケアマネジャー, ヘルパー, 訪問介護・看護・医療の導入, 施設入所・入院)も大切.

▌精神/社会 psycho-social domain

■ 高齢者うつ病へのアプローチ

- 高齢者うつ病の有病率は非常に高く, 入院患者の 30% 以上である (Am Fam Physician) (2004 PMID: 15168957)(第 29 章「精神」参照☞441 頁).
- 悲哀よりも無気力, 意欲低下, 身体愁訴が目立つ (NEJM 2007) (PMID: 18046030).
- Patient Health Questionnaire-2 (PHQ-2)は限られた時間でのスクリーニングに役立つ(第 29 章「精神」参照☞441, 442 頁).
- うつは, 介入(心理療法, SSRI, SNRI, Electric Conversion Therapy など)で症状が改善する可能性があるので, 見逃さないように注意する (NEJM 2007) (PMID: 18046030) 強A.

■ 事前指示 advance directive

- 事前指示を把握し, カルテに記載する(第 6 章「病状説明・ACP・コード」参照☞ 41 頁).

■ 参考文献

- David B Reuben, et al: Geriatrics at Your Fingertips, 21st edition. American Geriatrics Society, 2019
- 日本老年医学会(編):健康長寿診療ハンドブック. メジカルビュー社, 2011

（戸村正樹，森隆浩）

14

第 15 章

疼痛緩和の原則

▌急性期病院における疼痛コントロールについての基本的事項

- 疼痛コントロールは臨床家すべての義務である.
- 救急外来での診断途中や, 術後疼痛も同じ. 対処法がわからない場合は, 疼痛専門家に相談する. 痛みは患者のQOL に直結する.
- 痛みは 5 番目のバイタルサイン. 痛みがあるかどうか聞く習慣をつける.
- 痛みの問診 : 部位, 強度, 発症形式, 持続時間(持続痛 or/and 間欠痛か), 性状, 放散痛の有無, 疼痛薬服用歴の詳細, 増悪・改善因子, ADL(日常生活動作)への影響度. 痛みの本人にとっての意味(慢性疼痛患者には不可欠な質問).
- がん疼痛では軽度の痛みは非オピオイド系鎮痛薬(アセトアミノフェンや NSAIDs)をまず用いる. 中等度以上の痛みは非オピオイド系鎮痛薬とオピオイドの両者を使用し, 疼痛の強度に応じてオピオイドの用量を増量する 強C .

▌WHO がん疼痛治療の 5 原則 強C

1. 経口投与が基本だが, 患者にとって管理しやすい投与経路を選択.
2. 均等な投与間隔で安定してコントロールを図る.
3. 段階的に治療薬のレベルを上げていく.
4. 患者にあった至適量を投与する.
5. 投与方法, 副作用についても細かい配慮を個別に行う.

- 非がん疼痛でも万策尽きて, 他に疼痛コントロール方法が

なければ，オピオイドが適応となることがある 強C.

・特に慢性疼痛では，疼痛専門家に相談するのが賢明である.

・非がん患者の慢性疼痛症候群はその原因疾患もさまざまで，原因疾患の治療，コントロールが疼痛管理にとって最重要.

・診断，検査後も痛みの原因疾患自体が明確でない患者群や痛みと原因疾患の障害程度が比例しないケースが少なからず存在する.

・原疾患による痛みの閾値低下は，日常生活でのあらゆるストレスによって起こりうる.

・精神疾患の治療の併用，心理的社会的側面を包括的にサポートするケアが痛みに対する最良の治療となる．これには多面的アプローチが重要となり，専門家への相談が適応となる.

・COX-2 選択性が強い NSAIDs（セレコキシブ，エトドラク，メロキシカム）は非選択性 NSAIDs と比べて胃腸系の副作用が幾分か少ない 弱A とされ，NSAIDs でコントロールがついているレベルでの疼痛で胃腸系の副作用が心配な場合，優先的に処方してもよいかもしれない.

・NSAIDs ではないが，第 1 段階の薬剤であるアセトアミノフェンは投与可能上限量（成人で 1 日 4,000 mg）を守れば，消化管症状の副作用がないため使いやすい 強C.

・NSAIDs は炎症性疼痛，骨転移由来の疼痛によく効く場合があり，オピオイド開始後もその NSAIDs が効いている場合には継続してもよい 強C.

・オピオイド以外の鎮痛薬は天井効果（ceiling effect）のため，ある一定量を超えて投与しても疼痛効果は増強しない．NSAIDs の最大量使用でコントロールできない痛みではオピオイドの開始を検討する 強C.

・オピオイドには天井効果がなく，投与量を上げれば除痛効果もそれに比例して上がり，投与量の制限がない.

弱オピオイド

・弱オピオイドとしてトラマドール（トラマール®，トラムセット®：トラマドール含有合剤），コデイン，ブプレノ

ルフィン（レペタン®，ノルスパン®テープ）がある.
* トラマドールはオピオイド受容体阻害作用とノルアドレナリン・セロトニン再吸収阻害作用を有する.
* トラマドールは中程度までのがん疼痛に使用できる. 麻薬処方箋が不要なため, NSAIDs やアセトアミノフェンのみで除痛困難な非がん疼痛で特に神経障害性疼痛に有効な場合が多い.
* トラマドールの等鎮痛換算比（経口）はトラマドール 25 mg＝モルヒネ 5 mg.
* トラマドールは便秘の発生率や依存形成の頻度がモルヒネより少ないとされている.
* トラムセット®配合錠はトラマドール 37.5 mg とアセトアミノフェン 325 mg の合剤で, オピオイドの導入時に 1 回半錠で開始すると副作用を回避でき便利である. 用量が増加した際には, アセトアミノフェン単剤が別に処方になっている場合に, アセトアミノフェンの合計が 4,000 mg を超えないように注意が必要である.
* コデインはモルヒネの前駆薬（プロドラッグ）で, 100 倍散剤は麻薬処方箋がいらないため, 処方しやすい. 副作用は強オピオイドと同様で眠気, 便秘, 悪心・嘔吐が最も多いため, 副作用対策を行う.
* コデインはモルヒネの前駆薬であり, 腎機能高度低下時にはモルヒネの活性代謝物が蓄積するリスクがあるため処方を避ける.
* ブプレノルフィンは用量増量時に緩やかな天井効果を有するとされるオピオイド受容体部分作用薬である. 従来から坐剤, 注射剤があったが天井効果を有するため, 他のオピオイド鎮痛薬の種類が増えた今日, 処方される機会は少なくなった. 適応としては, 腎障害があり, 慢性疼痛が難治性の場合に, 坐剤と頓用または定時に用いる場合や, 最近使用可能になった貼付剤を用いることができる. ノルスパン®テープ処方には e-learning を受講することが必要である.

■ 進行がん患者にオピオイド開始時に説明すべきこと

1. モルヒネなどのオピオイド（医療用麻薬）を定期使用
   しても，ほとんどの場合麻薬中毒にはならない．
2. オピオイドを継続投与しても効果が徐々に消失して
   しまうということはない．
3. がんの疼痛治療目的でオピオイドを使用した場合，
   生命を短縮することはない．
4. オピオイドは最後の手段ではなく，単なる疼痛薬で
   ある．
5. オピオイドの適切な使用が，がん治療の妨げになる
   ことは全くない．むしろ，よりよい疼痛コントロー
   ルによってがん治療中の QOL が改善し，全体とし
   ての治療も良好となる場合が多い．

- 骨転移由来の疼痛には，放射線治療 強A ，ビスホスホ
  ネート製剤またはデノスマブ 強A を検討する．骨転移に
  よる椎体破壊や圧迫骨折病変では，時に椎体形成術，除
  圧，固定術などの脊椎手術により痛みが軽減し，内服薬負
  担が減ることがあり，可能であればコンサルトする．
- 転移性病変による脊髄圧迫が疑われる場合，症例によるが
  迅速な診断・治療が四肢麻痺の予後を左右しうるので，緊
  急 MRI で脊髄圧迫の評価，緊急除圧術適応 弱B について
  脳外科（整形外科，脊椎外科），早期放射線治療について放
  射線治療科への緊急コンサルトが適応．
- 脊髄圧迫で下肢筋力低下が急激に進行するケースでは大量
  デキサメタゾン静脈内投与 弱B が適応．投与量は脊髄圧
  迫の進行する速さによって異なる．
- オピオイドの副作用として便秘はほぼ必発．塩類下剤（酸
  化マグネシウムなど）と腸管運動刺激剤（センノシド，ピコ
  スルファートナトリウムなど）を組み合わせて定時処方す
  る 強C ．
- 排便習慣は個々の患者によって千差万別である．オピオイ
  ドを長期に使用する場合，個々の患者にとってベストな排
  便のパターンを個別の便秘薬の調節により，時間をかけて
  見つけるようにサポートする．

15

- 高度進行がんでは，せん妄がよくみられ，この原因は通常多因性である（☞ 438 頁）．改善できる原因の治療に並行して，疼痛がありオピオイドを使用している場合は慎重に疼痛レベルを判断し，オピオイド投与量を加減する．

- いきなりオピオイドを中止するとオピオイド離脱症状が出て，患者にとってとても不快な経験となるので注意する．

- オピオイドのタイトレーション中の同時期に重なって生じた混乱，せん妄ではオピオイドが直接原因であると通常非難されるが，実はほとんどの場合が多因性であり，病状悪化，感染，低栄養，脱水，電解質異常（高 Ca 血症），脳転移などの検索と治療をオピオイド至適量の再検討とともに忘れないこと．

- せん妄時の疼痛評価は非常に難しい．痛みによってせん妄が悪化することもある．原因によらず，過活動性，低活動性のいずれの場合でも，原因疾患の治療に同時並行してせん妄症状を治療するほうが患者の QOL が高い．ハロペリドール，リスペリドンなどの向精神薬を使用する 弱 C .

- オピオイドが過剰な徴候としては最初に眠気が発現した後に，覚醒レベルがさらに低下し昏睡状態から呼吸抑制（呼吸数 8〜10 回/分以下）に至る．よって眠気が現れた時点で用量を減らせば呼吸抑制を未然に防げる場合がほとんどである．

- オピオイドの過剰投与による呼吸抑制をリバース（拮抗）する目的のナロキソン投与法：ナロキソン 0.2 mg（1 mL のアンプル）を生理食塩液に混ぜ 10 倍希釈し合計 10 mL とする．これを 1 回 2〜4 mL（0.04〜0.08 mg）ずつ 30〜60 秒ごとに静脈内投与し，呼吸回数が 10 回以上に維持されるように，それ以下になるごとに 1 回 2〜4 mL ずつ投与 強 C .

- ナロキソンによるリバースを受けた患者は，離脱症状により非常に不快になるので，特に末期患者では，リバースは可能なら避けたほうがよい．

- フェンタニルはモルヒネやオキシコドンと比べ，相対的に眠気が現れにくいため，知らない間に呼吸抑制をきたすほどの過剰投与になっている場合があり，注意を要する．

- オピオイド定期使用中の患者では，オピオイドの部分作用拮抗薬であるブプレノルフィンやペンタゾシンの併用は禁

忌である．オピオイド部分拮抗作用によって，オピオイドのレセプター結合が阻害され，患者の痛みはむしろ悪化する．

█ 外傷，術後の急性痛への対応

- 激痛の患者が救急受診している場合，診察・診断と同時並行で疼痛コントロールも行うのが標準的治療である 強C．
- 標準的な検査，画像診断を利用している施設であれば，疼痛コントロールが診断および治療結果に悪影響を与えることはないことがわかっている．

  例 オピオイドをこれまで定期服用していない患者：モルヒネ 2～5 mg を経静脈投与あるいは皮下投与する．皮下注と筋注の効果はほぼ同等で，皮下のほうが痛くない．モルヒネに以前何か重篤な副作用があった場合や腎機能障害では投与を避ける 強C．

  例 オピオイドを定期服用している患者：緊急のレスキュー投与量として，日頃患者が使用している内服量の 50～100％ 増が通常必要量となる 強C．

《処方例》

徐放剤モルヒネを 1 日合計 200 mg，レスキューとして速放剤モルヒネを 1 回 30 mg 内服している．1 日レスキューを 4 回飲んでも痛みは中等度以下にならない（30 mg の 50％ 増は 45 mg）．モルヒネ経口投与：経静脈投与の equianalgesic ratio（等しい疼痛効果を得るための投与量比）は 1：2 あるいは 1：3 なので，ここでは 1：3 として 15 mg を経静脈投与する．

- 経静脈あるいは皮下投与 15～30 分後の評価 強C（NCCN ガイドライン）

1. 痛みが全く軽減しない場合，初回量の 50～100％ 増の量を再投与．
2. 約 50％ 痛みが軽減したがまだ痛みが残っている場合（痛みが軽度～中等度に軽減），初回量と同量～50％ 増の量を再投与．
3. 痛みの大部分が消失した場合，再投与は見合わせ，再び痛くなったとき（おそらく数時間後）に同じ量を

> 投与. 鎮静が強くなった場合も再投与を見合わせる.

- 上記のサイクルを 15~30 分ごとの評価で繰り返し, 痛みがなくなるまで対応.
- 除痛に要した総投与量を経過時間で割ったものが時間あたりの持続投与量となる. Patient Controlled Analgesia (PCA) ポンプの利用が最適 弱C.
- PCA ポンプが利用できない場合, シリンジポンプでの持続投与と早送りの併用で代用する.
- 痛みが安定化, モルヒネ至適量がわかりしだい, 経口に移行する. 慢性疼痛で持続痛の場合は必ず, 徐放剤と速放剤 (レスキュー) を併せて処方する.
- 経口レスキューの 1 回投与量は徐放剤の 1 日総投与量の 5~20% の範囲とされ, 多くの場合約 10~20% 程度(1/6 とする教科書もある)である 強C.

▌注意点

- モルヒネ投与に際し, 腎機能低下(特に血清クレアチニンが 1.5~2 以上では投与量を半分程度にするなど注意する), 肝機能低下, 高齢者, 体の小さい患者には投与量を減らす. 15~30 分後に再評価し, 次の投与量を決定. 末梢ラインがない場合は同量を皮下注で投与.
- 痛みを伴う筋注には利点がなく, 勧められない 強C.
- 本邦の医療用麻薬の管理上の問題で十分ありうることだが, モルヒネ注射薬が現場になく, すぐに投与ができない場合, 効果発現に時間がかかっても経口投与のほうが結局疼痛コントロールが早く得られる状況が起こりうる.
- コデインを含めたオピオイド未経験患者に経口の速放剤を使用する場合, 初回投与量としてモルヒネ塩酸塩を 3~5 mg 内服投与. 30~60 分後に効果を見て, 次回投与量を決定する. トラマドール含有薬剤ならトラムセット®1/2 錠またはトラマール®1 カプセル(モルヒネ経口換算で 3.75~5 mg) 強C.
- オピオイド開始から 2 週間程度の期間, 悪心・嘔吐を伴うことが約半数にみられ, これには制吐薬を定期で 2 週間程度予防投与するのがよい 弱C. 徐々に悪心・嘔吐の

耐性獲得により改善する．プロクロルペラジン（ノバミン®）5〜10 mg 1 日 3 回 内服，あるいは経静脈投与などで対処する．

- モルヒネ投与後に必ず悪心・嘔吐を催す場合はモルヒネ投与 30 分前に制吐薬を定期投与する 強 C.
- 本邦では麻薬処方箋がいらない簡便さから，NSAIDs やアセトアミノフェンでコントロール不良の疼痛コントロールに対し，オピオイドの部分作用・拮抗薬であるペンタゾシンがモルヒネの代わりに主に急性疼痛に用いられている．
- ペンタゾシンは繰り返し投与で不快な精神症状（不安，悪夢，離人症）を生じうるため，繰り返し投与は勧められない．通常使用量の 1 回投与で軽快しない痛みでは継続使用は勧められない．この場合，強オピオイドに変更すること．
- ペンタゾシンはオピオイド部分作用・拮抗薬なので通常のオピオイドと違って天井効果があり，投与量増加によっても痛みの効果は頭打ちとなるため，タイトレーションが必要な痛みでは用いない．

15

▐ オピオイド使用中の患者ががん性疼痛（慢性痛）の急性増悪で入院した場合

- 痛みが高度な場合は，オピオイドタイトレーション（用量の調節）を PCA ポンプで行うのが最もよい．1 日内服総量（モルヒネ換算）を 24 時間で割り，さらに 2 あるいは 3 で割れば，equianalgesic dose が得られ，この 50 % 増し程度を時間あたりの経静脈（皮下）持続投与速度とする 弱 C.
- PCA ドーズは通常 1 時間の持続投与量の 50〜100 % を割り当てる．ロックアウト（不応期）は通常 15 分程度とする．

■ オピオイドスイッチング 💻

- 複数回変更した状況をオピオイドローテーションと呼ぶ．
- あるオピオイドから別のオピオイドに切り替えること．目的：副作用軽減（鎮静，嘔気，便秘，頭痛，せん妄など）と鎮痛効果増強

- 腎機能低下, 高齢者では活性代謝物質によるモルヒネの副作用が出やすいので, オキシコドン(オキノーム®), フェンタニルに切り替えることを検討
- 異なるオピオイドに変更する場合, オピオイド1日量換算目安表から導いた使用量の約50〜75%程度の量から開始する. これは"incomplete cross tolerance"(不完全交差耐性)という考えに基づく 弱 C .

・オピオイド1日量換算目安表(成人　腎・肝機能正常者)

トラマドール	コデイン	タペンタドール	モルヒネ		
トラマール®, トラムセット®	コデイン	タペンタ®	MSツワイスロン®, オプソ®	アンペック®	モルヒネ(10mg/mL)
経口	経口	経口	経口	坐薬	注射
150mg/日	200mg/日	100mg/日	30mg/日	20mg/日	0.5mg/時 2倍希釈液で 0.1mL/時
300mg/日	—	200mg/日	60mg/日	30mg/日	1mg/時 原液で 0.1mL/時
がん性疼痛の場合, 300mg/日で効果不十分の場合は, 強オピオイドへの変更を考慮する.	がん性疼痛の場合, 1回40mg以上の投与が必要な場合は, 内服の負担を考慮し, 強オピオイドへの変更を考慮する.	400mg/日 高用量の際はPCTへ相談(初回400mg/日を超える投与は推奨されておらず, 国内臨床試験の最大設定は500mg/日である).	120mg/日	60mg/日	2mg/時 原液で 0.2mL/時
			180mg/日	—	3mg/時 原液で 0.3mL/時
			240mg/日	—	4mg/時 原液で 0.4mL/時

オキシコドン		ヒドロモルフォン	
オキシコンチン®・オキノーム®	オキファスト®（10 mg/mL）	ナルサス®・ナルラピド®	ナルベイン®（10 mg/mL）
経口	注射	経口	注射
20 mg/日	0.5〜0.75 mg/時 4 倍希釈液で 0.2〜0.3 mL/時	6 mg/日	0.05 mg/時 20 倍希釈液で 0.1 mL/時
40 mg/日	1.25 mg/時 4 倍希釈液で 0.5 mL/時	12 mg/日	0.1 mg/時 20 倍希釈液で 0.2 mL/時
80 mg/日	2.5 mg/時 4 倍希釈液で 1 mL/時	24 mg/日	0.2 mg/時 20 倍希釈液で 0.4 mL/時
120 mg/日	3.75 mg/時 4 倍希釈液で 1.5 mL/時	36 mg/日	0.3 mg/時 20 倍希釈液で 0.6 mL/時
160 mg/日	5 mg/時 原液で 0.5 mL/時	48 mg/日	0.4 mg/時 20 倍希釈液で 0.8 mL/時

フェンタニル		
フェンタニル（50 μg/mL）	デュロテップ®	フェントス®
注射	貼付	貼付
10〜15 μg/時 原液で 0.2〜0.3 mL/時	2.1 mg （72 時間ごと）	1 mg （24 時間ごと）
25 μg/時 原液で 0.5 mL/時	4.2 mg （72 時間ごと）	2 mg （24 時間ごと）
50 μg/時 原液で 1 mL/時	8.4 mg （72 時間ごと）	4 mg （24 時間ごと）
75 μg/時 原液で 1.5 mL/時	12.6 mg （72 時間ごと）	6 mg （24 時間ごと）
100 μg/時 原液で 2 mL/時	16.8 mg （72 時間ごと）	8 mg （24 時間ごと）

15

〔厚生労働省医薬・生活衛生局監視指導・麻薬対策課：医療用麻薬適正使用ガイダンス．厚生労働省，2017，特定非営利活動法人 日本緩和医療学会ガイドライン統括委員会（編）：がん疼痛の薬物療法に関するガイドライン2020 年版．金原出版，2020 より作成〕

- オピオイド受容体はこれまでのオピオイドに耐性を生じているが，異なるオピオイドに対しオピオイド受容体の耐性は相対的に少なく，感受性が高いため，その分を割り引いた開始量とする.
- 疼痛がひどい場合には，オピオイド1日量換算目安表の値をそのまま用いる.

▍神経障害疼痛の治療

- オピオイドが比較的効きにくいため，鎮痛補助薬を加える 弱B.

▍どうやって診断するか？

1. 痛みの性状をしびれるような，電気が走るような，ピリピリする，焼けつくようなという特徴的な痛みとして訴える.
2. 診察上，疼痛領域に感覚異常などの神経症状がある.
3. 画像上，神経圧迫，神経浸潤などの所見がある.
4. 鎮痛補助薬で痛みが軽減する.

- 難治性神経因性疼痛でも，治療の基本はやはりオピオイドである. これにさまざまな鎮痛補助薬やその他の治療法を加える 強B.
- 腫瘍の神経叢浸潤がある場合では，硬膜外持続ブロック法，くも膜下腔内オピオイド注入法なども考慮する 弱C.

▍神経因性疼痛に対する鎮痛補助薬

- 現時点で最もエビデンスのある鎮痛補助薬は，三環系抗うつ薬（TCA）や新世代の抗痙攣薬（ガバペンチン以降）である 弱B.
- 高齢者ではTCAは心臓系副作用，抗コリン性由来の副作用の頻度が高く，処方しにくい面がある.
- 抗痙攣薬では，最近ではガバペンチンとプレガバリンが最もエビデンスがあり，副作用も比較的少なく，使いやすい

弱B.

- ガイドラインで推奨されるプレガバリンの開始量は 50〜150 mg/日であるが，眠気，ふらつき，めまいが強く表れることがあるため，高齢者，全身状態不良の患者では，低用量（50 mg/日　分2）で開始し 3〜7 日ごとに漸増する．腎機能低下時は本剤の薬剤クリアランスが低下するため，腎障害の程度に応じて投与量を減量する．
- ガバペンチンと同じ作用機序のプレガバリンはガバペンチンに比べて，開始量から最大効果用量に要する時間が短い利点がある．
- その他の鎮痛補助薬にはコルチコステロイド，抗不整脈薬，NMDA 受容体拮抗薬などがある．

▌ 緩和ケア科コンサルトの適応

- 主にがん末期患者を対象に看取りの相談，疼痛その他の症状コントロール，社会的な問題（家族のサポートがない，入退院のコーディネート），スピリチュアル的（霊的，実存的）苦悩のカウンセリング．
- 末期でなくても痛みやその他の症状が難しい場合．
  例化学療法中に難渋する症状コントロール，病名告知あるいは予後告知後で気分の落ち込みがひどい場合，今後の療養場所について悩んでいる場合など．
- がんを含めた難病患者で，多方面での苦痛，問題があり，チーム医療ではじめて全人的ケアが可能となるケース．
- 非がん患者の疼痛管理で，長期でのオピオイド使用が必要なもの（麻酔科のペインクリニックと協力）．

▌ 病名告知と予後告知

- 病名告知は基本的に全例で行うべきである．悪い知らせを伝える手順や SHARE を熟知すること．
- 予後告知は慎重に行い，確固とした理由があって，すべてを知らせてほしいと訴える場合を除いて，一時にすべての情報を伝えるのではなく，徐々に患者の病気の受け入れ状況に照らして，少しずつ多くの情報を知らせていくことで現実的にうまくいく印象がある．

15

- 個別にその患者にとってのベストな状況を検討し，慎重に行う．
- 予後告知を行う場合は範囲を設ける．日単位〜数週間の範囲，数週間〜数か月の範囲，数か月〜半年の範囲など．
- 告知を行ったらその後のフォロー，サポートを忘れない．

■ 事前指示の確認とカルテへの記載（☞ 44頁）

- 個々の治療項目について事前に確認できることはすべて確認しておき，治療者すべてが閲覧できるように診療録に記載することが非常に大切．
- 特にがん患者や進行性の治癒不可能な疾患の末期では，患者との意思疎通ができる段階で事前指示を確認しておく．この決断は病状や療養環境によって日々揺れ動くことも多く，定期的に意思確認を行う．
- 主な項目としては以下のもの．
  心肺蘇生処置の有無（DNRオーダーの有無），人工呼吸器，人工栄養（IVHや胃管チューブからの栄養），輸液，抗菌薬治療，血液検査の継続など．

■参考文献

1 • Nathan C, et al (eds)：Oxford Textbook of Palliative Medicine, 5th ed. Oxford University Press, 2015
2 • NCCN (National Comprehensive Cancer Network) Adult cancer pain のガイドライン
   http://www.nccn.org/professionals/physician_gls/pdf/pain.pdf
   NCCN (National Comprehensive Cancer Network) Clinical Practice Guidelines in Oncology-Adult cancer pain, Version 2. NCCN, 2016
3 • 日本緩和医療学会（編）：専門家をめざす人のための緩和医療学．南江堂，2014
4 • 特定非営利活動法人 日本緩和医療学会ガイドライン統括委員会（編）：がん疼痛の薬物療法に関するガイドライン 2020 年版．金原出版，2020
5 • 内富庸介，他（編）：がん医療におけるコミュニケーション・スキル―悪い知らせをどう伝えるか．医学書院，2007
6 • 関根龍一．緩和ケアの薬物療法．佐藤隆美，他（編）：What's

new in oncology—がん治療エッセンシャルガイド，改訂 4 版．南山堂，2019；551-559

7 • Portenoy RK, et al（著），関根龍一（訳）：鎮痛補助薬ガイド．春秋社，2011

8 • WHO のがん疼痛ガイドライン 2019 年
https://apps.who.int/iris/bitstream/handle/10665/279700/9789241550390-eng.pdf?ua=1

（関根龍一）

15

第16章

栄養

■ 栄養療法

① 入院時の栄養状態を評価

■ 病歴聴取のポイント

- 体重変化，食事摂取量の変化，消化器症状など
  NST では主観的包括的アセスメント（SGA：subjective global assessment）を用いることが多い（JPEN J Parenter Enteral Nutr 1987 PMID: 3820522）.
- 体重を測定していない場合には，服のサイズ，指輪のサイズ，ベルトの穴の変化，家族からの指摘を聴取

■ 身体所見

- 身長，体重，BMI は入院時測定する.
- 筋肉量低下：咀嚼筋萎縮，手背骨間筋の萎縮
- ビタミン・微量元素の欠乏：口角炎，舌炎
- 低アルブミン血症：皮膚の変化（皮膚の光沢），下腿浮腫

■ 血液検査

- 以下の指標を用いて，栄養状態の評価にする.

	半減期	上昇	低下（低栄養，肝障害，感染症に加えて）
血清アルブミン	20日	脱水	ネフローゼ症候群
プレアルブミン	3日	鉄欠乏性貧血	ネフローゼ症候群
レチノール結合蛋白	12時間	腎不全	甲状腺機能亢進症，ビタミンA欠乏症

- 総リンパ球数や総コレステロール，トランスフェリンも指標になる.

- 血清アルブミンは半減期が長いので，短期的な栄養の評価には向いていない.
- 使用する際には各指標の特徴をふまえたうえで使用する.

② 必要な栄養素を計算し投与

■ 水分必要量
- 30 mL×体重(kg) 強C
  - 尿量や下痢，体温などを考慮しながら調節する.

■ 必要エネルギー量

◆総エネルギーの計算
簡易式もしくは Harris-Benedict の式を使用する 強C.

1) 簡易式：体重(kg)×25〜35 kcal
- 体重(kg)×30 kcal を基準として，ストレスなどの環境に合わせて 25〜35 kcal に調節する.

2) Harris-Benedict の式(Harris-Benedict equations)
- インターネットやアプリなどで簡便に計算できるので各自参照されたい.
  ※Harris-Benedict の式は，米国で 1918 年に報告されたもので，日本の高齢女性では多めに算出されることもある．また，ストレス係数に関しては，十分なエビデンスに乏しい疾患や病態があるため，実臨床においては，以下の簡易式を使用しても構わない．ASPEN や ESPEN のガイドラインも簡易式を使用している.

◆総エネルギーの内訳
- 必要蛋白質量
  健常時：0.8〜1.0 g/kg/日，ストレス時：1.0〜2.0 g/kg/日
- 必要脂質量
  健常時：1.0 g/kg/日，ストレス時：1.0〜1.5 g/kg/日.
  完全静脈栄養(TPN)では 1.0 g/kg 以上投与しない 強C.
- 必要炭水化物量
  総カロリーから蛋白カロリーと脂質カロリーを引く.
  TPN では 5 mg/kg/分を超えない 強C.

16

- NPC（non-protein calorie）/N（nitrogen）比
  NPC（kcal）＝蛋白質以外のエネルギー量（kcal），つまり糖質・脂質のエネルギー量
  N（g）＝窒素量（g）：蛋白質量（g）を 6.25 で割った値
- 最適な NPC/N 比
  経静脈栄養時：150〜200，経腸栄養時：100〜150
  ※これはアミノ酸が効率よく蛋白質として有効利用できるかを確認するもの．NPC/N 比が低いと，アミノ酸が蛋白質の材料として使用されず，エネルギーとして使用されてしまう．
- 3 大栄養素のエネルギー量
  蛋白質　4 kcal/g，脂質　9 kcal/g，糖質　4 kcal/g

■ 電解質

- Na 1.0〜2.0 mEq/kg/日，〔50 kg の患者では 50 mEq〜100 mEq＝塩（NaCl）3〜6 g 必要となる〕
  参考資料：塩（NaCl）1 g に含有される Na 量＝393 mg＝17 mEq
  　　　　　Na 1 g＝43 mEq，Na（g）×2.54＝NaCl（g）
- K 0.5〜1.0 mEq/kg/日
※考え方として，維持液（3 号液）を投与する場合を考えるとわかりやすい．
例 50 kg の患者の場合
　必要水分量：50 kg×30 mL＝1500 mL/日
　必要 Na 量：50 mEq〜100 mEq/日
　必要 K 量：25 mEq〜50 mEq/日
　維持液（3 号液）（Na35 mEq/L，K20 mEq/L）を 1500 mL 投与すると Na＝52.5 mEq，K＝30 mEq が投与される計算になり，必要量を充足することになる．

■ ビタミン・微量元素

- 「日本人の食事摂取基準（2020 年度版）」による 1 日推奨基準を元に病態による変化を考慮して算出する．
- TPN では，ビタミン・微量元素製剤を投与することを忘れない．
- ビタミン B$_1$ は，ベースで低栄養であり，低下していることが考えられ，そこにグルコースやアミノ酸を投与するこ

とでビタミン B_1 の要求量を増加させることによって欠乏
へ傾く.

■ 背景疾患に合わせた栄養内容の調整
- 心不全
  - 塩分・水分制限(病態に合わせて)
  - 低 P 血症やビタミン B_1 欠乏に注意(心不全増悪因子)
- 肝硬変
  - 肝性脳症の場合のみ BCAA(分岐鎖アミノ酸)製剤の投与を検討 (Cochrane Database Syst Rev 2015 PMID: 25715177)
  - 分割食や夜間就寝前捕食(late evening snack:LES)を検討
  - 肝性脳症時には低蛋白食(0.5〜0.7 g/kg/日)
- 慢性腎不全
  - 蛋白制限(0.6 g/kg/日)
- 維持透析
  - 蛋白質を十分投与する(1.0〜1.2 g/kg/日).
- 肺気腫
  - 体重減少自体が予後因子の1つ.
  - 十分なカロリー,蛋白質の投与
  - グルコースの過剰投与を避け,脂肪の比率を多くする(CO_2 貯留を避けるため).

③ 入院後は継時的に評価する 強C
- 定期的に身体所見や採血を確認し栄養評価を行うことが勧められている.

■ 食事量の開始方法・増量方法 強C
- 経口で十分な栄養量が得られない患者では,腸管が使用可能なら TPN ではなく経管栄養を用いる 強C (Clin Nutr 2006 PMID: 16697087). 合併症としての感染がより少ない.
- リフィーディング症候群のリスク(後述)に応じて初期食事量を決める.
  - リスクなし:まず半量の栄養投与から始め,密にモニタリングしながら徐々に増量
  - リスクあり:初期の栄養投与量を 10 kcal/kg/日で開始

　　　して 4〜7 日以上かけて増量
・高リスク：初期の栄養投与量を 5 kcal/kg/日で開始し，
　　循環モニタリングも密に行う．

例（体重 50 kg の患者で）経鼻胃管から MA-8 プラス® を 20
　　mL/時で開始（480 kcal/kg/日）．その後，下記フォロー項
　　目をフォローし，連日 10 mL/時増量．5 日目で 60 mL/
　　時（1480 kcal/日≒30 kcal/kg）となる．

・ベッドの頭部挙上（ヘッドアップ）30〜45°：誤嚥・肺炎の
　予防目的で禁忌がない限り行う 強B （JPEN J Parenter Nutr 2009 PMID: 19171692）．

■ フォローの仕方 強C

・栄養開始後 2 週間は適宜採血にて P，K，Mg，血糖を測
　定し補正する．
・経腸栄養開始 48 時間は，持続投与なら胃残渣を 6〜8 時
　間ごとに，間欠投与なら投与前に胃残渣をチェックし
　強C，≧250 mL 強A （J Amer Dietetic Assoc 2006 PMID: 16863719）であれば投与を
　延期し，メトクロプラミドなどの消化管運動促進薬を検討
　する．
・下痢・嘔吐・心不全徴候がないことを確認する．下痢があ
　れば増量は避ける．

■ リフィーディング症候群 refeeding syndrome[2,3]

■ 病態

・飢餓が長期に及ぶと，代謝の主体は脂肪に移る．この状況
　でリフィーディング（再栄養）が行われると，糖の負荷が
　インスリン分泌を増加させ，インスリンはグリコーゲンや脂
　肪，蛋白の代謝を促進し P や Mg などのミネラルやビタ
　ミン B_1 を大量に必要とする．その結果，低 P 血症，低
　Mg 血症，低 K 血症，ビタミン B_1 不足に陥れる．特に低
　P 血症は最も危険であり，乳酸アシドーシスや心不全，心
　停止を呈することもあるので注意を要する．
・上記の電解質は主に細胞内に存在し，飢餓状態では欠乏し
　ていても血中濃度は正常で再栄養で血中濃度が急激に低下
　する可能性があることに注意する．
・経管栄養でも TPN などの非経口栄養でも生じる．

■ リフィーディング症候群のリスク因子

- BMI 16 未満
- 15% 以上の体重減少（過去 3～6 か月以内，意図的でない）
- P，K，Mg 濃度が低い．
- 10 日以上ほとんど食事をしていない．
- あるいは下記の 2 つ以上．
  - BMI 18.5 未満
  - 10% 以上の体重減少（過去 3～6 か月以内，意図的でない）
  - 5 日以上ほとんど食事をしていない．
  - アルコール，薬（インスリン，抗癌剤，制酸薬，利尿薬）

経腸栄養剤

- 経腸栄養剤は，主に蛋白質の状態によって，① 半消化態栄養剤（蛋白質），② 消化態栄養剤（ペプチド），③ 成分栄養剤（アミノ酸）に分かれる．通常患者において ② や ③ の優位性は証明されていないため，① を用いる．
- 経腸栄養剤の例（すべて ① 半消化態栄養剤）

	医薬品	食品扱い製剤		
特徴	標準タイプ	標準（等張性）	高濃度	腎不全用/低蛋白
	エンシュア・リキッド®	MA-8 プラス	アイソカル® 2K NEO	リーナレン®LP (MP)
カロリー (kcal/mL)	1	1	2	1.5
浸透圧 (Osm/L)	約330	260	460	720(730)
容器	缶	RTH	RTH	RTH

- 浸透圧下痢は浸透圧が高いほど発生頻度が高い．
- 亀田総合病院のような DPC（包括医療支払制度）の病院に入院中は，医薬品は保険請求できないが，食品扱い製剤は

16

食事料として請求可能であり，食品扱い製剤の使用が推奨される．

- 外来や在宅の患者では，食品扱い製剤は全額自己負担となるが，医薬品は保険適用となる．医薬品の使用が推奨される〔例 1 日 1200 kcal の経腸栄養剤 1 か月分の費用，MA-8（食品扱い）：40635 円，エンシュア・リキッド®（薬品扱い）：2513 円（1 割負担）か 7538 円（3 割負担）〕．
- RTH（ready-to-hang）製剤（MA-8 など）の使用を当院では推奨している．バッグをそのまま投与ラインにつなげて投与できるので，汚染防止と省力化になる．
- 院内採用の経腸栄養剤の種類・成分・カロリー・濃度などに関しては院内情報を参照

▌体重減少

- 臨床的に重要な体重減少は 5%/半年の減少と定義される．意図的でない体重減少が高齢者であると死亡率が上昇する．精査で 3/4 で原因が判明する．

■ 鑑別

- 鑑別は多岐にわたる．頻度として多いのは，悪性腫瘍，消化管疾患，精神疾患といわれている．
- しかし，治療可能な体重減少の鑑別を網羅するのに下記 MEALS ON WHEELS（配食サービスの意味）の語呂合わせが有用である[4]．
- MEALS ON WHEELS

M：Medication（薬剤性）
　代表的な薬剤
　・消化管障害を引き起こす：解熱鎮痛剤（NSAIDs），ビスフォスホネート
　・悪心誘因：ジギタリス，テオフィリン，ビタミン D，鉄剤，H_2 ブロッカー，抗菌薬
　・消化運動抑制：抗コリン作用のある薬剤（抗うつ薬など）
E：Emotional problems, especially depression（うつ病，病状へのストレス）
A：Anorexia nervosa, alcoholism（食思不振症，アル

コール依存症）

L：Late-life paranoia（妄想）

S：Swallowing disorders（嚥下障害）

O：Oral factors〔味覚障害，（義歯が合わない，う蝕で歯が痛いなど）〕

N：No money

W：Wandering and other dementia-related behaviors（徘徊や認知症）

H：Hyperthyroidism, hypothyroidism, hyperparathyroidism, hypoadrenalism〔ホルモン異常（甲状腺機能亢進症/低下症，副甲状腺機能低下症，副腎不全）〕

E：Enteric problems（消化器疾患）

E：Eating problems〔ADL の問題（手が使えない）で摂取できない〕

L：Low-salt, low-cholesterol diet〔塩気が足りないなど嗜好の問題〕

S：Social problems〔その他，社会的問題〕

- 検査の例：病歴聴取・身体所見，うつ病スクリーニング，便潜血，血算，生化学（HbA1c，血糖，腎機能，脱水），TSH，尿検，胸部 X 線，嚥下機能評価，上部消化管内視鏡，低栄養の評価

■参考文献

1・日本静脈経腸栄養学会（編）：静脈経腸栄養ガイドライン，第3版．照林社，2013

2・大村健二：栄養塾，第2版．pp240-249，医学書院，2010

■引用文献 💻

（小森將史）

第17章

感染症

グラム染色 Gram stain

■ ポイント

- 日常的に最も遭遇し，まず学ぶべき感染症は細菌感染症である．
- 細菌感染症を理解するためにはグラム染色が最も有用である．
- グラム染色では，まず後述のように2×2表＋αの分類で整理することが大切である．
- 欧米では医師がグラム染色を行うことを常に強く推奨している訳ではない．しかしながら，グラム染色は明らかにパワフルな診断ツールで narrow の抗菌スペクトラムによる治療が初期から可能となり，既存のガイドラインによる治療のさらに上を行くことができる．亀田総合病院では，グラム染色を診断ツールとして用いることを強く推奨する．

■ 分類

- 好気性菌を「グラム陽性」と「グラム陰性」，さらに「球菌」と「桿菌」で分け，嫌気性菌は横隔膜より「上」か「下」かで分ける．それ以外の微生物はまとめて「その他」とする．基本的に，後述していくように臓器ごとに典型的な起炎菌は決まっている．それが見えるはずだと予想しながら実際にグラム染色を行い，顕微鏡を覗くようになってほしい．

• 2×2 表＋αの分類

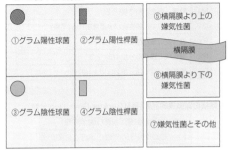

①グラム陽性球菌	②グラム陽性桿菌	⑤横隔膜より上の嫌気性菌
		横隔膜
③グラム陰性球菌	④グラム陰性桿菌	⑥横隔膜より下の嫌気性菌
		⑦嫌気性菌とその他

■ 方法

〔亀田総合病院では neo-B&M ワコー（和光純薬工業株式会社）を使用〕

① 検体をスライドガラスに薄く載せて乾燥後（温風ドライヤー可），100% エタノールで約 1 分間固定し，以下の順番に染色し鏡検する．

② クリスタルバイオレット溶液で青紫色に染める（約 30 秒）．

③ ヨウ素溶液で洗い流すように黒褐色に染める（約 30 秒）．

④ 水洗後に，脱色液で（アセトン 30%，エタノール 70%）青色が溶け出さなくなる程度までしっかりと脱色する（約 5 秒）．

⑤ 軽く水洗後に，パイフェル液（フクシン 0.085 w/ v %）で赤色に染める（約 15〜20 秒）．

⑥ 軽く水洗後にドライヤーで乾燥（熱風乾燥可）させ検鏡する．

注 検体が剝がれ落ちることがあるので，水洗時にスライドガラスの塗抹面に直接水道水をかけないこと（スライドガラスを水平に保ち，裏面から流水をかけるとよい）．

■ 喀痰の肉眼的品質評価（Miller & Jones 分類）

M1	唾液，完全な粘性痰（不良）
M2	粘性痰の中に膿性痰が少量含まれる（不良）
P1	膿性痰で膿性部分が 1/3 以下
P2	膿性痰で膿性部分が 1/3〜2/3
P3	膿性痰で膿性部分が 2/3 以上（良好）

■ 喀痰の顕微鏡的品質評価（Geckler-Gremillion 分類）

分類	細胞数/1 視野（100 倍鏡検）	
	白血球数（好中球数）	扁平上皮細胞数
1	<10	>25
2	10〜25	>25
3	>25	>25
4◎	>25	10〜25
5◎	>25	<10
6	<10	<10

・グループ 4，5 は顕微鏡評価に値する良質のサンプル
・グループ 1，2，3 の場合，喀痰から肺炎の評価を行うことはできない（検体を取り直す必要あり）．
・グループ 6 は，経気道的吸引痰や気管支洗浄液の場合は適している．

■ 顕鏡時の注意
・脱色しすぎて元々青く見えるはずのものが赤く見えていないか，逆に脱色不良で元々赤く見えるはずのものが青く見えていないか注意する．菌の形を覚えることで脱色に関するエラーに気づくことができる．
・グラム陰性桿菌が見えたら，まずは太めの腸内細菌か，細めの緑膿菌かを区別するよう心がける．肺炎桿菌（*Klebsiella pneumonia*）の場合は，莢膜が見えることがある．インフルエンザ桿菌（*Haemophilus influenzae*）の場合は，大小不同の小さい球桿菌で背景に紛れ込んで見逃すことが

あるので注意する。アシネトバクター（*Acinetobacter* spp.）の場合には，双球菌にも桿菌にも見えることがある。

- グラム陽性桿菌のうち，コリネバクテリウムは（*Coryne-bacterium* spp.）『ハ』の字型に見えることが多い。通常は口腔内常在菌であったり，体表からのコンタミネーションであることが多く真の起因菌にはなりにくい。
- グラム染色での細菌の貪食像は，基本的には白血球の核とは重ならない。重なっていたら単に立体的に重なっているだけの可能性がある。
- グラム染色所見は情報の1つである。あくまでも，病歴，身体所見，その他の検査所見と合わせて判断すること

▌感染防御 infection control

■ ポイント

- 院内感染は，医療スタッフだけでなく病棟の他の患者など多くの人に影響を与えるため，起こってからではなく起こる前の予防に重点を置く必要がある。患者を守り，自分自身を守り，そして医療スタッフの仲間を守ることを意識すること
- 手指衛生はすべての基本となる。感染管理のレベルを問わずすべての患者の診察前後にアルコール消毒など状況に応じた適切な手指衛生（目に見える汚れや，アルコール消毒無効な微生物に対しては石鹸と流水で手洗い）を忘れないように。**一患者一手洗い。**
- 感染管理のレベルとしては，① 標準防御（スタンダードプリコーション），② 感染経路別防御（②-1：接触感染防御，②-2：飛沫感染防御，②-3：空気感染防御）に分けて迅速に対応する必要がある。
- 予防策は患者にかかわるすべての医療従事者全員が行うものであり，職種を問わない。感染が拡大するかどうかは全員が一致団結してルールを守ることにかかっている。予防策を1人でも怠れば，残りの全員が守っていても感染は拡大するリスクがある。

17

■ 標準防御（亀田総合病院の例）

- 対象：すべての対策の基本中の基本となる．接するすべての患者が対象．
- 汗を除くすべての体液，血液，粘膜，損傷した皮膚，排泄物は感染性があるものとして扱う．
- その他，患者の血液，体液，排泄物が飛散しやすい状況など，必要に応じてガウン，エプロン，マスク，ゴーグルなどの防御具（personal protective equipment；PPE）を適切に着用する．採血，点滴ラインの挿入時，三方活栓を扱うときなども同様に手袋を着用する．
- 注射器のリキャップは針刺し事故防止のために行わず，すぐに廃棄容器へ入れること

■ 接触感染防御（亀田総合病院の例）

- 標準防御に加え，手袋とエプロン（またはガウン）を用いる．マスクは必ずしも必要ではない．
- 手袋があっても患者に接触する前後の手指衛生は適切に行うこと．対象患者は必ずしも個室隔離管理を行う必要はない．特に Clostridioides difficile，ノロウイルス，疥癬などに対する手指衛生は，アルコール消毒が無効であるため必ず石鹸と流水で手を洗うこと
- 聴診器や血圧計などの器具もその患者専用のものを可能な限り用意する．
- 感染フォーカス，疾患を問わず以下の微生物が検出されている場合，または，強く保菌を疑う場合には全例接触感染防御を行う：メチシリン耐性黄色ブドウ球菌（MRSA），バンコマイシン耐性腸球菌（VRE），多剤耐性緑膿菌，基質特異性拡張型βラクタマーゼ（ESBL）産生菌，AmpC 過剰産生菌，ノロウイルス感染症，RS ウイルス感染症，伝染性膿痂疹，疥癬，C. difficile，その他感染症科・感染管理室が必要と認めた微生物に対して．

■ 飛沫感染防御（亀田総合病院の例）

- 直径 5 μm 以上，落下速度 30〜80 cm/秒
- 飛沫感染防御の指示が発動するのは，対象となる疾患を疑ったときである．あくまでも疑った段階から始まるものであり，微生物学的に確定したときではない．

- サージカルマスクを着用. エプロンは必ずしも必要ない. 患者は個室隔離するか, コホート(集団)管理が望ましい.
- 患者にはサージカルマスクを着用させること
- 以下の微生物が飛沫感染防御の対象となる:アデノウイルス, インフルエンザ, 流行性耳下腺炎(ムンプス), 風疹, 髄膜炎菌, 多剤耐性肺炎球菌, 百日咳, A群溶血性連鎖球菌, その他感染症科・感染管理室が必要と認めた微生物に対して.

■ 空気感染防御(亀田総合病院の例)
- 直径5μm以下, 落下速度0.06~1.5cm/秒
- 空気感染防御の指示が発動するのは, 空気感染防御対象となる疾患を**疑ったとき**である. あくまでも疑った段階から始まるものであり, 微生物学的に確定したときではない.
- 部屋に出入りするすべての者がN95マスクをしっかりフィットさせて着用. 間違ってもサージカルマスクの上にN95マスクを重ねて着用してはいけない(意外と知らない人はやってしまう). エプロンや手袋などは必ずしも必要ではないが, 患者は個室隔離で管理し可能な限り陰圧室が望ましい. 部屋のドアや窓は出入りするとき以外には閉め, 患者を部屋から出ないように指導する.
- 患者にはサージカルマスクを着用させる(N95マスクは不要. 呼吸状態の悪い患者にN95マスクを着用させると呼吸不全が増悪するので避ける).
- 以下の微生物が空気感染防御の対象となる:肺結核, 麻疹, 水痘, 播種性帯状疱疹

■ その他
- SARS, パンデミックインフルエンザ, エボラ出血熱, ペストなど特殊なケースに関しては, その都度感染症科と感染管理室へ相談して方針を確認すること

■ 参考文献

1 • Yokoe DS, et al. A compendium of strategies to prevent healthcare-associated infections in acute care hospitals. Infect Control Hosp Epidemiol 2008; 29: S12 PMID: 18840084

▌抗菌薬使用時の腎機能モニター

■ ポイント

- 抗菌薬の代謝経路は大きく分けると,「腎臓」か「肝臓」である. その代謝にかかわる臓器の機能低下時には排泄力が落ち,薬剤が蓄積しやすいため投与量の調節が必要になる. 腎機能に応じた薬剤投与量調節は目安があるので,適宜それを用いること. 一方,肝機能障害時の薬剤投与量調節の目安は残念ながら厳密なものはない.

- 腎機能に応じて投与量調節する場合の参考資料は,Sanford Guide, Johns Hopkins ABX Guide, UpToDate などが一般的には多用されている.

- 腎機能に応じた薬剤投与量の調節は,Cockcroft の式を用いて計算した推定クレアチニン(Cre)クリアランス値を参考に行う. ただし,スポット採血からの血中 Cre 値だけでは,絶えず病態が変化する超急性期の腎機能のすべてを反映できない(推定値は,蓄尿からの実測クリアランス値からもずれることはしばしば経験する). また,高齢者女性などの腎機能を過小評価してしまうこともあるので合わせて注意しておくこと.

  ・Cockcroft の式
  [(140－年齢)×理想体重]/72×血中 Cre 値
  (女性の場合には,これに 0.85 をかける)

- 当院で Cre を採血すると eGFR(mL/分/1.73 m^2)が自動的に算出されるが,体表面積が小さい場合などは過大評価となるので,上記計算を行う.

- 肝代謝の薬物は基本的には腎障害時に投与量調節不要である. 代表的なものとしては,アジスロマイシン,セフトリアキソン,クリンダマイシン,ドキシサイクリン,ミノサイクリン,リネゾリド,アムホテリシン B,ミカファンギンなどがある.

- 治療薬物モニタリング(therapeutic drug monitoring;TDM)が必要な抗菌薬は,用量依存的に腎毒性を出しやすいバンコマイシンとアミノグリコシド系薬剤が挙げられる. これらを使用する際には(バンコマイシンの経口薬は別),必ず薬剤部の協力のもと血中濃度測定し投与計画を厳密に立てていくこと.

- 血中濃度測定の時期は，4回目投与直前に血中濃度を測定し（あくまでも目安なので病態に応じて薬剤部や感染症科と適宜相談），安定していれば週に1回程度測定する．なお，超急性期には輸液量，尿量，腎機能がめまぐるしく変化し，時に透析の設定条件までも変更されるため，有効かつ安全な血中濃度の維持は TDM 抜きには不可能である．
- 一般的には，MRSA をターゲットにする際のバンコマイシンの目標トラフ値には 15～20 μg/mL，それ以外の場合には 10～15 μg/mL を目標とすればよい．20 μg/mL を超えると腎機能障害が出やすい．トラフ値が目標通りなのに臨床的な改善がみられない場合や，菌血症が持続する場合には感染症科にコンサルトすること．なお，ピーク値は基本的には測定しなくてもよい．
- アミノグリコシド系は，感染性心内膜炎などの特殊な設定の場合は1日3回投与を行うことがある（成書参照）が，基本的には1日1回投与である．投与量としてはゲンタマイシンとトブラマイシンを 5 mg/kg を1日1回，アミカシンでは 15 mg/kg を1日1回投与し，目標のトラフ値やピーク値は以下の通り（複数回投与時には1日量を分割する）．

	目標ピーク値（複数回投与時）	目標トラフ値（複数回投与時）
ゲンタマイシン	4～10 μg/mL	1～2 μg/mL
トブラマイシン		
アミカシン	15～30 μg/mL	5～10 μg/mL

▍急性咽頭炎 acute pharyngitis

■ ポイント
- 咽頭炎の多くはウイルス性であり抗菌薬は不要である（成人の 85～95％，5～16 歳の 70％，5 歳以下の 95％ がウイルス性である）[1]．ウイルス性の場合に抗菌薬の推奨は一切ない．
- 咽頭炎のうち，溶連菌感染の場合は抗菌薬治療の対象となる（小児の 32～43％，5 歳未満の 21～26％[2]，成人の 10％）[3]．

17

• 伝染性単核球症との鑑別が必要

■ 診断

• 特に，溶連菌感染の診断には以下のスコアリングが参考になる．

Modified Centor Score	
・熱が 38℃ 以上（+1 点）	
・咳をしていない（+1 点）	
・前頸部リンパ節腫脹と圧痛（+1 点） （後頸部ではウイルス性を示唆することがある.）	
・扁桃の腫脹，滲出物がある（+1 点） （単に，もともと扁桃が大きいだけ場合は腫脹としない）	
・患者年齢	3〜14 歳：+1 点 15〜44 歳：0 点 45 歳以上：−1 点

スコアリングによる溶連菌の確率とマネジメント[*]
≤0 点：2〜3% 咽頭炎の可能性は低い，検査は見送り，抗菌薬も不要
1 点：4〜6% 咽頭炎の可能性は低い
2 点：10〜12% 迅速検査[*]にて抗菌薬投与するか否かを決定
3 点：27〜28% 迅速検査[*]にて抗菌薬投与するか否かを決定
≤4 点：38〜63% 培養検査を出して抗菌薬投与開始

[*]迅速検査で陽性なら抗菌薬治療を開始，陰性ならフォロー．次回来院時に症状持続していれば培養も考慮．
[*]確率については ≤0 点：1〜2.5%，1 点：5〜10%，2 点：11〜17%，3 点：28〜35% ≤4 点：51〜53% とする報告もある（JAMA 2004 PMID: 15069046）

• 培養と迅速検査の両方請求することは保険適用外.
• 強く疑うのであれば，スコアに関係なく迅速検査を行ってから治療方針を決めるほうが妥当な治療を選べる（Arch Intern Med 2006 PMID: 16567603），また，迅速検査が出せない環境の場合はスコアが 3 点以上の場合に empirical な治療開始の目安とする（Ann Intern Med2001 PMID: 11255529）.

■ 治療

- バイシリン®G（経口ペニシリンG）1回40万単位　1日3～4回，10日間 **強A**
- ペニシリンアレルギーの場合はクリンダマイシン1回300 mg　1日3回，10日間 **強B**
- 伝染性単核球症を疑う場合：アモキシシリン，アンピシリンなどの合成ペニシリン系薬剤は重症薬疹を引き起こすことがあるので使用しないこと
- クラビット®などの広域なスペクトラムをもつニューキノロン系経口抗菌薬を使う意味はないので使用しないこと．また，オーグメンチン®や各種セファロスポリン系抗菌薬を使用することも推奨しない．
- 難治性，再発性，扁桃周囲膿瘍などの重症例を疑う場合には専門家へコンサルト

■ 参考文献

1 • IDSAガイドライン
Shulman ST, et al. Clinical practice guideline for the diagnosis and management of group A streptococcal pharyngitis: 2012 update by the Infectious Diseases Society of America. Clin Infect Dis 2012; 55: e86 PMID: 22965026

▌市中肺炎
community-acquired pneumonia（CAP）🖥

■ ポイント

- 代表的起炎菌ビッグ6をグラム染色と対応させて覚えること
  - 定型肺炎（グラム染色で見える）：
    S. pneumonia（肺炎球菌）
    H. influenza（インフルエンザ桿菌）
    Moraxella catarrhalis（モラキセラ・カタラーリス）
  - 非定型肺炎（グラム染色で見えない）：
    Mycoplasma pneumoniae（肺炎マイコプラズマ）
    Chlamydophila pneumonia（肺炎クラミドフィラ）
    Legionella pneumophila（レジオネラ・ニューモフィラ）

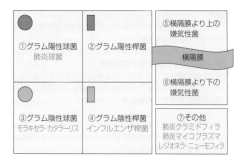

■ 診断

- 胸部X線の異常陰影だけでは肺炎とは断言できない(心不全や無気肺なども似たような異常陰影を呈することがある). また，胸部X線の異常陰影がないから肺炎がないとも言えない.
- ビッグ6以外に，渡航歴，シックコンタクト，動物接触歴，患者の生活圏内でアウトブレイクしている疾患群には常に注意して問診すること
- 肺炎球菌尿中抗原：感度80.4%，特異度97.2%[4)]
- マイコプラズマ抗体：寒冷凝集素法(感度50%程度，特異度も50%程度)，PA法(IgMを反映)，CF法(IgMとIgGを反映)などがあるがその場ですぐに結果が出せないことと診断上は除外も確定もしにくいのが欠点である. 最近ではLAMP法が保険適用となり主流となりつつあり，報告によりバラつきはあるものの感度は90%前後，特異度は100%である.
- レジオネラ尿中抗原：血清型1以外のタイプに感度が低い(1型で93〜96%，1型以外で14〜45%：メーカーごとの違いがある[5)]. また，マイコプラズマと同様にLAMP法が保険適用となり，報告によりバラつきはあるものの感度は90%前後，特異度は100%である.
- クラミドフィラ肺炎の抗体価：もともと偽陽性が多い(高齢者，喫煙者，肺疾患患者，RF陽性者). IgA，IgGの臨床的価値は評価が確立していない.

- グラム染色を活用し，起炎菌の絞り込みに全力を注ぐこと
- 市中肺炎の重症度を評価するにあたり，米国の PSI[6] 🖥，英国の CURB-65[7]，などがよく用いられる．日本のものとしては A-DROP が利用可能であるが，呼吸回数をスコアリングシステムに用いてないことを理由にして，呼吸回数や呼吸状態を軽視する癖だけは絶対につけてはいけない．全体的に言えることは，スコアリングはあくまでも目安であるため，盲信するものでも絶対的な基準でもないことは肝に銘じておく必要がある．

■ CURB 65

評価項目
Confusion（意識障害）：1 点
Urea（BUN≧20 mg/dL）：1 点
Respiratory rate（呼吸回数≧30/分）：1 点
Blood pressure（収縮期血圧＜90 mmHg）：1 点
Age≧65（年齢）：1 点

重症度分類と治療の場		
上記項目合計：0 点	死亡率 1.5%	外来治療
上記項目合計：1～2 点	死亡率 9.2%	病院治療が必要（短期入院か外来フォローか評価・選択）
上記項目合計：3～5 点	死亡率 22%	緊急入院（ICU 入室の必要性も評価する）

(Lim WS, et al: Defining community acquired pneumonia severity on presentation to hospital: an international derivation and validation study. Thorax 2003; 58: 377-382 PMID: 12728155 より作成)

17

■ A-DROP

指標
男性 70 歳以上，女性 75 歳以上
BUN 21 mg/dL 以上または脱水あり
SpO₂ 90% 以下(PaO₂ 60 Torr 以下)
意識障害
血圧(収縮期)90 mmHg 以下

重症度分類
軽症 ：上記 5 つの項目のいずれも満足しないもの
中等症：上記項目の 1 または 2 つを有するもの
重症 ：上記項目の 3 つを有するもの
超重症：上記項目の 4 つまたは 5 つを有するもの ただし，ショックがあれば 1 項目でも超重症とする

重症度分類と治療の場の関係
上記項目 0 点 ：外来治療
上記項目 1～2 点：外来または入院
上記項目 3 点 ：入院治療
上記項目 4～5 点：ICU 入院

〔日本呼吸器学会市中肺炎診療ガイドライン作成委員会(編)：成人市中肺炎診療ガイドライン．日本呼吸器学会，p12，2007 より転載〕

- CRP や白血球数のみで肺炎の重症度を述べてはいけない．
- 疑ってもない異型肺炎のスクリーニング検査をむやみに出すことは控える．

■ 治療
- 亀田総合病院では local factor を踏まえて以下を推奨する．
- 基本としては定型肺炎をターゲットに β ラクタム系薬剤を使用し，非定型肺炎を外せない場合にマクロライドなどの使用，または併用を考慮する．結核をマスクする可能性の高いニューキノロンは可能な限り使用を控える．
- 喀痰グラム染色で肺炎球菌，または尿中抗原で陽性となり

臨床的に肺炎球菌性肺炎として矛盾しない場合，ペニシリン G を 12 時間ごとに 600 万単位〜1200 万単位持続点滴 強B

- その他の場合，定型肺炎ならセフトリアキソン 1 g を 24 時間ごとに投与．入院歴や施設入居歴など緑膿菌をカバーする必要性のある場合はピペラシリン・タゾバクタム 4.5 g を 6 時間ごと．肺炎の微生物特定が困難な場合，または，非定型肺炎を強く疑う場合は非定型肺炎カバーとしてドキシサイクリンを使用 強C．または併用．ニューキノロン系は可能な限り温存する．
- 治療期間の目安は 1 週間程度．重症例，血液培養陽性例，微生物の種類によって 14 日またはそれ以上の治療期間を必要とする．
- 2019 年の IDSA のガイドラインでは，喀痰のグラム染色や血液培養は不要であるとされているが，亀田総合病院ではよりレベルの高い診療をめざしており，グラム染色は必ず行うこと．また肺炎にみえても全く異なる疾患が混在するケースがあるため，やはり血液培養も必須と考える．

■ 参考文献

1 • IDSA 市中肺炎ガイドライン
Metlay JP, et al. Diagnosis and Treatment of Adults with Community-acquired Pneumonia. An Official Clinical Practice Guideline of the American Thoracic Society and Infectious Diseases Society of America. Am J Respir Crit Care Med 2019; 200: e45-e67

▌ 誤嚥性肺炎 aspiration pneumonia

■ ポイント

- 化学性肺臓炎（吐物・胃液，飲食物の化学的刺激による炎症）と，誤嚥性肺炎（主に口腔内の常在菌が肺で引き起こす感染症）との区別をする必要がある．前者に抗菌薬は効かない．ただし，これらを見分ける術は喀痰グラム染色とこまめな身体所見のチェックしかない．
- 起炎菌は主に口腔内常在菌による混合感染であるが，時に一般的な市中肺炎の起炎菌が関与していることがあるの

で，丁寧に喀痰グラム染色で評価すべきである．また，吐物を誤嚥した場合は，腸内細菌や横隔膜下の嫌気性菌が関与してくる場合もある．さらに，誤嚥性肺炎治療を繰り返していれば，当然のことながら緑膿菌を始めとする各種耐性菌が関与してくる可能性がある．

- 胃瘻や経鼻胃管を使用し経口摂取を止めても，誤嚥性肺炎は防げない（常に唾液が垂れ込み，不顕性誤嚥を続けている）．
- 経口摂取を止めて，経静脈栄養を使用しても誤嚥性肺炎は防げない．むしろ，カテーテル関連血流感染のリスクが増える．
- 誤嚥性肺炎の診断はあくまでも除外診断的に行うこと．意識レベルが悪くなれば二次的に誤嚥を起こしうるため，隠れた熱源や意識レベル低下の原因を探す必要がある．また，新規脳梗塞が原因で誤嚥が始まるまた増悪することもあるので合わせて注意すること
- 慢性的な誤嚥が意味するのは，人として生きるため重要な嚥下機能の低下である．主治医・担当医は Advanced Care Planning（ACP）について患者・患者家族と一緒に話し合う必要がある．

■ 治療
- セフトリアキソン1gを24時間ごとに点滴治療．
- 横隔膜下の *Bacteroides* 属などの嫌気性菌の関与を強く疑う状況であれば，アンピシリン・スルバクタム3.0gを6時間ごと点滴治療．クリンダマイシン600mgを8時間ごと点滴治療でも構わないが，*Bacteroides* 属には感受性が低い．
- 施設入居者など緑膿菌を喀痰に保菌している患者での誤嚥性肺炎を疑うのであれば，ピペラシリン・タゾバクタム4.5gを6時間に点滴治療．

■ 予防
- 積極的に離床させ，嚥下リハビリも含めて ADL 向上に努めること．ベッドは30〜45°以上にギャッチアップするよう努めること 強B (Lancet 1999 PMID: 10584721)．
- 口腔ケアで口腔内を清潔に保つこと．また，歯周病は肺炎

のリスクに成りうる.
• とろみをつけるなど嚥下力に合わせた食事形態の工夫をすること

▌院内肺炎 hospital acquired pneumonia(HAP), 人工呼吸器関連肺炎 ventilator associated pneumonia(VAP), 医療・介護関連肺炎 nursing and healthcare associated pneumonia(NHCAP)

■ ポイント
• HAP, VAP, NHCAP は市中肺炎に比べて診断が難しく死亡率も高い.
• HAP は入院後 48 時間以上経過して起こった肺炎, VAP は挿管後 48〜72 時間以上経過して起こった肺炎, NHCAP は長期療養型施設などで生活していたり, 透析を受けている患者などの肺炎を指す.
• 病歴およびグラム染色が重要なポイントになるのは市中肺炎と同じである.

■ 診断:必要なワークアップ
• 胸部 X 線写真, 喀痰グラム染色, 喀痰培養, 血液培養 2 セット(必要に応じて, 気管支鏡でのワークアップも)
• ほとんどのケースで基本的には市中肺炎とは切り離して考え, 肺炎球菌やレジオネラ尿中抗原検査, クラミドフィラやマイコプラズマの検査は不要である.
• 抗菌薬が使用される前に, 適切に採取された喀痰検査において培養陰性の場合には陰性的中率は 94% と高い.
• 良質の喀痰を採取することに全力を尽くす. 3% 食塩水 30 mL を用いて超音波ネブライザーで誘発喀痰を試みるなどして, 粘り強く何が何でも良質の喀痰を採取すること(ナースに丸投げせず担当医自ら動くこと)
• 黄色ブドウ球菌が上気道に定着してくることがあるが, あくまでも定着であって必ずしも真の起炎菌とは限らない. また, 喀痰から検出されたカンジダも同様に起炎微生物とはならない.

■ 治療

- グラム染色所見と理論上リスクの高い起炎菌を考慮してエンピリックに治療を開始し，培養結果を踏まえて de-escalation する．
- 主に緑膿菌をカバーのターゲットとしてエンピリックにβラクタム系薬剤から選択することになる．ピペラシリン・タゾバクタム 4.5ｇを６時間ごとに点滴投与，または，セフェピム２ｇを８～12 時間ごとに点滴投与
- 喀痰グラム染色で GPC クラスターが主たる起炎菌として疑う所見がある場合には，エンピリックに MRSA カバーするためにバンコマイシン点滴投与を用いる（腎機能や体重から投与量を定め，薬剤部の協力の下に TDM を併用し適切な投与計画を立てること）．
- 重症だからという理由だけですべてにカルバペネム系を用いるべきではない．ただし，喀痰に ESBL 産生菌や AmpC 過剰産生菌が事前に検出されている場合の肺炎例ではカルバペネム系抗菌薬が必要となることもある．ただし，重症でなければ状況に応じて ESBL 産生菌はセフメタゾール，AmpC 過剰産生菌にはセフェピムを用いることもできるので，その判断のために適宜感染症科にコンサルトする．
- 緑膿菌や黄色ブドウ球菌性の肺炎の場合 2～3 週間，時にそれ以上の治療期間を必要とすることがある．また，それ以外の起炎菌に関しても市中肺炎とは明らかに異なるため適宜感染症科にコンサルトして適切な抗菌薬と治療期間を定めること．
- 耐性菌のコントロールは，全医療従事者の手洗いや各種プリコーションにかかっている 強 .

■ 参考文献

1 • IDSA 院内肺炎/人工呼吸器関連肺炎ガイドライン
　　Kalil AC, et al. Management of Adults With Hospital-acquired and Ventilator-associated Pneumonia : 2016 Clinical Practice Guidelines by the Infectious Diseases Society of America and the American Thoracic Society. Clin Infect Dis 2016 ; 63 : e61-e111 PMID : 27418577

2 • 日本呼吸器学会成人肺炎診療ガイドライン 2017 作成委員会

（編）. 成人肺炎診療ガイドライン 2017. 日本呼吸器学会, 2017

女性の尿路感染症
urinary tract infection in women

■ ポイント

- 市中尿路感染症では大腸菌などの腸内好気性グラム陰性桿菌による感染症が大半を占める（時に若年女性の起因菌として腐生ブドウ球菌 *S. saprophyticus* がある）.

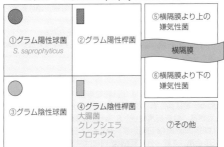

		⑤横隔膜より上の嫌気性菌
①グラム陽性球菌 *S. saprophyticus*	②グラム陽性桿菌	横隔膜
③グラム陰性球菌	④グラム陰性桿菌 大腸菌 クレブシエラ プロテウス	⑥横隔膜より下の嫌気性菌
		⑦その他

- 当院においては, 腸内細菌への抗菌薬感受性を考慮し耐性菌のリスクが低いと判断できる場合には第2世代のセフォチアムをエンピリック治療に用いることを推奨する. 感受性がわかり次第, 可能ならば感受性結果をもとに, セファゾリンやアンピシリンにまで de-escalation する.

- 高齢者の尿路感染症はコモンであるがゆえに慎重に除外診断とするべきである. 多くの高齢者は細菌尿を有しており, 尿路以外の熱源をもっている場合に, 安易に「汚い尿＋発熱」から尿路感染を想定してはならない. 本当に熱源として尿路以外に存在しないのか全力で全身の所見を取るべきである.

【膀胱炎 cystitis】

■ 診断

- 症状：排尿時痛，頻用，恥骨上部痛などの膀胱刺激症状．基本的に発熱はしない．おりものなどの腟症状がある場合には膀胱炎の確率は下げる．
- クラミジア，単純ヘルペスウイルス，淋菌などの尿道炎や，トリコモナス，カンジダなどによる腟炎との鑑別が重要である．
- 基本的には尿培養は全例摂取することが望ましい．特に高齢者，糖尿病患者，避妊具使用中女性，妊婦，泌尿器系の侵襲的手技機患者などでは必須である．
- 無症候性細菌尿は原則として治療対象としない．ただし，例外として妊婦，泌尿器系の侵襲的手技待機患者は治療対象とする[8, 9]．

■ 治療

- 治療期間：基本的には 3 日間である．ただし，妊婦，高齢者，糖尿病患者，膀胱留置カテーテルなどのデバイス使用患者，膀胱炎再発例，*S. saprophyticus* が原因の場合は短期間治療（3 日間治療）を避け，7 日間の治療を行う．
- ST 合剤，4 錠 分 2 **強A**（妊婦には禁忌）
- セファレキシン 1500 mg 分 3 **弱C**（亀田総合病院では感受性を踏まえて利用可能）
- シプロフロキサシン 600 mg 分 2 **強A**（ただし，広域スペクトラムな本剤などのニューキノロン系抗菌薬を安易に使うことは基本的に推奨しない．また，妊婦には禁忌の薬剤である）

【腎盂腎炎 pyelonephritis】

- 症状：発熱，悪寒戦慄，側腹部痛，悪心・嘔吐，CVA 叩打痛など膀胱炎ではみられない症状を呈することもしばしば経験する．通常は先行する膀胱炎症状が問診で確認できることが多いが，膀胱炎症状の自覚なくいきなり腎盂腎炎としての症状を発症するケースもしばしば遭遇する．

■ 診断

• 膿尿・細菌尿と上記症状から診断. 腫瘍や尿路結石による閉塞機転がないことを常に確認すること. 血液培養, 尿培養も同時に行う. 血液培養と尿培養が異なる結果が出る場合には尿路感染の診断が正しいか再検討すること

■ 治療

• 軽症では経口治療可能である. 中等症から重症では基本的には入院のうえ, 点滴治療を行うことが必要となる.
• 治療期間：一般的には 10～14 日
• 起炎菌：過去の培養を参考にしながら治療を開始し, 起炎菌がわかれば de-escalation
• 血液培養が陰性であれば服薬治療へ変更可能である.
• 成人の腎盂腎炎の場合, 治療により通常は 3 日ほどで解熱を認める. もし, 症状の改善が得られず, 発熱が持続する場合には腎膿瘍・腎周囲膿瘍の検索が必要である.
• 軽症例では ST 合剤 4 錠 分 2×10～14 日間内服（妊婦には禁忌）, シプロフロキサシン 500 mg 1 日 2 回×7 日間内服 強A（そして基本的にはキノロンは温存すること, 妊婦には禁忌）
• 点滴治療：グラム陰性桿菌のうち, 当院の場合は腸内細菌を想定するならセフォチアム 2 g 8 時間ごと. 基本的に腸球菌が尿路感染の起炎菌として真っ先に候補に挙がることは少ないが, 腸球菌の関与を考えざるを得ない場合にはセフェム系は無効であるため E. faecalis ならアンピシリン, または E. faecium ならバンコマイシンを使用する.
• その他：薬剤感受性を踏まえたうえで, ESBL 産生菌による重症例にはカルバペネム（軽症から中等症の場合にはセフメタゾール）, AmpC 過剰産生菌による重症例にはカルバペネム, 軽症から中等症の場合には第 4 世代セフェムのセフェピム, 緑膿菌には第 3 世代セフェムのセフタジジムを使用する.
• 近年はグラム陰性桿菌による経過のよい単純性尿路感染では 5～7 日治療も可能とされてきている[10].

17

▌男性の尿路感染 urinary tract infection in men

■ ポイント

- 女性に比べて男性の尿路感染の頻度は 1/10 程度であり, 圧倒的に頻度が低い. つまり通常尿路感染を起こし難いはずの男性において尿路感染症を見つけた場合は, 必ず尿路の閉塞機転を調べる必要がある. 前立腺肥大や神経因性膀胱などの影響で, 尿路感染の背景に排尿障害があることも多いが, それ以外にも結石や腫瘍などが見つかるケースも少なくないので注意が必要である. 起炎菌は, STD を除けば基本的には女性と同じように大腸菌に代表される腸内細菌が主なものである.

【膀胱炎 cystitis】

■ 診断

- 50 歳以下の男性は膀胱炎の頻度は低いとされるが, 一般的に同性愛者同士の性交渉歴, 解剖学的要因 (前立腺肥大, 包茎, 尿路結石, 腫瘍など), 加齢や薬剤性や脳・脊髄病変に伴う排尿障害などの情報整理も必要である.

■ 治療

- ST 合剤 4 錠　分 2×7 日間, またはシプロフロキサシン 1000 mg 分　2×7 日間 (基本的にキノロン系は温存すること)
- 男性の治療期間は女性の 3 日間治療に対し, 長めに行う. 女性同様に短くてもよいというデータは確立していない.

【腎盂腎炎 pyelonephritis】

■ ポイント

- 基本的には注意点は女性と同じだが, 必ず画像と病歴・身体所見を詳細に評価して閉塞機転を探しに行くこと
- 急性前立腺炎と区別すること

■ 治療

- グラム陰性桿菌のうち腸内細菌を想定するならセフォチア

ム 2 g 8 時間ごと．基本的に腸球菌が尿路感染の起炎菌として真っ先に候補に挙がることは少ないが，腸球菌の関与を考えざるを得ない場合にはセフェム系は無効であるため *E. faecalis* ならアンピシリン，または *E. faecium* ならバンコマイシンを使用する．

- その他：薬剤感受性を踏まえたうえで，ESBL 産生菌による重症例にはカルバペネム（軽症から中等症の場合にはセフメタゾール），AmpC 過剰産生菌による重症例にはカルバペネム，軽症から中等症の場合には第 4 世代セフェムのセフェピム，緑膿菌には第 3 世代セフェムのセフタジジムを使用する．
- 閉塞機転がある場合には泌尿器科へコンサルト．特に，ショックバイタルなら抗菌薬治療を行いながら直ちにコンサルトし閉塞機転の解除が必要となる．
- 治療期間：10〜14 日間．血液培養が陰性なら内服への変更が可能

【急性前立腺炎 acute prostatitis】

■ 診断

- 発熱，悪寒，背部痛，会陰部・直腸の違和感，下部尿路症状（頻尿，排尿時痛など）
- 大腸菌が全体の 80% を占める．
- 直腸診（ただし，マッサージは菌血症を惹起しうるため禁忌なので触るだけにしておくこと）による前立腺の愛護的な触診（圧痛，熱感，腫大などのチェック）

■ 治療

- 内服での外来治療：ST 合剤 4 錠 分 2×2〜4 週間，またはシプロフロキサシン 1000 mg 分 2×2〜4 週間（もし悪寒戦慄を伴う高熱やショック状態であれば菌血症を疑い血液培養，尿培養を施行し入院での点滴治療を開始とする）
- 淋菌やクラミジアによる性感染症の関与は 35 歳以下の若い年齢層をターゲットにすることになるが，その場合にはセフトリアキソン 250 mg 筋注＋アジスロマイシン 1 g 1 回内服．ただし，日常臨床において 35 歳で線引きできるほど簡単ではない．あくまでも病歴

が大切である.

■ 参考文献

1 • Lipsky BA: Treatment of bacterial prostatitis. Clin Infect Dis 2010; 50: 1641-1652 PMID: 20459324

2 • Etienne M, et al: Acute bacterial prostatitis: heterogeneity in diagnostic criteria and management. Retrospective multicentric analysis of 371 patients diagnosed with acute prostatitis. BMC Infect Dis 2008; 8: 12 PMID: 18234108

3 • Ramakrishnan K, et al: Diagnosis and management of acute pyelonephritis in adults. Am Fam Physician 2005; 71: 933-942 PMID: 15768623

4 • IDSA/ESCMID 急性単純性膀胱炎・腎盂腎炎ガイドライン Gupta K, et al: International clinical practice guidelines for the treatment of acute uncomplicated cystitis and pyelonephritis in women: A 2010 update by the Infectious Diseases Society of America and the European Society for Microbiology and Infectious Diseases. Clin Infect Dis 2011; 52: e103-e120 PMID: 21292654

▌ 下痢(外来における急性下痢症) diarrhea

■ ポイント

• 急性下痢症のほとんどは自然寛解する self-limited disease であり,特別な抗菌薬治療が不要なウイルス感染である.その他,抗菌薬による下痢や,緩下剤の調節不良に伴う下痢,経管栄養に伴う下痢などもしばしば遭遇する.脱水対応の基本は水分補充と電解質補正であり経口摂取が十分できる体力のある者には問題となることは少ない.しかしながら,経口摂取困難な高齢者には入院適応も含めて注意が必要である.市中発症の下痢のポイントとして次の4つをまず確認する必要がある.① 病歴(周囲のアウトブレイク,渡航歴,食事歴など) ② すぐに点滴などで水分・電解質補正が必要かどうか,③ 便培養が必要かどうか,④ 抗菌薬治療が必要かどうか.

■ 診断

〔病歴〕

• 渡航歴，職業歴，食事歴(刺し身，生肉，生卵，焼き鳥，焼き肉など，いつ，どこで，何を食べたか具体的に聞くこと)，アレルギー，動物接触歴，性交渉歴，抗菌薬使用歴，野外活動歴(バーベキューなど)，シックコンタクト(周囲に似たような人はいないか？)，既往歴(特に免疫不全や炎症性腸疾患の有無も)
• 便の頻度と性状，症状の発症時期(急性か慢性か)，発熱の有無，血便の有無
• 主な細菌性腸炎の原因微生物とその特徴

随伴症状	原因微生物		潜伏期間	関連する食物など
嘔吐	毒素型	黄色ブドウ球菌	1〜6時間	自家製のおにぎり，サラダや惣菜などの出来合いのもの
		Bacillus cereus	1〜6時間	チャーハン，冷ご飯
水様下痢	毒素型	*Clostridium*(ウェルシュ菌)	8〜16時間	肉料理，鶏肉，肉汁で作ったソース
		毒素原性大腸菌(ETEC)	1〜3日	渡航歴，汚染された水や食べ物
炎症性の下痢(血便や高熱)	*Campylobacter*		2〜5日	鶏肉，未殺菌の牛乳
	Salmonella		1〜3日	生卵，鶏肉，肉料理など
	赤痢菌		1〜3日	渡航歴，汚染された水や食べ物
	腸炎ビブリオ		2〜48時間	生の魚介類
	腸管出血性大腸菌(EHEC)		3〜5日	焼き肉，生肉，汚染された食材

17

〔培養〕
- 細菌性下痢症を疑った場合，想定する起炎菌名を検査室に伝えて検体を提出する（情報提供なしにむやみに便だけ検査室に送らないこと）．次のようなケースにおいて便培養を考慮する．
  - HIV 感染症を含む免疫低下の状態にある者
  - 炎症性腸疾患患者（基礎疾患の増悪なのか新規感染に伴うものなのか区別が必要）
  - 食品を扱うなど特定の職業従事者
  - その他病歴上細菌性下痢を強く疑い菌名の特定が必要な場合
- *Campylobacter* や *Salmonella* 感染の場合には菌血症を起こしているケースがしばしば遭遇するため，疑うのであれば便培養とともに血液培養も 2 セット提出すること．とくに *Salmonella* は感染性大動脈瘤を作りやすいので菌血症を見逃してはならない

■ 治療
- 脱水補正：基本は水分と電解質補正である 強C[11]．経口摂取可能な状況であれば，塩分と糖分を含んだもの（oral rehydration solution；ORS）での水分補給を促すこと．難しければスポーツドリンクやフルーツジュースと塩気のあるスープを勧める（水分，糖分，塩分，カリウムの補充）．
- 食事：絶食の必要はない．ORS のほか，麺類，おかゆ，クラッカー，バナナ，スープなど消化によさそうなもので可能な範囲の食事をすればよい．もし嘔気が強い場合や，食欲が極端に落ちている場合には無理に食事を勧めない代わりにしっかりと水分摂取にフォーカスを当てさせること．
- 止痢薬：基本的には使用しない．対症療法として血便がない場合には考慮することもある．
- 抗菌薬：基本的には不要である．ただし，渡航者下痢で中等症から重症の場合や発熱や血便などを伴う重篤な細菌性下痢症を疑う場合，高齢者，免疫不全者では抗菌薬治療を考慮する．シプロフロキサシン 1000 mg 分 2 で内服×3〜5 日，ただし，キノロン耐性の *Campylobacter* が疑われる場合はアジスロマイシン 500 mg 分 1×3 日間内服．

■ 注意事項

• 腸炎関連の遅発性合併症として *Campylobacter* による Guillain-Barré 症候群, *Salmonella*, *Shigella*, *Yersinia*, *Campylobacter* による反応性関節炎がある.

• たかが下痢, されど下痢. 重症例, 集団発生している場合, 複雑な渡航歴や, HIV 関連などの複雑な背景がある場合には感染症科へコンサルトする.

クロストリジオイデス・ディフィシル感染
Clostridioides difficile infection (CDI)

■ ポイント

• 抗菌薬使用で正常細菌叢が壊された場合, *C. difficile* による腸管感染症が起こり, 入院患者の下痢症の原因, または, 発熱の原因として重要である.

• 抗菌薬による下痢症の 15〜25% で *C. difficile* が確認される.

• CDI の発症に関しては, 理論上はすべての抗菌薬使用がリスクになる. その他のリスクファクターとしては, 高齢者, 制酸剤, 経管栄養なども挙げられる.

■ 診断

• 便培養検査：3 days rule(入院 4 日以上経過している下痢に関しては, 通常は便培養検査は提出しなくてよい)を目安に, 市中の細菌性腸炎の起炎菌同定目的の検査の提出を考える. 便培養を提出するべき *Campylobacter*, 赤痢, *Salmonella* などが入院患者で発症することは稀であり, 逆に入院 3 日以内なら市中発症の持ち込み下痢症の可能性があるからである. *C. difficile* の同定目的にいきなり培養検査を出すことは稀で, 基本的には CD トキシン検査から開始する.

• CDI においては, 必ずしも激しい下痢が出るとも限らないため, リスクのある患者において腹痛や発熱(下痢があればわかりやすいが), 白血球増加などの所見がある場合にその熱源・炎症源として本疾患を鑑別にあげること.

• CD トキシン検査で診断がつかない場合でも, 症状も強く臨床的に本疾患を疑う場合には大腸内視鏡検査も考慮され

る．また，CD トキシン検査が陰性でも臨床的に強く疑えばエンピリックに治療開始とする．

■ 治療

- まず，すでに使用している抗菌薬を止める．それだけで症状が改善することもある．
- 抗菌薬を中止できない場合，あるいは，抗菌薬を中止しても症状改善が得られない場合，以下の治療を開始する．
- メトロニダゾール 1 回 500 mg，1 日 3 回×10〜14 日間内服 強A
- 再発例（10〜25% で起こりうるとされる）の場合でも，1 回 500 mg，1 日 3 回×10〜14 日間内服 強B
- 重症例，再々発の場合にはバンコマイシン 1 回 125 mg，1 日 2 回×10〜14 日間内服 弱A
- 繰り返す場合や重症例は基本的には専門家へのコンサルトが望ましい
- 入院患者の下痢は，炎症性腸疾患などの基礎疾患の増悪や，抗菌薬以外の薬剤性下痢，経管栄養による下痢も同時に起こりうるため CDI 以外の原因にも常に注意を払うこと
- IDSA から 2017 年に新しいガイドラインが出され，フィダキシマイシンなどの新薬の提案がされているが，本邦と海外では *C. difficile* の流行株が異なり，重症度も全く異なるため，亀田総合病院では 2010 年のガイドラインを用いている

■ 感染予防

- *C. difficile* に対しては接触感染予防対策を必要とする．また，芽胞形成菌であるため速乾式アルコールによる手消毒では効果がない．必ず流水による手洗いを行うこと．
- 接触感染対策を指示するタイミングは，当院では CDI を疑った段階（検査結果待ちも含む）から，治療を終了し症状が改善しているのを確認するまでの期間とする．

■ 参考文献

1 • IDSA/SHEA クロストリジウム・ディフィシル感染ガイドライン

Cohen SH, et al. Clinical practice guidelines for Clostridium difficile infection in adults: 2010 up date by the society for healthcare epidemiology of America (SHEA) and the infectious diseases society of America (IDSA). Infect Control Hosp Epidemiol 2010; 31: 431-455 PMID: 20307191

▌皮膚軟部組織感染症
skin and soft tissue infection

【一般的な蜂窩織炎】

■ ポイント
- 見逃すと致死的な壊死性筋膜炎，ガス壊疽を必ず鑑別に挙げる癖をつけておくこと．
- 下肢の場合，深部静脈血栓症も重要な鑑別疾患．
- 血液培養が陽性になる確率は低く，培養で起因菌が同定される症例は少ない．しかしながら，入院での点滴抗菌薬治療を行う場合，悪寒戦慄がある場合（菌血症を疑う），免疫不全患者の場合などは積極的に血液培養を2セット取ることを推奨する 弱B ．また当院では，一見，重症感のない蜂窩織炎で，*Helicobacter cinaedi* 菌血症に至っているケースにしばしば遭遇する．

■ 治療
- ほとんどの蜂窩織炎は，レンサ球菌とブドウ球菌（S&S）が起炎菌である．
- セファゾリン 2 g 8 時間ごとに点滴 強B
- 内服の場合は，セファレキシン 1 回 500 mg，1 日 3～4 回内服 強B
- 治療期間としては，基本的には 7～14 日間必要になることも多く，まずは菌血症がなければ発赤・腫脹などが改善してからもう 3 日間ほどの追加治療で終了とする．

【diabetic foot infection の場合】
- 糖尿病患者の皮膚軟部組織感染の場合，既に排膿が始まり悪臭を放っていたり，骨髄炎に至っていたりしているケー

すも多い. 起炎菌も通常の蜂窩織炎の *Streptococcus* と *Staphylococcus* に加え，嫌気性菌や，腸内細菌群などの混合感染が加わっている場合も多く，ターゲットを広げざるを得ない. しかしながら，全例で緑膿菌をカバーする必要はない 強C. この場合，膿のサンプルが得られるならグラム染色が非常に有効であり，ターゲットにする菌名を想定しやすい.

- アンピシリン・スルバクタム 3 g を 6 時間ごとに点滴(内服ならアモキシシリン・クラブラン酸 1 錠[アモキシシリン 250 mg 配合]＋アモキシシリン 1 錠 250 mg を 1 日 3 回) 弱C. 緑膿菌の関与がある場合，ピペラシリン・タゾバクタム 4.5 g を 6 時間ごとに点滴し 弱C，MRSA の関与がある場合にはバンコマイシンの点滴治療を追加する 弱C.

【その他の特殊症例】

■ 顔面蜂窩織炎
- 中耳炎や副鼻腔炎など耳鼻科領域からの波及した顔面の蜂窩織炎の場合にはアンピシリン・スルバクタム 3 g を 6 時間ごとに点滴(内服ならアモキシシリン・クラブラン酸 1 錠[アモキシシリン 250 mg 配合]＋アモキシシリン 1 錠 250 mg を 1 日 3 回)

■ 人・動物咬傷
- 代表的な起炎菌としては，「人(*Eikenella corrodens*)」，「犬(*Capnocytophaga*)」，「猫(*Pasteurella multocida*)」があり，その他の口腔内嫌気性菌も多数含むがいずれにせよ治療は以下の内容でシンプルに遂行できる.
- アンピシリン・スルバクタム 3 g を 6 時間ごとに点滴(内服ならアモキシシリン・クラブラン酸 1 錠[アモキシシリン 250 mg 配合]＋アモキシシリン 1 錠 250 mg を 1 日 3 回)
- 肝不全など免疫抑制者における，海水曝露(*Vibrio vulnificus*)をカバーする必要がある場合にはセフォタキシム，セフトリアキソン，シプロフロキサシンなどを考慮
- 淡水曝露において *Aeromonas* のカバーが必要と思われる

場合はシプロフロキサシン，セフタジジム＋ゲンタマイシンなどを考慮

- 慢性経過をたどる症例では，*Mycobacterium marinum* 感染や Sporotrichosis（*Sporothrix schenckii* 感染）などの鑑別も考える．そのような症例や，難治例，重症例ではむやみに抗菌薬をスイッチする前に専門家へコンサルト

▎壊死性筋膜炎 necrotizing fasciitis・ガス壊疽 gas gangrene

■ ポイント

- ガス壊疽は *Clostridium perfringens* に代表される嫌気性菌による感染症で，画像上も皮下気腫を認めるが，身体所見としても握雪感から皮下気腫を確認できる．外科的処置の必要な緊急疾患であり，時間的猶予はない．また，壊死性筋膜炎も同様に外科的処置の必要な緊急疾患であり，少なくとも1つの嫌気性菌とその他の菌種の混合感染（Ⅰ型）で糖尿病などの基礎疾患を有する者に多いタイプと，A 群 β 溶連菌による感染（β 溶連菌単独あるいはその他の菌との組み合わせ：Ⅱ型）で特に既往歴のない健康な者にも発症しうるタイプとがある．

■ 特徴的所見

- 病巣が表皮に現れている場合には，壊死性筋膜炎の場合には暗紫色へ変化した皮膚や水疱形成などの所見が，ガス壊疽の場合には皮下気腫を認めるなどの所見がある．両者に共通のものとしては，皮膚軟部組織感染症としては蜂窩織炎とは違い，深層を這うように病巣が広がるため必ずしも感染部位の色調が体表面から観察できない．つまり，発赤・腫脹部位と，疼痛部位（激しい疼痛あり）とが乖離していることが多い．それに加えて，ショックバイタルであったり，意識障害があるなど明らかに重症感漂う印象のことが多い．

■ 治療

- ガス壊疽としっかり診断できて，菌種も *Clostridium* 1 菌種，レンサ球菌1菌種に絞り込めれば最初から narrow な

治療選択も可能であるが，実際には初期治療の段階で菌種の絞り込みは難しい．本疾患は壊死性筋膜炎も含めて致死的な外科疾患であるため，初期治療は絶対に外してはならない．必要な培養サンプルを回収のうえ，エンピリックにメロペネム＋バンコマイシン±クリンダマイシンで治療を開始しながら感染症科，整形外科へ速やかにコンサルトするべきである 強 C．

- 提出する培養サンプルは，① 創部から排膿があればそれを提出，② 血液培養 2 セット，③ もし可能なら整形外科の協力も得て筋膜生検を行い培養提出，④ さらに生検筋膜組織で迅速の病理検査および迅速グラム染色

■ 参考文献

1 • IDSA Diabetic Foot Infection ガイドライン
   Lipsky BA, et al. 2012 Infectious Diseases Society of America clinical practice guideline for the diagnosis and treatment of diabetic foot infections. Clin Infect Dis 2012; 54: e132-e173 PMID: 22619242

2 • IDSA 皮膚軟部組織感染症ガイドライン
   Stevens DL, et al. Practice guideline for the diagnosis and management of skin and soft tissue infections: 2014 update by the infectious disease society of America. Clin Infect Dis 2014; 59: 147-159 PMID: 24947530

▌ カテーテル関連血流感染症 catheter-related blood stream infection（CRBSI）

■ ポイント

- カテーテルからの菌血症は中心静脈カテーテル（CVC）に関連したものが多い．

- 代表的な起炎菌：主にレンサ球菌，黄色ブドウ球菌，コアグラーゼ陰性ブドウ球菌を始めとするグラム陽性球菌が多いが，院内発症のデバイス感染として *Candida* 属，グラム陰性桿菌（大腸菌，*Klebsiella*，緑膿菌，*Enterobacter* など）も鑑別として常に重要となる．

- 院内で発症する侵襲的処置を伴うデバイス感染からの菌血症は非常に重要であり，特に持続性菌血症がある場合に必

ず感染性心内膜炎の有無を検討する必要がある（感染性心内膜炎は後述☞ 169頁）.

■ 予防

- 末梢静脈ライン：以前は 72〜96 時間で入れ替えを推奨していたが，現在は必ずしもこれを守る必要はなく必要に応じて交換すればよいという報告がでている（Lancet 2012 PMID: 22998716）.
- CVC：挿入後の交換の目安のタイミングの推奨はない.
  - マキシマルバリアプリコーション（手術時と同様に滅菌手袋，マスク，帽子，ガウン着用）にて清潔操作で挿入し 強 B，不要なら速やかに抜去する 強 A．
  - 内頸静脈や鎖骨下静脈からのアプローチにくらべ鼠径部からのアプローチは汚染，ライン感染に繋がりやすいため可能な限り避ける 強 A．
  - 緊急の状況で，不潔操作下で挿入した場合には 48 時間以内にマキシマルバリアプリコーション下で入替えを行う.

■ 診断

- 末梢，中心静脈を問わず，ラインが入っている患者が発熱するなど何らかの病態変化が起こった場合には，必ずラインからの感染を疑うよう肝に銘じておくこと．カテーテルの刺入部の発赤，腫脹，排膿などがあればかなり疑わしい（感度は低いが，特異度は高い）．既に抜去された後のライン刺入部も発熱時には観察する.
- ライン刺入部に所見がなくても菌血症になりうる（特に免疫抑制患者では非常に病態の変化が早いので注意が必要）．悪寒戦慄などの菌血症を示唆する所見を見逃さないこと.
- 必ず血培 2 セットの培養を提出すること.
- CVC からの感染を疑う場合は，カテーテルからの逆血から血培 1 セット，末梢から血培もう 1 セット採取．両者から同じ菌が検出され，かつカテーテルからの血培の菌量が多く時間的に先に培養陽性となればカテーテル感染が証明できる.
- 発熱時に，抜去可能な CVC なら抜去しカテーテル先も培養に提出する．CVC の即時抜去が不可能な状況で，それを温存した場合でも最終的には黄色ブドウ球菌やカンジダ

17

などの持続菌血症が証明された場合には抜去せざるを得ない(カテーテルそのものが汚染源であり持続菌血症の原因になりうる).

■ 治療

- 軽症の場合:末梢静脈ラインあるいは CVC を抜去するだけでも解熱する場合もあるが菌血症は必ず治療すること
- エンピリック治療としてはカテーテル感染の代表である黄色ブドウ球菌(MRSA まで含む)を念頭に置いてバンコマイシンの投与は外せない 強B . ただし,患者背景に応じて緑膿菌やその他の耐性菌も適宜カバーした治療を開始する.
- 黄色ブドウ球菌が検出された場合には感染性心内膜炎がないことを必ず検索すること.カテーテルは速やかに抜去し,血培の陰性が確認できるまで培養検査を継続すること 強B
- カンジダ血症が見つかった場合には,眼内炎のスクリーニングを必ず行うこと.カテーテルは速やかに抜去し 強B ,血培の陰性が確認できるまで培養検査を継続すること
- CRBSI は患者の背景,デバイスの状況,起炎菌の種類によって治療方針が異なるため基本的には感染症科へコンサルトすることを勧める.

■ 参考文献

1 • IDSA カテーテル感染予防ガイドライン
O'Grady NP, et al. Summary of recommendations: Guidelines for the Prevention of Intravascular Catheter-related Infections. Clin Infect Dis 2011; 52: 1087-1099 PMID: 21467014

2 • IDSA ガイドライン
Mermel LA, et al. Clinical practice guidelines for the diagnosis and management of intravascular catheter-related infection: 2009 Update by the Infectious Diseases Society of America. Clin Infect Dis 2009; 49: 1-45 PMID: 19489710

▌感染性心内膜炎 infective endocarditis（IE）

■ ポイント

- まず，弁が人工弁なのかそうでないのかが重要であり，① native-valve endocarditis（NVE）と，② prosthetic-valve endocarditis（PVE）に分けて考え，さらに，入院中の医療介入により発生する場合を ③ nosocomial endocarditis として整理する．

- ① NVE：退行性の弁変性（AS，MR），僧帽弁逸脱症，リウマチ性弁疾患，その他の先天性心疾患など

  ② PVE：術後 2 か月前後の発症時期で分類される．術後 2 か月以内の起炎菌としては *S. epidermidis*, *S. aureus* によるものが多い（JAMA 2007 PMID: 17392239）が，2 か月以降には上記に加えて，Viridans streptococci, Enterococci, GNR, HACEK group（*Haemophilus* spp., *Actinetobacillus actinomycetemcomitans*, *Cardiobacterium hominis*, *Eikenella corrodens*, *Kingella kingae*）なども起炎菌となりうる．いずれにせよ，起炎菌の大半はグラム陽性球菌が占め，上位は *S. aureus*（28%），viridans group streptococci（21%），*Enterococcus* spp.（11%），Coagulase-negative *Staphylococcus*（9 %）とも報告されている（Arch Intern Med 2009 PMID: 19273776）．

  ③ nosocominal：血管留置カテーテル，手術，透析を始めとする入院中の何らかの医療介入の結果起きた菌血症がベースとなる．持続菌血症（特に黄色ブドウ球菌）が起こっている場合は，否定できるまで感染性心内膜炎を疑い対応を続ける必要がある．

■ 診断

- 症状，身体所見：発熱，心雑音が代表的ではあるが倦怠感，体重減少，食思不振，発汗などの非特異的な症状も多く，弁破壊が進んでない段階で必ずしも心不全所見が前面にわかりやすく出てくるとも限らない．

- 特に，皮膚・爪・眼瞼結膜・口腔粘膜の病変は重要で，粘膜の点状出血所見や，手掌または足底の圧痛のない出血斑（Janeway 斑），指趾掌蹠有痛性結節（Osler 結節），爪下の線状出血（splinter hemorrhage），そして眼底の Roth

17

斑などが大切な診断所見となる.

- とにかく本疾患は,まずは「疑うこと」が大切であり,持続菌血症を見つけた場合(特に黄色ブドウ球菌)は否定できるまで感染性心内膜炎と思って対応を続けること. 培養採取前に既に抗菌薬が入ってしまっている場合は,培養が陰性でも本疾患を疑う視点をもつことが重要である. また,疑う場合に心エコーは必須である 強 A

- 経胸壁心エコー(TTE)は感度 60～80%,経食道エコー(TEE)は感度・特異度ともに 90% である. TEE で疣贅が確認できない場合でも,必ずしも疣贅を完全否定できるわけではないことを覚えておく必要がある. その場合,臨床的に疑うのであれば,必ず TTE を行うべきである.

- 診断基準としては,Duke Criteria(次頁)が最も重要であり,これを手がかりに状況を把握すること.

- Modified Duke Criteria for the Diagnosis of Infective Endocarditis

Clinical Criteria	：大基準2つ or 大基準1つ+小基準3つ or 小基準5つ
Possible IE	：大基準1つ+小基準1つ or 小基準3つ

大基準
1. 感性性心内膜炎に対する血液培養陽性

<A. 2回の血液培養で以下のいずれかが認められた場合>
(1) *Streptococcus viridans*, *Streptococcus bovis*, HACEK group
(2) *Enterococcus* (市中感染として検出され他に感染巣がない場合)，または *Staphylococcus aureus* (感染経路を問わない)

<B. 次のように定義される持続性の感染性心内膜炎に合致する血液培養陽性>
(1) 12時間以上間隔をあけて採血した血液検体の培養が2回以上陽性
(2) 3回の血液培養すべてあるいは4回以上の血液培養の大半が陽性 (最初と最後の採血間隔が1時間以上)
(3) *Coxiella burnetii* が1回でも陽性の場合，または，anti-phase 1 IgG antibody titer>1:800

2. 心内膜が侵されている所で以下のAまたはBの場合

<A. 感染性心内膜炎の心エコー図所見で以下のいずれかの場合>
(1) 弁あるいはその支持組織の上，または逆流ジェット通路，または人工物の上にみられる解剖学的に説明のできない振動性の心臓内腫瘤
(2) 膿瘍
(3) 人工弁の新たな部分的裂開
※人工弁患者，Possible IE の基準の患者，複雑性 IE 患者 (弁周囲膿瘍) の患者においては経食道エコーを経胸壁エコーより先に行うことを推奨する

<B. 新規の弁閉鎖不全>
ただし，既存の雑音の悪化または変化のみでは十分でない

小基準	
素因	素因となる心疾患または静注薬常用歴
発熱	38.0℃以上
血管現象	主要な血管塞栓，敗血症性梗塞，感染性動脈瘤，頭蓋内出血，眼瞼結膜出血，Janeway 発疹
免疫学的現象	糸球体腎炎，Osler 結節，Roth 斑，リウマチ因子陽性
微生物学的所見	血液培養陽性でも上記大基準を満たさない，または，感染性心内膜炎として矛盾のない活動性炎症の血清学的証拠がある

(Li JS, et al: Proposed modifications to the Duke criteria for the diagnosis of infective endocarditis. Clin Infect Dis 2000; 30: 633-638 PMID: 10770721 より転載)

■ 治療

・感染症科，および，必要に応じて循環器内科や心臓血管外科にもコンサルトが望ましい．治療薬選択と投与期間に関しても推奨されるレジメンに準じて慎重に行うべきである 強A．

■ 手術適応

・明らかに疣贅や膿瘍を形成されている場合，弁機能不全が引き起こされコントロール不良な心不全が起こっている場合，手術により切除可能な持続的菌血症源がある場合，真菌性の感染性心内膜炎などがあるが，必ず循環器内科，心臓血管外科の医師にコンサルトし病態の把握と手術適応の判断をしてもらう．

■ 参考文献

1 • AHA 感染性心内膜炎ガイドライン
   Baddour LM, et al. Infective Endocarditis in Adults: Diagnosis, Antimicrobial Therapy, and Management of Complications: A Scientific Statement for Healthcare Professionals From the American Heart Association. Circulation 2015; 132: 1435-1486 PMID: 26373316

▌市中細菌性髄膜炎（成人）community-acquired bacterial meningitis

■ ポイント

・内科的緊急疾患であり一刻を争う．速やかな診断と抗菌薬治療の開始が必要である．悩んだ場合には，速やかに感染症科へコンサルトしたほうがよい．

・患者の年齢や基礎疾患によって起炎菌が異なるため，治療戦略もそれに応じて変わる．

患者背景	主な原因微生物						
新生児				リステリア	腸内細菌	HSV type2	B群レンサ球菌
乳児	インフルエンザ桿菌	肺炎球菌	髄膜炎菌	リステリア			
幼児・学童	インフルエンザ桿菌	肺炎球菌	髄膜炎菌			各種ウイルス	
青年・青壮年		肺炎球菌	髄膜炎菌			各種ウイルス	
50歳以上		肺炎球菌		リステリア	各種グラム陰性桿菌		
免疫低下者	インフルエンザ桿菌	肺炎球菌		リステリア	各種グラム陰性桿菌	真菌	
頭頸部手術・外傷・慢性中耳炎	インフルエンザ桿菌	肺炎球菌,その他のレンサ球菌			嫌気性菌 各種グラム陰性桿菌		

■ 診断
- ① 発熱, ② 項部硬直, ③ 意識障害が古典的な3徴, ④ 頭痛を加えて4徴といわれる. このうち2つそろうのは95%といわれ, 古典的3徴がそろうのは44%ほどとされる(なかでも, 肺炎球菌性髄膜炎に古典的徴候がそろいやすいとされる)[12~14]. また, 高齢者の頸は普段から硬いことも多いため髄膜炎による項部硬直との区別しにくいことが多い. また, jolt accentuation(頭を左右に2~3Hzで振ってもらうと頭痛が増悪する)も感度の高い(97%)身体所見とされるが, 一方で報告によって有用性の評価が異なるため, この1つの所見だけを盲信してはいけない(Am J Emerg Med 2013 PMID: 24070978). (Am J Emerg Med 2014 PMID: 24139448). また, 片頭痛や髄液減少症患者でも効率に陽性所見を得てしまう可能性があることも知っておく必要がある.
- 腰椎穿刺のタイミングは, 上記の所見を踏まえ, 少しでも

髄膜炎を疑ったときである．腰椎穿刺なしに本疾患の確定も除外もできない．また，本疾患は緊急疾患であり抗菌薬投与が急がれるが，可能な限り抗菌薬投与前に髄液検査を行い，髄液培養，血液培養，その他各種必要な培養サンプルを提出すること（培養陰性になってしまうため）

- 腰椎穿刺前の頭部 CT 評価は，全患者に必須項目ではない．免疫不全や悪性疾患，頭部外傷，頭蓋内出血，痙攣の既往がなく，さらに意識障害や神経巣症状，乳頭浮腫所見などがなければ省略できる．そうでなければ頭部 CT を施行する（NEJM 2001 PMID: 11742046, Arch Intern Med 1999 PMID: 10597758）．

■ 治療

- 繰り返しになるが，患者の年齢や背景によって，ターゲットにする微生物が異なることを知っておくこと．また，細菌性髄膜炎治療の抗菌薬投与量と投与間隔が通常の治療と異なることも知っておくこと．したがって，初期治療において髄液グラム染色が非常に重要である 強C.
- 細菌性髄膜炎において，抗菌薬投与直前あるいは同時にデキサメタゾン 0.15 mg/kg を 6 時間おきに 4 日投与（NEJM 2002 PMID: 12432041）．エンピリックな抗菌薬療法として，セフトリアキソン 2 g を 12 時間ごと，およびペニシリン耐性肺炎球菌でカバーするためにバンコマイシン（トラフ濃度 15〜20 μg/mL を目標に投与設計）を開始する．*Listeria* も疑う患者背景ならアンピシリン 2 g を 4 時間ごとも併用．耳鼻科・脳外科領域術後で MRSA の関与も疑う場合にはバンコマイシンも併用する．ただし，デキサメタゾン投与下でバンコマイシンの髄液内濃度が下がりやすいので要注意．培養結果をみて抗菌薬は de-escalation し，治療期間は状況により異なるが一般的には 14 日間となる．なお，経口薬へのスイッチは行うべきではない．

■ 予防

- 髄膜炎菌が疑われる場合，飛沫感染予防目的で個室管理とする．
- 髄膜炎菌に曝露された者へシプロフロキサシン 500 mg を 1 回経口投与
- インフルエンザ桿菌の場合，曝露された家族に小さい子ど

もがいれば，その子どもと家族にリファンピシンを投与〔子どもは20 mg/kg/日（最大600 mg）で24時間ごとに内服，4日間．成人は600 mgを24時間ごとに4日間内服〕
• 高齢者，免疫低下患者で今後の予防目的のワクチンを適宜行う（感染症科へコンサルト）．

■ 参考文献

1 • IDSA 細菌性髄膜炎ガイドライン
Tunkel AR, et al: Practice guidelines for the management of bacterial meningitis. Clin Infect Dis 2004; 39: 1267-1284 PMID: 15494903

疥癬 scabies

■ ポイント

• ダニの一種であるヒゼンダニ（疥癬虫，*Sarcoptes scabiei*）によって引き起こされる．
• 通常は，直接の皮膚接触による感染であり，症状が出るまで4〜6週間かかると言われている．
• 病院，老人ホーム，養護施設などでのしばしば集団発生の事例が発生し医療従事者の間で深刻な問題となっている（患者だけでなく，そこにかかわる基礎疾患のない医療従事者にも感染する）．
• その他，湿疹と誤診しステロイドを使用した際に一時的に皮疹と痒みは軽快するが，その後すぐに悪化する時間経過も本疾患が鑑別に挙がる．

■ 診断

• 外来でこれを疑えばまず皮膚科へコンサルト．入院であればさらに感染症科へコンサルトし感染管理の問題も含めて対応するほうがよい．
• 病型：一般的に，① 通常疥癬と，② 角化型疥癬の2つに大別される．後者はノルウェー疥癬ともよばれていたがこれはノルウェーの学者が発見したことに由来するものでノルウェーそのものと本疾患とは関係ない．① 通常疥癬は，雌成虫が患者の半数例で5匹以下とされ感染力は低いため隔離は不要．一方，② 角化型疥癬においては100万〜

17

200万匹，時として500万匹以上と多く感染力が非常に強いため隔離が必要.

- 症状：激しい痒みがもっとも顕著な所見で，特に夜間の瘙痒が強い.
- 通常疥癬の皮疹の分布：3種類に大別される.
  ① 疥癬トンネル（burrow）：手関節屈側，手掌，指間，指側面に好発する〔足蹠，足背，肘頭，外陰部（特に男性），臀部，腋窩などにみられることもある〕.
  ② 激しい瘙痒を伴った紅斑性小丘疹：臍部を中心とした腹部，胸部，腋窩，大腿内側，上腕屈側などに散在する.
  ③ 主に外陰部にみられる小豆大，赤褐色の結節：腋窩，肘頭部，臀部に認められることもある.
- 角化型疥癬の分布：灰色から黄白色でザラザラして厚く "蛎殻様" に重積した角質増殖が特徴的. 手・足，臀部，肘頭部，膝蓋部など擦れやすい部位に生じる. また通常疥癬ではみられない頭部，頸部，耳介部を含む全身に認められ，時に爪にも広がり一見爪白癬と誤診してしまう.
- 確定診断：通常疥癬では疥癬トンネル，新鮮な丘疹，結節などから，角化型疥癬では増殖した角質を採取し，KOH法で顕微鏡観察し虫体や虫卵を検出すれば確定となる.

■ 治療

- 「殺ダニ薬」と「止痒薬」とがあるが，これらは同義語ではない.
- 殺ダニ薬：内服薬としてイベルメクチン（1回内服量200 μg/kg）弱B. 外用剤として5%ペルメトリンクリーム（国内未承認：輸入製剤あり）強B (Cochrane Database Syst Rev 2007 PMID: 17636630). その他，フェノトリン（スミスリン® ローション）の外用を1回30g塗布し，12時間以上経過後に洗い流す（1週間隔で少なくとも2回外用）. ただし，当院では基本的には皮膚科にコンサルトしながら皮膚科の推奨に従う.
- 止痒薬：抗ヒスタミン薬，抗アレルギー薬の内服が用いられることが多い. 角化型疥癬は分厚い痂皮を取ることが必要となる. ステロイド薬は使用しないほうがよい.
- 管理：疥癬のアウトブレイクは非常に大きな問題となる. 病院内のすべてのスタッフが早期発見，早期治療，感染拡

大の予防に努める必要がある.

■参考文献 🖥

1 • Goldsmith L, et al: Fitzpatrick's Dermatology in General Medicine, 8th ed. McGraw-Hill Professional, 2012

2 • 石井則久, 他: 疥癬診療ガイドライン(第2版). 日皮会誌: 117, 1-13, 2007

3 • Johnson CG, et al: The parasitology of human scabies. Parasitology 1942; 34: 285-290

4 • Mellanby K: Scabies and pediculosis. Biology of the parasite, J. B. Lippincott Co., 1977, 8-16

▌インフルエンザ influenza

■ ポイント

• 現在, 主に世界を周期的に巡っている代表的な種類としては, 以下のものが挙げられるが(C型は稀), 臨床的にはそれぞれを区別することは事実上困難であるため, ここではまとめて季節性インフルエンザとして扱う.
  ・Influenza A (H1N1): 2009年に pandemic として広がった
  ・Influenza A (H3N2)
  ・Influenza B

• 治療に関しては, オセルタミビルに代表されるノイラミニダーゼ阻害薬を必ずしも用いなくても多くの人は自然治癒する. ましてや, 点滴治療薬(ペラミビル)を気軽に処方してはいけない.

• ただし, ハイリスク群の患者においては重症化や合併症のリスクも高いためノイラミニダーゼ阻害薬の使用を推奨する. それ以外の患者に関しては, 積極的な投与根拠がないが, 実際の臨床現場では担当医と患者との話し合いの中で決定していくしかないだろう(正しい知識のない患者との間で, 感情論からのトラブルが起こらないように十分な話し合いと説明が必要).

• また, 一般的にはノイラミニダーゼ阻害薬の効果が期待出来るのは発症48時間以内の患者 強B であるが, ハイリスク群の患者や重症患者においては48時間を超えていて

も投与を考慮する 弱B.

- 肺炎を疑う徴候があれば，すぐに抗ウイルス薬（細菌感染の合併時には抗菌薬も併用する）を投与する.
- 抗ウイルス薬による脳症の予防効果のエビデンスは今のところない.
- 季節性といっても，沖縄や東南アジアなど地域が異なれば夏でもインフルエンザは流行するので地域性を考慮すること
- 新薬のバロキサビル（ゾフルーザ®）は現時点では温存すべきと考える.
- インフルエンザの合併症のハイリスク群は以下の通りである.
- 抗ウイルス薬による治療を考慮すべきハイリスク患者群

> ・妊婦
> ・65 歳以上の高齢者
> ・5 歳以下特に 2 歳以下の小児（ワクチン未接種児はさらに注意）
> ・喘息・COPD や嚢胞性肺線維症などの慢性呼吸器疾患患者
> ・不安定な循環器疾患患者（先天性心疾患，うっ血性心不全，冠動脈疾患など）
> ・免疫抑制状態にある患者（免疫抑制剤投与，癌，HIV/AIDS など）
> ・血液疾患患者（鎌状赤血球貧血やその他のヘモグロビン異常の疾患患者など）
> ・19 歳以下で関節リウマチや川崎病などの長期アスピリン使用患者
> ・慢性腎疾患患者
> ・肝疾患患者
> ・代謝・内分泌疾患患者（ミトコンドリア症，遺伝性代謝異常症，糖尿病など）
> ・BMI40 以上の極度の肥満患者
> 　神経・筋疾患（脳・脊髄・末梢神経・筋における各種障害：てんかん患者，脳梗塞，脊髄損傷，認知症，発達遅延，筋ジストロフィーなど）
> ・介護施設入居者，長期のケアを提供する施設の入居者

・治療薬
・成人でのノイラミニダーゼ阻害薬の治療量，予防量

成分名（商品名）	治療量	予防量
オセルタミビル（タミフル®）	75 mg（1 カプセル）を 1 日 2 回 5 日間内服	75 mg を 1 日 1 回 10 日間内服
ザナミビル（リレンザ®）	10 mg（2 ブリスター）を 1 日 2 回吸入	10 mg を 1 日 1 回吸入 10 日間吸入
ラニナミビル（イナビル®）	40 mg（2 容器）を 1 回吸入	
ペラミビル（ラピアクタ®）	300 mg を 1 回点滴	

その他，ノイラミニダーゼ阻害薬以外として，セカンドラインの治療薬にインフルエンザ A に対してアマンタジン（シンメトレル®）があるが，耐性株が問題であるため積極的な選択にはならない

・曝露後予防：病棟内などでインフルエンザ患者が発生した場合，曝露後の予防投与を行うことがある．これに関しては個々の患者背景を考慮する必要があるため，まずは感染管理室と感染症科へ連絡し指示を受けること．予防投与量は上記のとおり．
・鳥インフルエンザ（H5N1）：強毒性のインフルエンザ A（H5N1）は通常は，ウイルスに汚染された家禽類との濃厚接触から感染が起こる．人から人へは感染しないとされているが，感染患者と長時間にわたりプロテクトなしに濃厚接触している場合には限られたケースで散発的にクラスター発症が認められている．また，遺伝子変異による人から人への感染の能力獲得のポテンシャルは十分にあるため，今後も注意が必要である．また，2013 年には中国において H7N9 の発症が確認されているが，今のところ人から人への感染のデータはない．

17

■ 参考文献

1 • Harper SA, et al. Seasonal influenza in adults and children-diagnosis, treatment, chemoprophylaxis, and institutional outbreak management: clinical practice guidelines of the Infectious Disease Society of America. Clin Infect Dis

2009; 48: 1003-1032 PMID: 19281331
2 • CDC Seasonal Influenza information
http://www.cdc.gov/flu/about/disease/high_risk.htm

▌ 不明熱 fever of unknown origin (FUO)

■ ポイント

• Petersdorf と Beeson によるもともとの不明熱の定義 (Medicine 1961 PMID: 13734791) は，「① 38.3℃ 以上の発熱が数回あり，② 3 週間以上に渡って発熱が持続し，③ 入院で 1 週間集中的に検査をしても診断がつかないもの」である．また，Durack と Street が新しい不明熱の分類を提唱したもの (Curr Clin Top Infect Dis 1991 PMID: 1651090) は，「少なくとも，3 回の外来受診か，3 日間の入院精査か，または 1 週間集中的に外来で検査をしても原因のわからないもの」である．

• 上記はあくまでも参考であり，臨床的に上記の定義に厳密にこだわる必要はない．また，大事なことは熱源が「不明熱というカテゴリー」に「分類された」という認識であり，分類不能に陥ったのではない．この認識から全てが始まる．

• ここでは，好中球減少時の発熱や HIV 患者の発熱は紙面の関係で割愛する．

■ 注意事項

• 不明熱のままで抗菌薬を使ってはならない．まして，培養もとらずに抗菌薬を使用するなど言語道断である．

• 不明熱のままで，ステロイドを使ってはならない．

• 成書に挙げられるような，不明熱の鑑別のすべてを精査するためにあらゆる検査を同列に乱れ打ちしてはいけない．

• ① 感染症 28%，② 膠原病 17%，③ 悪性腫瘍 21% の 3 つが上位を占め，一方でどんなに検査を進めても診断のつかない不明熱が 19% ほどあるとの報告もある．

• 感染症では，結核，腹腔内膿瘍形成，感染性心内膜炎，肛門周囲膿瘍，前立腺炎，マラリア，伝染性単核球症などが代表的である．特に，結核は非典型的な表現をしてくることが多いので，疑うのなら除外できるまで徹底的に調べること

- 不明熱(患者管理がしっかりできている医師にとって)とは言えないが，院内の熱源として末梢ラインや CVC からの菌血症が多いことも知っておく必要がある(血培を取らないと絶対にわからない)．いきなり始まる菌血症は，発熱以外に所見がないことが多い．また，院内でよくある CDI に関しても下痢が目立たず，発熱と採血検査上の白血球数上昇だけが目立つ表現形の場合があることも知っておく必要がある．
- 膠原病では，全身性エリテマトーデス(SLE)，成人 Still 病，血管炎，側頭動脈炎，リウマチ性多発筋痛症などが代表的である．
- 悪性腫瘍では，悪性リンパ腫，腎細胞腫，肝細胞腫などを考える．転移性癌では胃癌，大腸癌，卵巣癌などを考える．
- 薬剤熱も比較的上位を占める熱源であるが，あくまでも除外診断である．理論的にはすべての薬剤が薬剤熱の原因となりうるが，抗菌薬と抗痙攣薬が原因となることが多い．
- 亀田総合病院周辺では，春には日本紅斑熱，秋〜冬にかけてはツツガムシといったリケッチア症を疑う．

■ 参考文献

1 • Mourad O, et al. A comprehensive evidence-based approach to fever of unknown origin. Arch Intern Med 2003; 163: 545 PMID: 12622601

▌ ツツガムシ病 scrub typhus

- 最も大事なことはリケッチア感染症を疑い，そして疑い次第治療開始することである．
- 亀田総合病院でみられる症例は，ツツガムシ病，日本紅斑熱，紅斑熱類似疾患がほとんどである．

■ ポイント

- 発熱＋紅斑を主訴にくるツツガムシ病の患者は多いが，日本紅斑熱の患者は紅斑に気づいていないことが多いので注意

- eschar（痂皮）を全身探す．eschar がなくても，否定できない．一般的に病歴で山へ行っていないことのほうが多いので，リスクエリアに住んでいること自体がリスクとしてとらえるべきである．
- 発熱，皮疹（紅斑，紫斑），eschar（刺し口）が 3 徴．血液データも参考にはなる．① CRP 上昇，② AST/ALT，LD，CK 上昇，③ 血小板減少，④ 異型リンパ球，⑤ 尿潜血，尿蛋白陽性，⑥ 低ナトリウム血症などがよくみられる所見．ただし，血液検査だけをみて，振り回されないように注意する．あくまでも参考程度にする．

■ 診断

- 診断はペア血清で行う．抗菌薬投与前とそのまた約 2 週間後にペア血清をとる．ペア血清取り忘れに注意．
- IgM が 40〜80 倍以上か，IgG が最初とペアで 4 倍以上上昇していたら確定診断とする．
- eschar または全血の PCR で陽性でも確定である．
- 抗体検査は，ツツガムシ病の標準三型(Kato，Karp，Gilliam)についてのみ保険収載されており，オーダー可能(2 回目のペア血清提出を忘れないこと)．Irie/Kawasaki，Hirano/Kuroki，Shimokoshi の非標準型による感染であった場合には，通常の抗体検査では見逃す可能性がある．標準三型の抗体が陰性でも臨床的にツツガムシ病を疑う場合は，保健所経由で各地方衛生研究所に抗体検査を相談する．
- 抗体検査の欠点は時間を要することで，回復期の血清提出時には治療は終了していることが多い．迅速に診断したい場合には，ツツガムシ病，日本紅斑熱ともに PCR 検査が有用である．PCR 検査は，刺し口の痂皮・紅斑部の生検組織，全血(buffy coat)，血清の順に感度が高い．通常は，回復期のペア血清がそろった時点で，PCR 用の検体（当院では痂皮，全血：血算スピッツ）を一緒に提出するが，重症で診断を急ぐ場合には，急性期の血清，痂皮，全血がそろった時点で，検査の実施が可能か保健所に相談する．感染症科にコンサルト

■ 治療

- ツツガムシ病も日本紅斑熱も同じでミノサイクリン 100 mg 点滴静注を 12 時間ごとが第一選択
- 点滴で 3〜7 日施行後，内服に変更し，計 2 週間投与が推奨されている（再燃の報告例があるため）．
- 軽症の場合ははじめから内服も可であるが，ミノサイクリンは前庭症状（めまい・ふらつき）が強く，ブドウ球菌への感受性があるので使用せずドキシサイクリンを第一選択とする．
- 点滴での治療は著効するので，2〜3 日以内に解熱または症状が改善しなかったら重症例か，別の鑑別を再考する
- 診断を待つことはせず，"疑った時点" で必ず治療を開始すること（初療の遅れが DIC などの原因になる）．
- 日本紅斑熱重症例（ショック状態）では，ニューキノロン併用を検討する（ただしツツガムシ病にはニューキノロンは無効である）．感染症科にコンサルト

■ その他

- 日本紅斑熱は四肢優位（大腿部の紅斑がわかりやすい），ツツガムシ病は体幹優位であるが，どちらかが優位というだけで経過とともに全身に出るので注意．というより必ず全身をチェック
- 紅斑が出血して，出血斑となってくることもあるので，出血斑をみても除外してはならない．
- 千葉県内では，春以降 9 月以前のツツガムシ病は報告例がない．9 月以前なら日本紅斑熱（または紅斑熱類似疾患）と思われる．
- 日本紅斑熱は山よりはむしろ，畑や鹿の出る地域に多い（ベクターが鹿という説もある）．同時にヒル咬傷をもつことが多い
- 潜伏期はツツガムシ病が 5〜14 日，日本紅斑熱が 2〜8 日と言われるが，たいてい覚えていないため，そんなに重要ではない．普段の生活居住地域が重要．
- ツツガムシ病は所属リンパ節圧痛腫脹，全身リンパ節腫脹を認めることが多いが，日本紅斑熱は認められないことが多い．

・ツツガムシ病，日本紅斑熱の違い

	ツツガムシ病	日本紅斑熱
原因微生物	*Orientia tsutsugamushi*	*Rickettsia japonica*
媒介する生物	ツツガムシの幼虫	マダニ
潜伏期間	5〜14日	2〜8日
発生時期*	10〜1月	4〜10月
症状	発熱，悪寒，倦怠感，頭痛，筋肉痛，関節痛，皮疹	
皮疹	個疹が大きめ：ぼたん雪 体幹で目立つ	個疹が小さめ：粉雪 手掌足底を含む四肢で 目立つ　紫斑化するこ とあり
刺し口 (eschar)	10〜15mm（大きめ）	5〜10mm
リンパ節腫脹	刺し口に近い所属リンパ 節腫脹	目立たない
第一選択薬	テトラサイクリン	テトラサイクリン
第二選択薬	アジスロマイシン	ニューキノロン

＊亀田総合病院周辺の疫学情報である

■参考文献

1・ Mahara F: Japanese spotted fever: report of 31 cases and review of the literature. Emerg Infect Dis 1997; 3: 105-111 PMID: 9204291

2・ 玉置邦彦(総編集)：最新皮膚科学大系. 中山書店, 2002〜2004

3・ Uchida T, et al. Rickettsia japonica sp. nov., the etiological agent of spotted fever group rickettsiosis in Japan. Int J Syst Bacteriol 1992; 42: 303 PMID: 1581190

4・ Iwasaki H, et al. Fulminant Japanese spotted fever associated with hypercytokinemia J Clin Microbiol 2001; 39: 2341-2343 PMID: 11376087

▌性感染症 sexually transmitted disease(STD)

■ ポイント

- STD を 1 つ見つけたら，必ず他の STD が合併してないか探すべきである．
- また，必ずパートナーも検査・治療すること．ただしパートナーへの告知は，基本的には患者本人に任せるほうがよい．
- プライバシーへの配慮を必要とする．繊細なテーマを扱っているという認識をもち，問診・診察や，病態説明の際には部屋のセッティングも含めて気配りすること（特に異性への診察や説明の際には必要に応じて同性のスタッフと一緒に行う）
- 病歴を整理する際には 5 つの P を押さえておくこと．① Partners，② Prevention of pregnancy，③ Protection from STDs，④ Practices（性交渉の具体的な内容），⑤ Past history of STDs.
- 生殖器に所見を伴う場合（梅毒，淋菌，クラミジア，陰部ヘルペスなど）とそうでない場合（B 型肝炎，C 型肝炎，HIV など）があるため，想定する疾患を意識して系統立てて問診や診察を進める．
- あくまでも中立的な立場で問診や診察を進めること．決して自分の性の価値観をもち込んだり押しつけたりしないこと．

【尿道炎 urethritis・頸管炎 cervicitis】

- 尿道や子宮頸部からの膿性分泌物あり，膿のグラム染色が有用．主に淋菌（グラム陰性双球菌），クラミジア（グラム染色では見えない）で，それ以外に *Mycoplasma hominis*，*Trichomonas vaginalis*，H. simplex virus，*Mycoplasma genitalium*，*Ureaplasma urealyticum* などが稀に関与．
- 基本的には，淋菌とクラミジアは同時に存在しているものとして治療をまとめて行う．また，STD 患者の場合通院や内服のコンプライアンスが保証されない場合を考え 1 回の治療で完遂させることも考慮する．

■ 治療

- セフトリアキソン 250 mg 筋注を 1 回のみ＋アジスロマイシン 1 g を 1 回内服 強B （MMWR Recomm Rep 2015 PMID: 26042815）〔セフトリアキソン筋注はかなり痛みが強いので通常の点滴投与（1 g）でもよいと考える〕
- セフトリアキソン 250 mg 筋注を 1 回のみ＋ドキシサイクリン 100 mg を 1 日 1 回×7 日間（または，オフロキサシン 300 mg を 1 日 2 回×7 日間，または，レボフロキサシン 500 mg を 1 日 1 回×7 日間） 強B
- ただし，淋菌はキノロン耐性の可能性があるため第一選択とはならない．

【陰部潰瘍】

- 代表的な陰部潰瘍の原因微生物は，① 梅毒，② ヘルペス，③ 軟性下疳である．

■ 梅毒

- 後述

■ ヘルペス

- herpes simplex virus のなかでも 2 型のウイルスによる感染症であり，多発性水疱を伴う有痛性陰部潰瘍を起こす．
- 治療：バラシクロビル 1 g を 1 日 2 回×7～10 日間，または，アシクロビル 400 mg を 1 日 3 回×7～10 日間 強A

■ 軟性下疳

- *Haemophilus ducreyi* による感染症であり，単発の辺縁不整な有痛性潰瘍を起こし，鼠径リンパ節腫脹も起こしやすい（時にリンパ節から排膿あり）．
- 治療：アジスロマイシン 1 g 内服 1 回のみ，または，セフトリアキソン 250 筋注 1 回のみ，または，シプロフロキサシン 1 回 500 mg 1 日 2 回×3 日間内服 弱C 〔セフトリアキソン筋注はかなり痛みが強いので通常の点滴投与（1 g）でもよいと考える〕

【梅毒 syphilis】

- *Treponema pallidum* の感染によって引き起こされる本疾患は、先天梅毒と後天梅毒に分けられ、さらに後天梅毒は early syphilis（1 期、2 期、早期潜伏期）と late syphilis（3 期、後期潜伏期）に分類される。なお、神経梅毒はすべての病期で発症しうる。性交渉や輸血を通じて、あるいは経胎盤的に感染する。検査の解釈や、その他合併している感染症なども含めて治療マネジメントが複雑であることが多いため必ず感染症科にコンサルトすること。

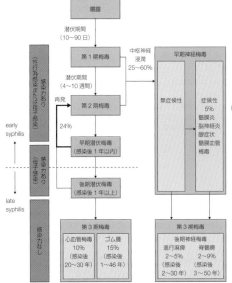

(Golden MR, et al. Update on Syphilis: Resurgence of an Old Problem. JAMA 2003; 290: 1510-1514 PMID: 13129993)

■ 検査

• 非トレポネーマ検査とトレポネーマ検査の組み合わせで判断し，解釈は以下の表のようになる.

梅毒検査	①非トレポネーマ検査 (RPR, VDRL)		検査が偽陽性を示す場合
	陽性	陰性	
②トレポネーマ検査(TPHA，FTA-ABS) 陽性	真の陽性であり，感染活動期（RPR ≧ 1：8），または梅毒治療中が考えられる．両ともに偽陽性は理論上ありうるが実際は稀.	梅毒治療後（現在感染性なし），または偽陽性	非トレポネーマ検査（RPR）偽陽性：加齢，妊娠，感染性心内膜炎，軟性下疳，水痘，肝炎，ITP，伝染性単核球症，免疫グロブリン異常，ワクチン接種，静注薬使用者，鼠径リンパ肉芽腫症，悪性腫瘍，麻疹，ムンプス，肺炎球菌性肺炎，リウマチ性心疾患，リケッチア症，SLE，甲状腺炎，結核，血管炎，潰瘍性大腸炎，ハンセン病など
②トレポネーマ検査(TPHA，FTA-ABS) 陰性	生物学的偽陽性，または初期の梅毒	梅毒ではない（または感染の極初期）	トレポネーマ検査（TPHA）偽陽性：加齢，妊娠，ブルセラ症，肝硬変，陰部ヘルペス，高グロブリン血症，ワクチン接種，伝染性単核球症，ハンセン病，レプトスピラ症，ライム病，回帰熱，マラリア，強皮症，SLE，甲状腺炎など

※一般的なスクリーニングは非トレポネーマ検査を先に行い，そこで陽性となった者に対して続いてトレポネーマ検査を行うことが多い.

• 病期や病態によって偽陰性，偽陽性を起こすので注意が必要だが，一般的にはトレポネーマ検査陽性で，非トレポネーマ検査の RPR が 8 倍以上の場合現在活動性の梅毒であると解釈できる.
• 神経梅毒は，治療反応が悪く非トレポネーマ検査が 4 倍以上低下しない場合，感染時期不明の潜伏期梅毒の場合，

HIV 陽性患者の RPR が 32 倍以上や CD4 が 350/μL 未満の場合などで疑い髄液検査を行う（髄液 VDRL 陽性なら確定だが感度が低いため陰性時に除外できない，髄液トレポネーマ検査陰性なら除外出来るが特異度が低く偽陽性がある）．

■ 病期

[第 1 期] 感染後，3 日〜3 か月程の潜伏期（平均して約 3 週間）を経て，*Treponema pallidum* の侵入門戸に硬性下疳を生じる（陰部，口唇部，口腔内に，無痛性の硬結で膿を出すようになる）．硬結はすぐに消失するが，まれに潰瘍となることもある．また，鼠径部リンパ節腫脹をきたすこともある．検査で偽陰性となる時期である．

[第 2 期] 下疳の後 4〜10 週間で発症．全身のリンパ節が腫れるほかに，発熱，頭痛，倦怠感，イライラ感，食思不振，関節痛などの多彩な全身症状がでる場合がある．また，「バラ疹」と呼ばれる特徴的な全身性皮疹が現れることがある（手掌や足底，顔面にも）．無治療でも約 1 か月程度で消失するが，トレポネーマは体内に残っている．この時期は，トレポネーマ，非トレポネーマ検査とも陽性となる．

[潜伏期梅毒] 第 2 期の後，第 3 期に入るまでの無症状期にあたる．しかしながら，特に発症 1 年以内の場合は早期潜伏期梅毒といわれ，約 25% が第 2 期の再発する．1 年以上経過している無症状期は後期潜伏期梅毒といわれる（感染時期不明で無症状なら後期潜伏期と考える）．

[第 3 期] 無治療の患者の約 30% がこの病期に至るとされ，感染後 1〜数十年の時期にあたる．神経梅毒（慢性髄膜炎，脳実質障害に伴う進行麻痺（general paresis） ，脊髄癆の他，中耳炎や虹彩炎など），心血管梅毒（弁膜症，特に AS），ガマ腫などが代表的．皮膚や骨の破壊性変化は晩期の良性梅毒ともよばれる．

■ 治療

• 治療は以下の表のように日本性感染症学会からの提案，谷崎ら[15]による HIV 患者への高用量アモキシシリン療法の応用，海外のガイドラインでそれぞれ異なるが，現在の日

本の現状を踏まえて以下のレジメンが妥当ではないかと考える. また, 治療開始後に Jarisch-Herxheimer 反応が起こり 24 時間以内に自然軽快することも知っておく必要がある〔発熱・筋肉痛・頭痛・頻脈・頻呼吸・血圧低下などの反応（頻度：感染初期 25% 第 1 期 50% 第 2 期 90%）〕.

	治療内容		
	日本性感染症学会 2016(アモキシシリン 1 日 1500 mg 分 3)	アモキシシリン内服の観察研究(用量はすべての病期でアモキシシリン 3 g+プロベネシド 750 mg)	CDC 性感染症ガイドライン WHO 梅毒治療ガイドライン UK 梅毒診療ガイドライン(ベンザチンペニシリン G 240 万単位を)
病期	治療期間		
第 1 期梅毒	2～4 週間	2 週間	1 回のみ筋注
第 2 期梅毒	4～8 週間		
早期潜伏梅毒	記載なし		
後期潜伏梅毒	8～12 週間	4 週間	1 週間空けて合計 3 回筋注
感染時期不明の潜伏梅毒			
第 3 期梅毒	データなし		

* 効果判定：フォローアップとして治療開始後 3, 6, 9, 12, 24 か月に非トレポネーマ検査(RPR など)を行う. 第 1, 2 期梅毒では治療後 6 か月で非トレポネーマ検査値が 1/4 以下となれば効果ありと考える(あるいは 1 期では 12 か月で陰性化, 2 期では 24 か月で陰性化, 後期潜伏期では 12 か月で 1/4 以下が目安となるが, 全体の 2 割ほどは 1/4 以下にならない). 治療反応に乏しい場合は前述の様に神経梅毒の評価を行ったうえで, 再治療を検討

[第 1, 2 期, 早期潜伏期梅毒の治療]
・アモキシシリン 1 回 1000 mg, プロベネシド 1 回 250 mg を 1 日 3 回内服, 14 日間
・ペニシリンアレルギーの場合, ドキシサイクリン 1 回 100 mg を 1 日 2 回, 28 日間

［後期潜伏期梅毒，感染時期不明の潜伏期梅毒の治療］
・アモキシシリン 1 回 1000 mg，プロベネシド 1 回 250 mg を 1 日 3 回内服，28 日間
・ペニシリンアレルギーの場合，ドキシサイクリン 1 回 100 mg を 1 日 2 回，28 日間

［神経梅毒の治療］
・ペニシリン G 1 回 400 万単位を 4 時間ごとに点滴静注，14 日間
・セフトリアキソン 1 回 2 g を 24 時間ごとに点滴静注，14 日間

■ 神経梅毒

・神経梅毒は第 1〜3 期まですべてのステージで合併しうる．1 年以内の初期には，髄膜炎，脳神経炎，眼症状，髄膜血管病変，心血管イベントなどを引き起こし，それ以後は，脳実質や脊髄病変を作るため認知症や麻痺などの症状を起こしやすい．

【腟炎 vaginitis】

17

・腟炎と言っても，以下の表のように似たような 3 つの病態があり，原因微生物も違う．STD として重要なのはトリコモナス腟炎である．

・腟炎の臨床像

	(1)カンジダ腟炎 (STD ではない)	(2)トリコモナス 腟炎	(3)細菌性腟炎 (STD ではない)
原因微生物	*Candida* spp.	*Trichomonas vaginalis*	常在細菌叢の乱れがおき，ラクトバシルスの代わりに *Gardnerella vaginalis* などが増殖していることが多い
身体所見	月経前に不快感・瘙痒感，局所の発赤・痛みあり	月経後に不快感，強いかゆみ，局所の発赤・痛みあり	月経に伴う不快感は特になし．排尿時痛もない．局所の発赤・痛みあり
腟分泌物	酒粕様，カッテージチーズ様，無臭，pH<4.5	大量，淡膿性，泡沫状，無臭，pH>4.5	灰色，時に泡沫状，10% KOH 添加で魚臭(Whiff テスト)，pH>4.5
顕微鏡像	グラム染色で白血球，酵母，菌糸確認．10% KOH でそのまま鏡検しても真菌を確認できる	生標本で白血球，および動くトリコモナス原虫を確認	グラム染色で，clue cell の存在．白血球のみでは感染判定できないので，きちんと BV (Nugent) score による判定も必要
パートナーの治療	通常は不要．ただし，再発例では時に治療が必要	セックスパートナーは特定の相手なら治療．レギュラーパートナーでなければ状況次第	通常，男性の治療は不要だが亀頭炎があれば治療する．治療中は，本人は性交を中止するか，コンドームを使用すれば治療効果が高くなる

■ カンジダ腟炎 vagina candidiasis
・治療：フルコナゾール 150 mg を 1 回内服のみ，またはイトラコナゾール 200 mg 1 日 2 回×1 日のみ 強A

■ トリコモナス腟炎 trichomoniasis
- 治療：メトロニダゾール 2 g を 1 回内服のみ，または，メトロニダゾール 500 mg を 1 日 2 回×7 日間 強B

■ 細菌性腟炎 bacterial vaginosis；BV
- 治療：メトロニダゾール 500 mg を 1 日 2 回×7 日間，または代替案としては，クリンダマイシン 300 mg を 1 日 3 回×7 日間 強A

【骨盤内炎症性疾患 pelvic inflammatory disease（PID）】

- PID は上部女性生殖器の炎症疾患の総称であり，感染・炎症が子宮内膜，卵管，卵巣，骨盤腹膜などへと波及した状態を指す．おもな原因微生物としては STD としては淋菌，クラミジアが代表であり全体の 2/3 を STD 関連のものが占める．それ以外としてはバクテロイデス，腸内細菌，稀に Haemophilus influenzae も関与しうる．高齢女性になると polymicrobial な感染パターンをとることも多い．
- 診断（第 30 章「女性の健康」参照☞ 449 頁）

■ 治療
- 診察時の段階で，原因微生物を 1 つに絞ることはほぼ不可能である．まずは関与しうる微生物として淋菌，クラミジア，嫌気性菌，腸内細菌を想定する．また，明確に線引きしにくいが軽症以外の治療は外来では行いにくいため入院での点滴治療を考慮する．
- 入院の場合，原則静注抗菌薬で治療開始する．
  - セフメタゾール（2 g を 8 時間ごと）＋ドキシサイクリン（100 mg 1 日 2 回内服）
  - セフトリアキソン（2 g を 24 時間ごと）＋メトロニダゾール（500 mg を 8 時間ごと）＋ドキシサイクリン
  - 代替薬：アンピシリン・スルバクタム（3 g 6 時間ごと）＋ドキシサイクリン
    ※内服できない場合は，ドキシサイクリンの代わりに，ミノサイクリン 100 mg を 12 時間ごと
- 外来治療の場合
  セフトリアキソン（1 g 単回静注）＋ドキシサイクリン内服

±メトロニダゾール（500 mg を 1 日 3 回内服）
- 治療期間
  合併症（卵管卵巣膿瘍など）がなければ 14 日間

【精巣上体炎 epididymitis】

- STD として発症する場合には，淋菌やクラミジアが原因のことが多い．
- 教科書的にはクラミジアや淋菌感染に伴う精巣上体炎は 35 歳以下に多く，35 歳以上には外科的処置後の合併症などによるものも多いとされ起炎菌も腸内細菌が中心とされる．ただし，35 歳で sexual activity の線引きをすることなど不可能であり，あくまでも目安であるのできちんと病歴をとること
- 基本的には外来治療が可能であるが，激痛を伴う場合や発熱に悪寒戦慄を伴い，菌血症を疑う場合などは入院治療とすべきである．また，激痛を伴う場合には精巣捻転との鑑別が必要になる．

■ 治療

- セフトリアキソン 250 mg を筋注 1 回のみ＋ドキシサイクリン 100 mg を 1 日 2 回内服×10 日間（STD を疑う場合）強C〔セフトリアキソン筋注はかなり痛みが強いので通常の点滴投与（1 g）でもよいと考える〕
- シプロフロキサシン 400〜500 mg を 1 日 2 回内服×10〜14 日，または，レボフロキサシン 500 mg を 1 日 1 回内服×10〜14 日間または ST 合剤 1 回 2 錠 1 日 2 回内服 10〜14 日間（STD の可能性が低い場合）弱C

■ 参考文献

1 • STD CDC ガイドライン 2015 年版
  http://www.cdc.gov/STD/

▊ 結核 tuberculosis（TB）

■ ポイント

- 「結核を一度疑ったら否定できるまで結核と思って対応す

る」という意識づけが大事である．疑ったら隔離である（空気感染防御）．

- 結核治療は，患者自身の治療という意味と，感染を他の人に広げないという感染対策上の意味の2つの側面をもっている．
- また，「結核を疑えば HIV も同時に疑う」という意識づけが大事である．
- 典型的には慢性化している咳をみれば結核を疑うことになるが，実際には必ずしも咳だけでは結核患者を見つけ出すことはできない．つまり，結核患者は「咳，喀痰，熱，体重減少，元気がない，寝汗，倦怠感…」などのキーワードの組み合わせで表現してくるため，一見つかみどころのない不定愁訴に感じることも少なくないのである．
- 咳患者に軽率にキノロンを使ってはいけない．キノロンは結核治療薬の1つであるため中途半端に使うと結核検査を偽陰性にしたり，耐性菌の発生を招きかねない．また，リネゾリドも同様に結核をマスクする作用がある．

■ 治療

- 必ず専門家にコンサルトすること．絶対に不十分な知識で治療しないこと．ここでは，治療内容は概略だけにとどめておく．
- 結核患者の多くは高齢者（時に ADL も悪く，意思疎通も困難な場合がある）や社会的弱者を含んでいる．最も大切なことは，治療の意味を理解してもらい，いかに毎日内服治療を中断することなく最後まで継続できるかである．
- DOTS (direct observed treatment, short-course) を活用し，患者がきちんと内服する様子を医療従事者が目の前で確認していく 強A．
- 治療期間：最低6か月
- 初期治療導入は以下の4剤が最も多く使用されている：イソニアジド(INH)，リファンピシン(RIF)，ピラジナミド(PZA)，エタンブトール(EMB) 強A．
- 上記4剤で2か月の導入療法後に，イソニアジドとリファンピシンで4か月の継続療法を行う（両薬剤の感受性が良好であるのを前提として）．また，これらイソニアジドとリファンピシンの2剤は結核治療におけるキードラッグ

である.

- 各薬剤の代表的な副作用なども知っておくこと
  - イソニアジド：肝機能障害, 末梢神経炎(ビタミン B_6 の代謝を促進するため)
  - リファンピシン：肝機能障害, 他の薬剤との相互作用(酵素誘導による), 体液(汗, 尿, 涙など)の橙赤色変化
  - エタンブトール：色覚低下, 視力障害
  - ピラジナミド：高尿酸血症(高値になっただけでは治療対象ではない)

囲 理論上は薬疹や皮疹はすべての薬剤で起こりうる. キードラッグであるイソニアジドとリファンピシンのメジャーな副作用であるが, キードラッグなだけに副作用出現時の治療方針は専門家と慎重に話し合って決める必要がある.

■ 参考文献
- CDC ガイドライン
  http://www.cdc.gov/tb/publications/guidelines/default.htm

▌HIV 感染症 HIV infection

■ ポイント

- HIV 感染症は, ① 急性感染期, ② 無症候期, ③ AIDS 期の３つに分けられる. 各病期において患者がどのような所見を呈しているのか(多臓器にわたる), 背景にどんな疾患が合併してくるのかを知っておくことが科を問わず大切なことである. いかにスクリーニングをかけるかが重要である.

- すべては疑うことから始まる. 各年齢における一般的な疾患と一致しない症状を呈している場合の違和感を覚えるとき(若いのに帯状疱疹を繰り返すなど), 病歴上(性交渉歴も含めて)HIV のハイリスクと感じるときなど疑う場合はスクリーニング対象である. 既に他の STD を見つけていたら HIV も疑う. また, HIV を疑うのであれば同時に結核も疑うことを忘れないように.

- 結核の発症率は一般的には一生で 10% 程度であるが, HIV 感染者は毎年 10% に上昇する.

- 詳細な治療内容は専門家に任せればよい.
- ① 急性感染期患者の 40〜60% で 2〜6 週間後に以下に示すように発熱, リンパ節腫脹, 筋肉痛・関節痛といったインフルエンザ様症状を呈する(伝染性単核球症候群も含む)ため, HIV と疑わない限りは一般的な急性ウイルス性上気道炎の類としてスルーされることになる.
- 急性感染期 Acute Retroviral Syndrome の臨床所見には, 発熱(96%), リンパ節腫脹(74%), 咽頭痛(70%), 皮疹(70%), 筋肉痛・関節痛(54%), 下痢(32%), 頭痛(32%), 嘔気・嘔吐(27%), 肝腫脹(14%), 体重減少(13%), 口腔内白苔(12%), 神経学的症状(12%)などがみられる (Ann Intern Med 2002,／PMID: 12617573).
- 上記の急性感染期を経て, ② 無症候期に至る. 何も症状がない場合もあるが, 帯状疱疹, 口腔カンジダ症, 全身性のリンパ節腫脹, 慢性の下痢などを繰り返すことがある. これらの症状を繰り返す場合も HIV を疑うきっかけになる.
- ③ AIDS 期に関しては, HIV と確定した状態で以下に示す AIDS 指標疾患の 1 つ以上が認められた場合に AIDS と確定される(表は紙面の関係上簡略化). 逆に言えば, 以下の疾患を見つけたときに未精査の HIV/AIDS を意識できるかどうかが重要である.

17

指標疾患				
A. 真菌症	1. カンジダ症	2. クリプトコッカス症	3. コクシジオイデス症	4. ヒストプラズマ症	5. ニューモシスチス肺炎
B. 原虫症	6. トキソプラズマ脳症	7. クリプトスポリジウム症	8. イソスポラ症		
C. 細菌感染症	9. 化膿性細菌感染症	10. サルモネラ菌血症	11. 活動性結核	12. 非結核性抗酸菌症	
D. ウイルス感染症	13. サイトメガロウイルス感染症	14. 単純ヘルペスウイルス感染症	15. 進性多巣性白質脳症		
E. 腫瘍	16. Kaposi肉腫	17. 原発性脳リンパ腫	18. 非 Hodg-kin リンパ腫	19. 浸潤性子宮頸癌	
F. その他	20. 反復性肺炎	21. リンパ性間質性肺炎/肺 リンパ過形成	22. HIV 脳症	23. HIV 消耗性	

- また，AIDS 期において，CD4 数に応じた合併感染症の
  リスクは以下のように言われている．
- CD4 数と疾患の関連

CD4 数	日和見感染
<500	結核，細菌性肺炎，帯状疱疹，口腔カンジダ症，非チフス性サルモネラ症，Kaposi 肉腫，非 Hodgkin リンパ腫
<200	ニューモシスチス肺炎，単純ヘルペス潰瘍，食道カンジダ症，サイクロスポーラ症，HIV 消耗症候群，HIV 関連認知症
<100	トキソプラズマ脳症，クリプトコッカス性髄膜炎，クリプトスポリジウム症，ミクロスポリジウム症，進行性多巣性白質脳症
<50	サイトメガロウイルス感染症，播種性 MAC 感染症

(Singh N et al: Frequency of opportunistic infection in PL HIV and its role in monitoring of ART 1 failure. Int J Adv Med 2020；7: 1165-1172 を改変して転載)

■ 治療薬

- 治療は決して安易に行わないこと．必ず HIV 感染症を専門にしている医師にコンサルトすること．
- 治療の目標は，ウイルス量(viral load)を最小限に落とし，免疫力を回復させ(CD4 値を上げ)，日和見感染を含めた合併症を減らすことにある．つまり viral load が下がらない，CD4 が上がらないのは治療の失敗を示唆する．
- 治療薬を大きく分けると，backbone として核酸系逆転写酵素阻害薬(NRTI)，キードラッグとして非核酸系逆転写酵素阻害薬(NNRTI)，プロテアーゼ阻害薬(PI)，インテグラーゼ阻害薬(INSTI)がある．そして，これらを以下のように，キードラッグから 1 剤と backbone から 2 剤を組み合わせる．ここでは詳細な治療内容は割愛する．

17

・AIDS 初期治療薬に推奨される組み合わせ

キードラッグから1剤		backbone から2剤
(1)NNRTI	+	
(2)PI		(4)NRTI×2剤
(3)INSTI		

■参考文献
　・DHHS サイト
　　http://www.aidsinfo.nih.gov/guidelines

■参考文献(感染症の項全体)

1・藤田浩二：マップでわかる抗菌薬ポケットブック，南江堂，2010

2・Bartlett JG, et al: Johns Hopkins ABX Guide: Diagnosis and Treatment of Infectious Disease, Third edition. Jones & Bartlett Pub, 2012

3・Gilbert DN, et al (eds)：the Sanford Guide to Antimicrobial Therapy 2014, Antimicrobial Therapy, 2014

4・青木　眞：レジデントのための感染症診療マニュアル，第3版．2015，医学書院

■引用文献 🖳

（藤田浩二，細川直登）

第18章

呼吸器

▌動脈血ガス分析
arterial blood gas analysis (ABG)

- 簡単な検査だが，患者の重症度の判定・隠れた病態の把握に有用．代償や複数の酸塩基平衡障害があるかどうかまで解釈する．
- 酸素化能の評価

$$A\text{-}aO_2\ gradient = P_AO_2 - PaO_2$$
$$= 150 - (PaO_2 + PaCO_2/0.8)$$

P_AO_2：肺胞気酸素分圧，PaO_2：動脈血酸素分圧

- ・正常値：$A\text{-}aO_2\ gradient < (4 + 年齢/4)$
- ・$A\text{-}aO_2\ gradient$（$A\text{-}aDO_2$）：肺胞気-動脈血酸素分圧較差
- ・大気中 $FiO_2 = 0.21$ 以外では上記の式は不正確

- 酸塩基平衡の解釈法

①pHの評価（酸血症？　アルカリ血症？）
②主たる酸塩基平衡障害を探す（アシドーシス？　アルカローシス？　代謝性？　呼吸性？）
③代償の程度は適切か評価する[注1]
④アニオンギャップを計算する
⑤補正 HCO_3 を計算する
⑥患者にとってその酸塩基平衡障害がどんな意味があるか考える

注1：代償で説明がつかないときは他の酸塩基平衡障害がある

18

■ 予測される代償反応

病態		代償反応の計算式
呼吸性アシドーシス	急性	$\Delta HCO_3(\uparrow)=0.1\times\Delta PaCO_2(\uparrow)$
	慢性	$\Delta HCO_3(\uparrow)=0.4\times\Delta PaCO_2(\uparrow)$
呼吸性アルカローシス	急性	$\Delta HCO_3(\downarrow)=0.2\times\Delta PaCO_2(\downarrow)$
	慢性	$\Delta HCO_3(\downarrow)=0.5\times\Delta PaCO_2(\downarrow)$
代謝性アシドーシス		$\Delta PaCO_2(\downarrow)=1.25\times\Delta HCO_3(\uparrow)$
代謝性アルカローシス		$\Delta PaCO_2(\uparrow)=0.75\times\Delta HCO_3(\downarrow)$

$\Delta PaCO_2=(PaCO_2-40)$の絶対値. $\Delta HCO_3=(HCO_3-24)$の絶対値: ギリシャ文字Δ（デルタ）は変化量を表す

- 代償が正常なら $PaCO_2$ と HCO_3 は同じ方向に動く（$PaCO_2\uparrow$ で $HCO_3\uparrow$, $PaCO_2\downarrow$ で $HCO_3\downarrow$）.
- 急性代償は秒数で, 慢性代償は数時間から数日で起こる.
- 動脈血ガスの値がおかしいと思ったときは Henderson の式〔$[H^+]=(PaCO_2\times24)/HCO_3$〕で検討：$[H^+]$ の値は（$80-[pH$の小数点以下2桁]）に近い値となる. そうでなければ, その血ガスは記載ミスの可能性が高い.

■ 定義

酸血症：pH↓	アルカリ血症：pH↑
アシドーシス：$[H+]\uparrow$ をきたす酸塩基平衡障害（呼吸性・代謝性がある）	アルカローシス：$[H^+]\downarrow$ をきたす酸塩基平衡障害（呼吸性・代謝性がある）

- 他の酸塩基平衡障害がなければ, アシドーシスは pH↓, アルカローシスは pH↓ となる.
- アニオンギャップ（AG）$=Na-(Cl+HCO_3)$ 〔正常：12（2mEq/L）〕
  - 正常 $AG=(Alb\times2.5)+(P\times0.5)$ (Crit Care 2005 PMID 16277739)
  - 補正 AG〔測定 AG＋（測定 AG－正常 AG）〕を用いた AG の表現方法もある.
- AG アシドーシス（AG↑）のとき, 補正 HCO_3 を計算し, AG アシドーシスだけで HCO_3 の変化に説明がつくかどうかを検討する.
  - 補正 $HCO_3=\Delta AG+HCO_3$, $\Delta AG=AG-12$

補正 HCO₃　>30：代謝性アルカローシスもある
　　　　　　　　　（ΔAG＞ΔHCO₃）
　　　　　　24±6：AG アシドーシスのみ
　　　　　　　　　（ΔAG＝ΔHCO₃）
　　　　　　<18：AG 正常代謝性アシドーシスもある
　　　　　　　　　（ΔAG＜ΔHCO₃）

括弧内にあるように ΔAG と ΔHCO₃ を比較してもよい.
Δ ギャップ＝ΔAG－HCO₃（正常：0±6）

▌代謝性アシドーシス metabolic acidosis

- AG アシドーシス（AG↑）と AG 正常代謝性アシドーシス
を区別する.

■ AG アシドーシスの原因

区分	原因	検査
ケトアシドーシス	DKA，アルコール，飢餓	尿中ケトン体，血糖，血中ケトン体[注1]
乳酸アシドーシス	循環不全，呼吸不全，敗血症，腸管や四肢等の虚血，痙攣，悪性疾患，肝不全，シアン中毒，CO 中毒，メトホルミン，β刺激薬（アドレナリンや吸入）	乳酸（簡易キット，血ガス）
腎不全	硫酸，リン酸，有機酸などの蓄積	尿素窒素，クレアチニン
中毒	メタノール・エタノール・エチレングリコール・プロピレングリコール（ジアゼパム，ニトログリセリンなどの薬剤にも含有）などのアルコール類，サリチル酸（アスピリン），パラアルデヒド	血漿浸透圧ギャップ[注2]，血中サリチル酸，血中薬物濃度

注1：迅速な尿ケトン体や簡易キットの一部はヒドロキシ酪酸を検
　　　出せず過小評価となることに注意.
注2：浸透圧ギャップ（血中）：血中浸透圧（測定値）－（2×Na）＋（血
　　　糖/18）＋（尿素窒素/2.8）

18

- 浸透圧ギャップ>10：中毒を考える（メタノール，エチレングリコール）．マンニトールやグリセオール®でも増加
- 血中アルコール（エタノール）濃度は浸透圧ギャップの4.6倍．メタノール：3.2倍，エチレングリコール：6.2倍．プロピレングリコールでは浸透圧ギャップは正常

■ AG 正常代謝性アシドーシスの原因

区分	原因
消化管からの HCO_3 喪失	下痢，小腸や膵瘻・ドレナージ
腎尿細管性アシドーシス（RTA）	Ⅰ型（遠位：K↓）：遠位尿細管からの H^+ 排泄障害 Ⅱ型（近位）：近位尿細管での HCO_3 再吸収不全 Ⅳ型（低アルドステロン症：K↑）
尿路変更術（回腸・結腸導管など）	大腸での Cl/HCO_3 交換，NH_4^+ 再吸収
早期腎不全	NH_4^+ 形成不全
希釈	HCO_3 を含まない輸液の急速静注（生食など）
低 CO_2 治療直後	代償性に腎から HCO_3 喪失から呼吸性アシドーシスの急速な改善

■ AG 正常代謝性アシドーシスの精査

- 病歴（下痢，薬剤，手術歴，生食投与など）
- 尿アニオンギャップ（UAG）：測定不能陽イオンの腎排泄の指標．主に NH_4^+
  計算式：$U_{Na} + U_K - U_{Cl}$
- UAG<0：尿 NH_4^+ 排泄↑は酸血症に対する適切な腎の反応：消化管からの HCO_3 喪失，Ⅱ型 RTA，尿路変向術，酸の摂取，希釈，呼吸性アシドーシス後など．
- UAG>0：腎の NH_4^+ 排泄不全もしくは NH_4^+ が Cl^- 以外の陰イオンとともに喪失：Ⅰ型・Ⅳ型 RTA，早期腎不全など．脱水・ケトン尿でも UAG>0 となる．
- 腎尿細管性アシドーシス（RTA）の原因
  Ⅰ型：Sjögren 症候群，SLE，肝炎，腎石灰症，アムホテリシン，骨髄腫など

Ⅱ型：Fanconi 症候群，アミロイドーシス，骨髄腫，アセタゾラミドなど．

Ⅳ型：（レニン↓）糖尿病性腎症，NSAIDs，慢性間質性腎炎

（レニン正常，アルドステロン合成↓），ACE，ARB，ヘパリン，副腎疾患（アルドステロンへの反応↓），K 保持性利尿薬，ST 合剤，ペンタミジン，シクロスポリン，タクロリムス，鎌状赤血球症，SLE，アミロイド，DM

▌代謝性アルカローシス metabolic alkalosis

■ 代謝性アルカローシスへのアプローチ

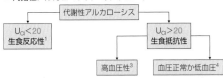

区分	原因
[1] 生食反応性	消化管からの H^+ 喪失（嘔吐[最頻]，胃液吸引，絨毛状腺腫） 以前の利尿薬使用[最頻]，脱水，下剤乱用，高 CO_2 治療直後
[2] 生食抵抗性	[3] 高血圧性（鉱質コルチコイド過剰）：原発性高アルドステロン症，2 次性高アルドステロン症，非アルドステロン性（Cushing 症候群，Liddle 症候群，フロリネフ® 投与など），腎血管性高血圧，甘草など
	[4] 血圧正常か低血圧：重症低 K 血症，Mg↓，炭酸水素ナトリウム投与，非吸収性の陰イオン投与（ペニシリンなど），有機酸の代謝（クエン酸，酢酸，乳酸，ケト酸など），ミルク・アルカリ症候群，Bartter 症候群，Gitelman 症候群など 利尿薬投与中

・代謝性アルカローシスの合併症：頻脈，不整脈，脳血流↓，痙攣，意識障害，イオン化 Ca↓，K↓

18

▌呼吸性アシドーシス respiratory acidosis

■ 原因

- 中枢神経抑制：鎮静薬・麻薬，中枢神経外傷・虚血，全身麻酔
- 神経筋疾患：重症筋無力症，Guillain-Barré 症候群，ポリオ，ALS，筋ジストロフィー，重症低 P 血症，薬剤，毒，電解質異常
- 上気道疾患：急性上気道閉塞，喉頭痙攣，OSAS，気管内チューブ閉塞，食道挿管
- 下気道疾患：喘息，COPD
- 肺実質疾患：肺炎，肺水腫，拘束性肺疾患
- 胸郭疾患：気胸，血胸，flail chest，脊柱後弯・側弯症
- CO_2 産生↑：悪性高熱，悪寒戦慄，代謝亢進，高炭水化物食
  - ・慢性呼吸性アシドーシスでの代償の限界：$HCO_3 = 45$ mEq/L 程度

▌呼吸性アルカローシス respiratory alkalosis

■ 原因

- 低酸素血症から過換気：肺炎，肺水腫，肺塞栓，拘束性肺疾患，心内シャント，高地
- 人工呼吸器などによる過換気
- 呼吸中枢の刺激：中枢神経疾患，**疼痛**，不安，薬剤(サリチル酸，プロゲステロン，テオフィリン，カテコラミン)，**妊娠**，**敗血症**，肝性脳症

▌胸部 X 線写真 chest X-ray（CXR）

■ 胸部 X 線写真の ABCDEFGH

A：Airway 気道…閉塞の有無，傍気管線条

B：Bone 骨…骨折・脱臼・侵食像の有無

C：Cardiac 心…右 1，2 弓，左 1，2，3，4 弓，傍大動脈線？　シルエットサイン？

D：Diaphragm 横隔膜…横隔膜を全長にわたり目認できる？　シルエットサイン？

E：Effusion 胸水…肋横隔角はシャープか？　胸水・気胸の有無

F：lung Field 肺野…結節影，線上影，浸潤影，すりガラス状影，斑状影など

G：Gastric 異泡…free air の有無

H：Hardware デバイス…気管内チューブ，中心静脈ライン，胃管などのデバイスは適切な位置か？

- いつも同じ順序で見る習性をつけること．これを怠ったときに見逃しが多い．
- 適切な写真であることも確認する（患者，撮影方法，吸気，rotation，線量など）．

18

▌呼吸機能検査 pulmonary function test（PFT）

■ 肺気量分画

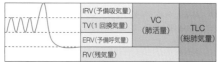

	IRV（予備吸気量）	VC（肺活量）	TLC（総肺気量）
	TV（1 回換気量）		
	ERV（予備呼気量）		
	RV（残気量）		

- 4 つの基本的容量（IRV，TV，ERV，RV）は語尾が V（volume），その組み合わせは語尾が C（capacity）

パラメーター	正常範囲 （% 予測値）	測定方法
FVC FEV$_1$（1 秒量） FEV$_1$/FVC（1 秒率）	80～120 80～120 >70	スパイロメトリーで計測
TLC FRC RV DLco	80～120 75～120 75～120 75～120	ガス希釈法（He）で算出 肺拡散能力試験（DLco）とともに測定可．

- FVC（努力性肺活量）＝（息を最大限吸った後に）息を一気に吐き出したときの肺活量
- 1 秒率は，70% 未満を閉塞性パターンとする考え方（簡単）と，予測値より 5% 以上下回ると閉塞パターンとする考え方がある．
- 患者が最大の努力をしていないと呼吸機能検査は解釈不能．FV 曲線が平滑であることや，FEV$_1$ や FVC に再現性があることを確認（<150 cc：ATS 基準）．

■ 呼吸機能検査の異常に対するアプローチ

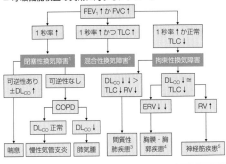

異常パターン	原因
[1] 閉塞性換気障害	上記以外に気管支拡張症, 細気管支炎(BO など), LCH, LAM
[2] 混合性換気障害	サルコイドーシス, 細気管支炎, 進行した間質性肺疾患,
[3] 間質性肺疾患	間質性肺炎(特発性, サルコイドーシス, 塵肺), 浸潤性肺疾患(肺炎), 肺胞蛋白症, PCP, COP
[4] 胸膜・胸郭疾患	肥満, 気胸, 血胸, flail chest, 脊柱後弯・側弯症
[5] 神経筋疾患	重症筋無力症, Guillain-Barré 症候群, ポリオ, ALS, 筋ジストロフィー, 重症低 P 血症, 薬剤, 毒, 電解質異常
DLco↑のみ	肺出血, 多血症, 軽症 CHF, 左→右シャント, 運動
DLco↓のみ	肺梗塞, 肺高血圧, 肺血管炎, 早期間質性肺疾患・肺気腫, 喫煙

LCH：肺リンパ管脈管筋腫症, LAM：肺ランゲルハンス組織球症, PCP：ニューモシスチス肺炎, COP：特発性器質化肺炎, ALS：筋萎縮性側索硬化症, CHF：うっ血性心不全

- 有意な気管支拡張剤改善率(可逆性):FEV$_1$ か FVC が 12% かつ 200 mL 以上増加(ATS 基準).
- 喘息の診断に必ずしも有意な気管支拡張薬改善がみられる必要はない.逆に有意な改善がある喘息患者は相当コントロールが悪い.

▌胸水 pleural effusion

- 胸部 X 線(CXR)からの胸水量の予測
  - 側面像にて肋横隔膜の鈍化:≧50 mL
  - 側臥位で>1 cm の貯留:≧200 mL
  - 正面像にて肋横隔膜の鈍化:≧200 mL
  - 正面像にて横隔膜全体の鈍化:≧500 mL
- 側臥位で>1 cm で,明らかな原因のわかっていない胸水は胸水穿刺をすべし.
- **漏出性**:毛細血管圧↑,膠質浸透圧↓:**心不全**,拘束性心外膜炎,**肝硬変**,**ネフローゼ症候群**,**低アルブミン血症**,trapped lung,稀に(肺塞栓,悪性疾患,粘液水腫,COPD)
- **滲出性**:胸膜の毛細血管透過性↑:**肺炎随伴胸水**,**膿胸**,**結核**,真菌性,寄生虫(アメーバ,エキノコッカス,肺吸虫など),肺塞栓,膠原病(RA,SLE など),**膵炎**,食道穿孔,血胸,乳び胸,偽性乳び胸,CABG 後,Dressler 症候群,**悪性胸水**,アスベスト〔良性石綿胸水(BAPE),悪性中皮腫〕,薬剤(ブロモクリプチン,アミオダロンなど),サルコイドーシス,Yellow nail 症候群,LAM,利尿薬使用後の心不全など
- 初期検査項目:pH,細胞数,細胞分画,LDH,蛋白,グルコース,アミラーゼ,グラム染色,細菌培養,細胞診

■ 漏出性と滲出性の鑑別

Light の基準	・蛋白の胸水/血清比>0.5 ・LDH の胸水/血清比>0.6 ・胸水 LDH>163（血清正常上限>2/3） 上記のいずれかを満たせば滲出性（感度 97%，特異度 85%）
アルブミン	血清アルブミンと胸水アルブミンの差≦1.2（特異度 100%）
コレステロール	胸水コレステロール>55（特異度 95～99%）

(Ann Intern Med. 1972, PMID: 4642731, Chest.)
(1990, PMID: 2152757, Chest, 1991, PMID: 2019164)

■ 胸水の追加検査

- 性状：膿性（膿胸），緑黄色（RA），白色（乳び胸，偽性乳び胸）など
- 好中球優位：肺炎随伴性，肺梗塞，膵炎
- リンパ球優位（>50%）：悪性胸水，結核（ADA，胸膜生検を考慮）
- 好酸球優位（>10%）：血胸，気胸，薬剤性，アスベスト，肺吸虫，EGPA
- ヘマトクリット（胸水/血中比>50%）：血胸
- AFB（抗酸菌染色）：感度 0～10%，培養：感度 11～50%，胸膜生検：感度 38～80%
- ADA（adenosine deaminase）：>70 は結核を示唆，<40 で結核を除外
- 細胞診：悪性胸水の感度 55%，3 検体で 90%
- アミラーゼ：食道穿孔と膵炎
- 中性脂肪：>110 で乳び胸
- コレステロール：>200 で偽性乳び胸

18

■ 肺炎随伴性胸水の分類

分類		培養・Gram染色	pH	悪化のリスク	ドレナージ
1	少量, 自由に移動する (側臥位で<10 mm)	不明	不明	非常に低い	穿刺不要
2	少～中等度の量 (側臥位で>10 mm, <片側胸腔の 1/2)	陰性	≧7.2	低い	不要
3	大量の自由に移動する胸水 (≧片側胸腔の 1/2), 被包化された胸水, 壁側胸膜肥厚を伴う胸水	陽性	<7.2	中程度	必要
4		膿性		高い	必要

(Colice GL, et al: Medical and Surgical Treatment of Parapneumonic Effusions: An Evidence-Based Guideline. Chest 2000; 118: 1158-1171 PMID: 11035692)

• 膿胸をドレナージせずに抗菌薬だけで治療すると, 治療失敗(悪化)となり, 太い胸腔ドレーン, 胸腔鏡下手術(VATS), 胸膜剝皮術(特に侵襲的)などの侵襲的な治療を要する状態となる.

喘息 asthma

(本項目の推奨度は参考文献 7 のガイドラインによる)

• 喘鳴があるからといって, 喘息とは限らない(all that wheezes is NOT asthma)
  • 鑑別: 心不全, COPD, 気管支拡張症, 間質性肺炎, 血管炎, PE, パニック発作, 過換気, 異物, 声帯機能不全など
• **長期管理薬**(コントローラー): 喘息の吸入ステロイドが重要 強A (214 頁の表参照)
• **発作治療薬**(リリーバー): 短時間作用性 β_2 刺激薬吸入(SABA) 強A , 例 サルブタモール MDI[米国での一般名 albuterol](サルタノール®)100 μg を 2 回吸入頓用, ICS-LABA 合剤もブデソニド-ホルモテロール(シムビコー

ト®)ならば，即効性であり，発作治療薬として使用可能
である(SMART 療法 強B)．

■ 喘息治療ステップ(長期管理薬に基づく)

- 喘息の治療ステップは「コントロール良好」となるために
必要な長期管理薬の種類・量に基づいて決まる．
- コントロール良好：喘息症状なし，発作治療薬使用なし，
活動制限なし，PEF＞80％，PEF 日内変動＜20％，増悪
(予定外受診，救急受診，入院)なし
- コントロール良好であれば step down する(治療ステップ
を下げる)．
- コントロール不良であれば step up する(治療ステップを
上げる)．ただし，その前に吸入手技もアドヒアランスも
良好であることを確認する．

18

治療ステップ	長期管理薬	発作治療
ステップ1	①ICS-LABA*頓用 強B ②ICS 頓用(SABA を用いる際に併用) 弱B	SABA 頓用 or ICS/LABA 頓用(長期管理薬として使用の場合)
ステップ2	①ICS 連日 強A or ICS/LABA* 頓用 強A ②LT 拮抗薬 弱B or ICS頓用(SABA を用いる際に併用) 弱B	
ステップ3	①低用量 ICS-LABA 強A ②中用量 ICS 強A or 低用量 ICS+LT 拮抗薬 弱B	
ステップ4	①中用量 ICS-LABA 強B ②高用量 ICS+LAMA 弱B or 高用量 ICS+LT 拮抗薬 弱B	
ステップ5	①高用量 ICS-LABA 強B ＋専門医に紹介し追加治療(例：LAMA 強B, 抗体製剤(抗 IgE, 抗 IL-5/5R, 抗 IL-4R)) 強A ②低用量経口ステロイド(副作用を考慮すること) 弱C	

(GINA 2020 の Box 3-5A を参考に作成)

※①は第一選択肢 強, ②は第二選択肢 弱
※GINA2019 から, SABA 頓用のみは推奨されなくなった
＊印は, ICS-LABA のうちブデソニド−ホルモテロールに限り推奨

- ICS：吸入ステロイド. 例 ブデソニド(パルミコート®)
- LABA：長時間作用性吸入 β_2 刺激薬. 例 インダカテロール(オンブレス®)
- LAMA：長時間作用性抗コリン薬. 例 チオトロピウム(スピリーバ®)
- ICS-LABA 合剤：例 ブデソニド−ホルモテロール(シムビコート®)
- ロイコトリエン(LT)拮抗薬：例 モンテルカスト(キプレス®)

■ 喘息発作の重症度分類

小発作	PEF＞80%，労作性呼吸苦，呼気終末喘鳴
中発作	PEF 50～80%，会話で呼吸苦，呼気喘鳴，呼吸補助筋使用
大発作	PEF＜50%，SaO$_2$＜90%，PaCO$_2$＞45，安静時呼吸苦，吸気・呼気喘鳴，呼吸補助筋使用，奇脈＞25 mmHg

■ 救急での喘息発作のマネージメント

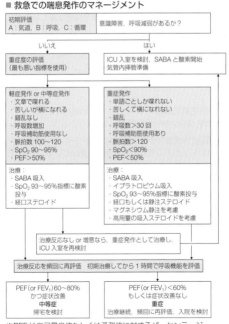

※PEF は自己最良値もしくは予測値に対するパーセンテージ

(GINA 2020 の Box4-4 を参考に作成)

- サルブタモール（ベネトリン®）10 倍希釈液 5 mL（2.5 mg）をネブライザー投与 強A
- 副腎皮質ステロイド 強A：静注＝経口 (JAMA 1988 PMID: 3385910)
  例 プレドニゾロン（プレドニン®）1 日 40〜50 mg 経口を 5〜7 日間
  例 メチルプレドニゾロン（ソル・メルコート®）60〜80 mg/日静注→経口上記
- マグネシウム 2 g 静注（マグネゾール®）弱A：重症で PEF&FEV₁↑ (Cochrane 2000 PMID: 10796650)
- アミノフィリン静注（ネオフィリン®）を加えても（吸入単独と気管拡張は変化なし．副作用の頻度は高くなる (Am Rev Respir Dis 1985 PMID: 2862819)．重症のみに 弱D
- 静注のメチルプレドニゾロン，コルチゾール，プレドニゾロン製剤にはコハク酸が含まれ，使用で喘息が増悪したらコハク酸アレルギーを考慮する（アスピリン喘息患者の 40〜60%）．静注ならリンデロン®，デカドロン® を用いる．

▌慢性閉塞性肺疾患 chronic obstructive pulmonary disease（COPD）

（本項目の推奨度は参考文献 9 のガイドラインによる）
- 推計 530 万人の患者のうち治療を受けているのは 22 万人のみ (NICE 研究, Respirology 2004 PMID: 15612956)．
- 定義：完全には可逆性でない気流制限を特徴とする疾患
  ・気管支拡張薬吸入後のスパイロメトリーで 1 秒率（FEV₁/FVC）が＜70%
- **肺気腫**：気腔の拡張・破壊（病理的な定義）
- **慢性気管支炎**：年≧3 か月の湿性咳を≧2 年（臨床的な定義）
  ・日本では α₁-アンチトリプシン欠損症による COPD は稀
  ◇喘鳴がないことでは COPD 急性増悪を除外できない！

■ 気流制限重症度の分類（GOLD 2020 ガイドライン）

1秒率（FEV$_1$/FVC）<0.70の患者	
分類	FEV$_1$（% 予測値）
GOLD 1	≧80%
GOLD 2	50〜80%
GOLD 3	30〜50%
GOLD 4	<30%

■ COPDの病期・治療

≧2回中等度の急性増悪 or ≧1回入院を要する急性増悪	グループ C LAMA	グループ D LAMA or LAMA＋LABA or ICS＋LABA（好酸球≦300の場合）
0〜1回中等度の急性増悪（入院不要）	グループ A 単剤気管支拡張薬	グループ B LABA か LAMA 単剤定期
	呼吸困難軽い：mMRC 0-1, CAT™<10	呼吸困難重い：mMRC≧2, CAT™≧10

※mMRC：修正 Medical Research Council 息切れ質問票（軽症0⇔重症4）
※mMRC 2は息切れで平坦な道を歩くのが遅いか，息切れのため立ち止まる程度
※CAT™：COPD アセスメントテスト™：COPD の症状各8項目の0〜5点，最大40点

- 禁煙は全患者に 強A
- 呼吸リハビリテーションはグループB〜Dの患者に 強A：症状の改善，運動耐容能↑
- 予防接種を全患者に
  - インフルエンザワクチン毎年 強A：急性増悪↓
  - 肺炎球菌ワクチン 強B：肺炎↓
- 長時間作用性抗コリン薬（LAMA）吸入 強A：急性増悪↓，入院↓，症状↓（UPLIFT研究, NEJM 2008 PMID: 18836213）．副作用：尿閉（BPHで注意），口渇，緑内障増悪など．例 チオトロピウム（ス

　　ピリーバ® レスピマット®）2.5 μg を 1 日 1 回 2 吸入
- 長時間作用性 β₂ 刺激薬（LABA）吸入 強A：急性増悪↓，症状↓．副作用：頻脈，振戦など．例 インダカテロール（オンブレス®）150 μg を 1 日 1 回吸入
- LAMA＋LABA 合剤吸入：合剤で開始も可能．単剤で開始しても，呼吸困難があれば合剤に治療を強化 強A．例 チオトロピウム 5 μg＋オロダテロール 5 μg（スピオルト® レスピマット®）を 1 日 1 回 2 吸入
- 吸入ステロイド ICS 強A：急性増悪↓，症状↓，死亡率不変．副作用：口腔内カンジダ症，嗄声，皮膚炎，肺炎↑（COPD に対して単独で用いない 強A）
- LABA/ICS 合剤吸入 強A：急性増悪↓（TORCH 研究，NEJM 2007 PMID: 17314337），例 ビランテロール/フルチカゾン（レルベア）25 μg/200 μg を 1 日 1 回 1 吸入
- ICS/LAMA/LABA 合剤例：フルチカゾン・ウメクリジニウム・ビランテロール（テリルジー）100 μg/62.5 μg/40 μg を 1 日 1 回 1 吸入
- 喀痰調整薬 弱B：急性増悪↓（PEACE 研究，Lancet 2008 PMID: 18555912）．例 カルボシステイン 500 mg を 1 日 3 回
- 安定期に長期の経口ステロイドは推奨しない 強A．
- アジスロマイシンの定期内服で増悪↓ 弱B だが，検出された細菌の耐性化↑（NEJM 2011 PMID: 21864166）．
- 在宅酸素療法（home oxygen therapy；HOT）強A：適応：PaO₂≤55 mmHg（SpO₂≤88%） か PaO₂≤60 mmHg（SpO₂=88%）＋肺高血圧．労作時の低酸素血症は SpO₂>80% であれば HOT で予後は改善しない（LOTT 研究，NEJM 2016 PMID: 27783918）．
- 上記グループに応じて治療を開始するが，症状や急性増悪があれば治療を step up し（通常は LAMA→LABA→ICS の順），症状が安定し急性増悪がないか or 無効であれば step down する（特に ICS）．

■ COPD 急性増悪の治療
- 気管支拡張薬
　・サルブタモール（ベネトリン®）10 倍希釈液 5 mL をネブライザーで 1〜数時間ごと 強C
　・イプラトロピウム（アトロベント®）1 吸入 20 μg 1〜2

　　吸入を 6 時間ごと **弱C**
- 副腎皮質ステロイド全身投与 **強A**：入院日数↓, FEV_1↑, 再発率↓ (Cochrane 2009 PMID: 19160195).
  - 例 プレドニゾロン 1 日 30～40 mg/日を 5 日(肺炎合併患者を除く) (REDUCE 研究 JAMA 2013 PMID: 23695200).
- 抗菌薬：Anthonisen 基準：痰の量↑, 痰の色↑, 呼吸苦↑の 3 項目すべてが揃うときに投与 **強B** (JAMA 1995 PMID: 7884956). 2 項目なら **弱C**. 喀痰グラム染色を参考にする.
  - 例 オーグメンチン(250 mg)3 錠 3 回＋サワシリン®(250 mg)3 錠 3 回を 5～10 日間
- テオフィリン：急性増悪では有効でない (Cochrane 2001 PMID: 11279755)
  - 普段から服用している人にはレベルをチェックしてから内服継続
- 酸素 **強B**：SpO_2 88～92% を目標に. CO_2 貯留があったとしても酸素化を維持する.
- BiPAP **強A**：早期に行えば挿管↓, 入院期間↓, 死亡率↓ (Cochrane 2017 PMID: 28702957).
  - 適応：重度の呼吸困難, 過度の頻呼吸, 低酸素血症, ↑CO_2 と酸血症(pH<7.35)
  - 禁忌：意識障害, 非協力的な患者, 呼吸停止, 循環動態が不安定, 気道が確保できない患者, 上部消化管出血
- 挿管：BiPAP 禁忌のある患者や BiPAP で改善しない患者
- アドバンス・ケア・プランニング(☞ 42 頁)：急性増悪を繰り返す慢性疾患であり, 非常に重要

肺塞栓症 pulmonary embolism (PE)・深部静脈血栓症 deep vein thrombosis (DVT)

- PE：DVT が肺動脈に塞栓を起こした状態.
- 近位 DVT：膝窩静脈を含むそれより上部. 浅大腿静脈(SFV)も深部静脈. 無治療なら 50% で PE となる.
- 遠位 DVT：80% は自然治癒. 塞栓症は稀. 重篤な症状や進展するリスクがなければ, 抗凝固せずに 2 週間後に超音波で再検して近位に進展していないことを確認 **弱C**. 進展がなければ治療しない **強B**. 重篤症状や進展するリスクあれば抗凝固 **弱C**
- 上肢 DVT：CV 留置がリスクだが, CV 抜去は必須ではな

い．6% で PE となる．腋窩静脈より近位なら抗凝固必要 弱C

- VTE (venous thromboembolism)＝PE＋DVT．DVT は PE となる前の状態
- 亜区域の PE で DVT なし：リスクなければ抗凝固なしも 選択肢 弱C

◇ PE, DVT は緊急疾患！ PE に対してヘパリン抗凝固すると死亡率が 80% 低下する．急変は 48 時間以内が多い．疑ったら迅速な検査を！

■ 診断

- 症状，身体所見，CXR，EKG，ABG は感度，特異度が低い．
- D-dimer：感度は高いが特異度は低い．ラテックス法は感度＜70% で用いない．測るなら低リスクの患者でのみ高感度 D-dimer を測定（感度＞99%）
- 下肢ドップラー超音波（圧迫超音波法との併用は Duplex US）：感度・特異度高い
- 換気血流シンチグラム（V/Q スキャン）：低確率，中等度確率，高確率のうち，正常か高確率のときのみ有用 (JAMA 1990 PMID: 2332918)．造影 CT が撮影できない場合に検討．
- PE プロトコール CT：感度 83%，特異度 96% (PIOPED II 研究. NEJM 2006 PMID: 16738268)
- 肺動脈造影：ゴールドスタンダード（現代ではきわめて稀）

■ 治療

- ヘパリン持続静注 強B：80 単位/kg をボーラス，その後は時間 18 単位/kg で継続し，APTT をモニターして 45～70 秒（正常の 1.5～2.5 倍）に保つ．溶液は 50000 単位ヘパリンを 500 mL の 5% ブドウ糖（or 生食）に注入して作製（100 単位/mL，シリンジポンプで投与）．

APTT(秒)	Δ点滴 (単位/kg/時間)	再ボーラス (単位)	停止	次回 APTT 測定
<40 秒	↑4	80 単位/kg	—	6 時間後
40〜45 秒	↑2	40 単位/kg	—	6 時間後
45〜70 秒	変化なし	—	—	次の日の朝
70〜90 秒	↓2	—	—	6 時間後
>90 秒	↓3	—	60 分	6 時間後

(Ann Intern Med.
1993 PMID: 8214998 を参考に作成)

- 低分子ヘパリン：例 エノキサパリン．日本では保険適用なし
- フォンダパリヌクス(アリクストラ®)1 日 1 回皮下注 5-10 mg(体重に応じ) 高価．保険適用あり
- アルガトロバンはヘパリン誘発性血小板減少症のある患者で有用
- 血栓溶解療法：血圧低下を伴う重篤な PE に 弱B (NEJM 2002 PMID: 12374874)．モンテプラーゼ(クリアクター®)が保険適用あり
- IVC フィルター：抗凝固の禁忌があるとき 強A．死亡率は変わらない (Circ 2005 PMID: 16009794)．ルーチンでは推奨しない 強A．
- 直接作用型経口抗凝固薬 DOAC：リバーロキサバン(イグザレルト®)，アピキサバン(エリキュース®)，エドキサバン(リクシアナ®)，ダビガトラン(プラザキサ®)による治療をワルファリンよりも推奨する 弱B．リバーロキサバンとアピキサバンはヘパリン治療なしで最初から内服薬で VTE が加療できる．
- ワルファリン：ヘパリン 1 日目から開始して最低 5 日間併用．INR が≧2 となってから>24 時間オーバーラップさせてヘパリン終了 強B
  - ワルファリンの拮抗にはビタミン K₁＝フィトナジオン(ケーワン®)を用いる．
- 治療期間：
  - 可逆的な誘因がある場合(手術・外傷・妊娠など)：3 か月 強B

・誘因がない場合(初発):
　・出血リスクが高い場合:3 か月 強B
　・出血リスクが低い or 中程度の場合:生涯 弱B
・癌患者 強B ・VTE 再発 強B :生涯
・抗凝固終了後 1 か月で D-dimer の上昇がみられた場合,
　抗凝固再開すると再発減少 (NEJM 2006
PMID: 17065639) .
・**アスピリン**:抗凝固薬で治療終了後 2 年間 DVT 予防 弱B
　強A (WARFASA 研究. NEJM
2012 PMID: 22621626)

■ 内科患者での DVT 予防(ICU,悪性腫瘍,脳梗塞の患者含む)

患者群	予防
低リスク	・早期離床 ・薬物予防や機械的予防を推奨しない 強A
高リスク ICU 患者	・**ヘパリン Ca 皮下注 5000 単位 12 時間ごと**(第 1 選択) 強A ・**間欠的空気圧迫法**(出血リスクが高い患者および急性期脳梗塞の患者のみ) 強C ・**弾性ストッキング**(出血のリスクが高い患者のみ.それ以外では推奨しない)

下記が≧4 点で高リスクとなる[Padua スコア]
進行癌[3 点],PE, DVT の既往[3 点],3 日以上の寝たきり[3点],既知の血栓性素因[3 点],1 か月以内の外傷・手術[2 点],高齢(≧70 歳)[1 点],心疾患/呼吸器疾患[1 点],急性心筋梗塞/急性虚血性脳梗塞[1 点],急性感染症/リウマチ疾患[1 点],BMI>30 の肥満[1 点],ホルモン補充療法[1 点]

出血リスク:考慮したうえで静脈血栓塞栓症の予防方法を検討する.
活動性の消化性潰瘍,最近の出血(3 か月以内),血小板<5 万/μL,年齢>85 歳,肝硬変(INR>1.5),腎不全(GFR<30)

※術後の患者は必ず術者と相談すること
(ACCP Guideline 2012 より作成)

・予防で VTE は 50% 減るが,アジア人の内科患者では無効だった研究もある (LIFENOX 研究. NEJM
2011 PMID: 22204723) .アジア人は他人種と比較し VTE の頻度は 1/4
・内科患者では弾性ストッキング・間欠的空気圧迫法が有用だとするエビデンスはない(脳梗塞患者除く).米国内科学

会は使用しないことを推奨 $\binom{\text{Ann Intern Med 2011}}{\text{PMID: 22041951}}$ 弱B. VTE
治療前は禁忌. 浮腫・疼痛など, 血栓後症候群の症状があ
る患者には試してもよい.

▌閉塞性睡眠時無呼吸症 obstructive sleep apnea syndrome (OSAS)

- 日本でも頻度が高く(成人男性の 3.3%, 女性の 0.5%),
  見逃さずに診断するのはプライマリ・ケアの仕事! 慣れ
  れば治療も可能
- 定義：**AHI** (apnea-hypopnea index：無呼吸/低呼吸指
  数)が 5 以上で症状のある患者. AHI 5～15 が軽症, 15～
  30 が中等症, >30 が重症と区分される $\binom{\text{Sleep 1999}}{\text{PMID: 10450601}}$.
  軽症は治療を必要としないことが多い.
- **無呼吸**：完全な気流の停止が>10 秒ある状態
- **低呼吸**：気流が>10 秒低下して<30% になる, もしくは
  SpO_2 が≧4% 低下もしくは覚醒を伴うもの $\binom{\text{AASM man-}}{\text{ual 2007}}$
- 日中の過度な眠気や不眠, 自動車事故を引き起こし, 心血
  管系の死亡率が高い.
- いびきや睡眠中に息が止まるかを本人はわからない. 一緒
  に寝ている人がどう言っているか聞こう.
- 日本では SAS と言う用語を使うことも多い.

18

■ 日中傾眠のエプワース眠気尺度（Epworth sleepiness scale：ESS）

0＝決して居眠りしない
1＝稀に居眠りする
2＝ときどき居眠りする
3＝よく居眠りする

普段の生活で，次の状況で居眠り（うたた寝）する可能性はありますか？

・座って読書しているとき
・テレビを見ているとき
・公共の場所で座って何もしていないとき（劇場や会議など）
・休憩せずに1時間続けて車に乗せてもらっているとき
・座って誰かと話しているとき
・昼食後静かに座っているとき（飲酒なしで）
・自分で車を運転して，信号待ちで少し停車しているとき

合計点数：＿＿＿＿＿（0−10が正常）

（Johns MW. A new method for measuring daytime sleepiness：
the Epworth sleepiness scale. Sleep 1991；4：540-545 PMID：
1798888）

- ESSの感度は高いが特異度は低い．つまりESSが高くてもOSASとは限らない．確診には少なくとも簡易睡眠検査が必要
- ポリソムノグラフィー（PSG）が診断のゴールドスタンダードだが，OSAS患者は簡易睡眠検査（脳波なし）でも診断可．後者は安価で入院不要
- 高齢者（＞65歳）で無症状，車の運転もしないOSAS患者を治療するかは議論が分かれる．死亡率は下げない．
- 治療は鼻CPAP（AutoPAPも可）が最も効果的 強B．他に体重減少，禁酒，鎮静薬を避けること，側臥位で眠ること，鼻・咽頭・甲状腺疾患の治療，口腔内装置（軽症・中等症のみ 弱B），気切，外科的治療など
- 日本での鼻CPAPの保険適用は簡易睡眠検査でAHI＞40，PSGでAHI＞20となっている．治療中は最低3か月に1回の診察が必要

▌間質性肺疾患 interstitial lung disease

- 呼吸器内科コンサルトする前に除外したい疾患
  - **心不全**(最多:BNP,利尿反応をみる)
  - 感染:ウイルス性(**インフルエンザ**など),非定型肺炎,**結核**,**MAC**,真菌(**PCP**など),寄生虫性
  - 悪性疾患(癌性リンパ管症,上皮内腺癌(旧 BAC の新名称),リンパ腫,白血病
- 高解像度 CT(HRCT):1~2 mm スライス.病変の性状(網状影? 結節影? すりガラス陰影? 蜂窩織肺?),場所(中枢優位,末梢優位)
- 採血:KL-6(陰性でも除外できない),LDH,(ACE),抗核抗体,ANA,RF,ANCA,抗 GBM 抗体,HIV 抗体などを適応に応じて.

■ 鑑別疾患と留意すべき点・キーワード

- **特発性間質性肺炎**(原因不明の間質性肺疾患,病理像で区分される)
  - **UIP**(通常型間質性肺炎):IPF(特発性肺線維症)とも呼ばれる,70% と最多,特に末梢・胸膜下の肺線維化・蜂窩織肺,治療に反応せず予後不良,ピルフェニドン(CAPACITY研究,ERJ 2010 PMID:19996196)・ニンテダニブ(オフェブ®)(IMPUL-SIS-1,2 研究,NEJM 2014,PMID:24836310)で進行抑制
  - **AIP**(急性間質性肺炎):別名 Hamman-Rich 症候群,原因不明の ARDS,予後不良
  - **NSIP**(非特異型間質性肺炎):肺病変の時相が均一,ステロイドに反応
  - **COP**(特発性器質化肺炎):別名 BOOP,浸潤影,ステロイドに反応
  - **DIP**(剥離性間質性肺炎):喫煙者,治療:禁煙・ステロイド
  - **RB-ILD**(呼吸細気管支炎関連間質性肺炎):DIP に類似して予後良好
  - **LIP**(リンパ球性間質性肺炎):Sjögren 症候群,AIDS に合併多い,リンパ増殖性疾患
- **サルコイドーシス**:両側肺門部リンパ節腫脹,結節性紅斑,ブドウ膜炎など肺外症状

18

- 膠原病
  - 強皮症，PM/DM，SLE，RA，血管炎(DAH を呈することも：GPA，EGPA，顕微鏡的多発血管炎)，Goodpasture 症候群(DAH＋RPGN，喫煙者，90％ で抗 GBM 抗体陽性)など
- びまん性肺胞出血(DAH)：BAL で洗浄しても濃くなる血性の洗浄液
- PIE 症候群(BAL で好酸球↑＋浸潤影)
  - **ABPA(アレルギー性気管支肺アスペルギルス症)**：総 IgE↑，抗アスペルギルス IgE↑，好酸球↑，中心性気管支拡張症
  - **Löffler 症候群**：一過性，回虫・鉤虫・糞線虫や薬剤(コカインなど)
  - **急性好酸球性肺炎**：CXR は肺水腫に似る，BAL 中好酸球≥25％，大半では末梢好酸球は正常，ステロイド著効
  - **慢性好酸球性肺炎**：肺水腫と逆の末梢性浸潤影，BAL 中好酸球≥25％，末梢好酸球↑，ステロイドに反応
  - **好酸球増多症候群**：骨髄と多臓器にも好酸球が浸潤，予後不良
- 肺胞蛋白症：HRCT で crazy paving パターン，ミルク様に白濁した BAL 液
- LAM(肺リンパ管筋腫症)：若い女性，気胸，乳び胸，薄壁多発嚢胞
- LCH(肺ランゲルハンス組織球症)：若年，喫煙者，壁の厚い多発嚢胞
- 医原性(服薬歴，既往歴，加療歴)
  - 化学療法：ブレオマイシン，シクロホスファミド，メトトレキサート
  - チロシンキナーゼ阻害薬(TKI)：ゲフィチニブ，エルロチニブなど
  - mTOR 阻害薬；エベロリムス，テムシロリムスなど
  - ボルテゾミブ，ベバシズマブなど
  - 免疫チェックポイント阻害薬：ニボルマブ，ペムブロリズマブなど
  - 他の薬：アミオダロン，INH，ヒドララジン
  - 放射線治療(境界明瞭，解剖学的に説明のつかない境界)

- 塵肺（曝露歴，職歴を聞く）
  - 石綿肺（UIP に似た間質性肺線維症，石灰化した胸膜プラーク），炭鉱夫肺，珪肺，ベリリウム肺（サルコイドーシスに似る）
  - 過敏性肺炎（曝露歴，家庭環境，BAL で CD4/8↓，小葉中心性結節）

■ 参考文献

1 • Culver BH, et al: Recommendations for a Standardized Pulmonary Function Report. Am J Respir Crit Care Med 196: 1463-1472, 2017 PMID: 29192835

2 • Ruppel GL: Manual of Pulmonary Function Testing, 8th ed. Mosby, 2003

3 • Hyatt RE, et al: Interpretation of Pulmonary Function Tests: A Practical Guide, 2nd ed. LWW, 2003

4 • 日本呼吸器学会肺生理専門委員会（編）：呼吸機能検査ガイドライン．メディカルレビュー，2004

5 • Novelline RA: Squire's Fundamentals of Radiology, 6th ed. Harvard University Press, 2004

6 • Colice GL, et al: Medical and Surgical Treatment of Parapneumonic Effusions: An Evidence-Based Guideline. Chest 118: 1158-1171, 2000 PMID: 11035692

7 • 日本アレルギー学会喘息ガイドライン専門部会（監）：喘息予防・管理ガイドライン 2018（JGL 2018）．協和企画，2018

8 • Global Initiative for Asthma (GINA): Global Strategy for Asthma Management and Prevention (Updated 2020) http://www.ginathma.com/

9 • 日本呼吸器学会 COPD ガイドライン第 5 版作成委員会（編）：COPD（慢性閉塞性肺疾患）診断と治療のためのガイドライン，第 5 版．メディカルレビュー，2018

10 • Global Initiative for Chronic Obstructive Lung Disease (GOLD) 2020. http://www.goldcopd.org/

11 • Kearon C, et al: Antithrombotic Therapy for VTE Disease: CHEST Guideline and Expert Panel Report. Chest 2016; 149: 315-352 PMID: 26867832

12 • Holbrook A, et al: Antithrombotic Therapy and Prevention of Thrombosis, 9th ed: ACCP Evidence-Based Clinical Practice Guidelines. Chest 2012; 141: Suppl:e1525-e1845 PMID: 22315259

18

13 • 日本循環器学会他（編）：肺血栓塞栓症および深部静脈血栓症の診断，治療，予防に関するガイドライン（2017年改訂版）（JCS2017），2018

14 • Berry RB: Sleep Medicine Pearls, 2nd ed. Hanley & Belfus, 2003

15 • 睡眠呼吸障害研究会（編）：成人の睡眠時無呼吸症候群－診断と治療のためのガイドライン．メディカルレビュー，2005

16 • 日本呼吸器学会びまん性肺疾患診断・治療ガイドライン作成委員会（編）：特発性間質性肺炎　診断と治療の手引き，改訂第3版．南江堂，2016

（八重樫牧人）

第19章

循環器

▌高血圧　hypertension

■ 定義
・検診や外来での随時血圧：140/90 mmHg 以上
・家庭血圧：135/85 mmHg 以上
・高値血圧：130〜139/80〜89 mmHg
・I度高血圧：140〜159/90〜99 mmHg
・II度高血圧：160/100 mmHg 以上
・少なくとも2回以上の異なる機会における血圧値に基づいて行う.

■ 血圧測定法
・基本的には上腕カフ血圧計で測定する.
・座位で数分以上の安静状態で行い，測定前にカフェインの摂取，喫煙，飲酒を行わない.
・初診時には両腕で測定し，左右差を確認する. 左右差がある場合，以後は高いほうを採用
・下肢動脈の拍動が微弱である場合は，下肢の血圧も測定
・家庭血圧は，起床後1時間以内，排尿後，座位1〜2分安静後，降圧薬服用前，朝食前に，また晩は就寝前，座位1〜2分安静後に測定する.

■ 白衣高血圧・仮面高血圧
・白衣高血圧はI度高血圧の 15〜30%
・正常血圧群と同じで本当に治療不要かまだ議論の残るところ. 臓器障害の有無を確認する.
・仮面高血圧を疑えば 24 時間自由行動化血圧測定（ABPM）を考慮

■ 病歴聴取のポイント
・高血圧を指摘された時期，状況（検診，診察時，自己測定

など），持続期間，治療経過．特に，降圧薬に対する反応，
内服していた降圧薬の種類を確認
- 二次性高血圧や高血圧合併症，臓器障害の存在を疑う病歴
（詳細は後述）
- 脳卒中，心疾患，腎疾患，末梢動脈疾患，妊娠高血圧症候
群，糖尿病（DM），脂質異常症，肺疾患（気管支喘息な
ど），内分泌疾患などの既往
- 飲酒，喫煙の有無とその程度・期間
- 運動習慣，食事内容（誰が作成しているか，間食の有無，
摂取量），ストレス環境

■ 身体所見

- 身長，体重（最近の変動も），BMI（kg/m^2）
- 眼底所見，甲状腺腫，頸静脈圧上昇
- 胸部：心音（心雑音・Ⅲ音・Ⅳ音），肺 crackle
- 腹部：肝腫大，腹部腫瘤，血管雑音
- 四肢・頸動脈の拍動・雑音，浮腫，紫斑

■ 初診で提出する検査

- 尿検査（蛋白尿，血尿の有無）
- 生化学検査（腎障害，電解質異常の有無，脂質異常症
や糖尿病などの併存疾患の有無）
- 胸部 X 線写真（心拡大の有無，大動脈の走行・拡大の
有無）
- 心電図（虚血性変化，ST-T 変化，心房細動など不整脈
の有無）
- 眼底検査（網膜出血，乳頭浮腫の有無）
- 臓器障害の検索
- 病歴・身体所見で疾患を疑う場合のみ，頭部 CT
（MRI），心臓超音波検査，頸動脈超音波，上下肢血圧
比（ABI）などを検討する．全例で行う必要はない．

■ 二次性高血圧

※下記以外は全例で検査するのではなく，病歴・身体所見で疑った場合に検査する．

若年発症（＜30 歳）・治療抵抗性高血圧（降圧に利尿剤を含む 3 剤必要）・高血圧症性緊急症・コントロール良好だった高血圧の急な増悪・臓器障害などでは精査を考慮する

- 腎実質性：多発性嚢胞腎，DM，糸球体腎炎の既往
  - 検査：腎機能検査，尿沈渣
- 腎血管性：アンジオテンシン変換酵素阻害薬（ACE-I）やアンジオテンシンⅡ受容体拮抗薬（ARB）で増悪する腎不全，腹部血管雑音
  - 検査：腎血管ドップラー超音波
- 原発性アルドステロン症：夜間多尿，低 K 血症，副腎偶発腫瘍
  - 検査：早朝血漿レニン/アルドステロン比＞200 かつ，アルドステロン＞120 pg/mL
    スピロノラクトン以外の降圧薬は内服したまま初回検査する．異常値なら休薬して再検査する
- Cushing 症候群：中心性肥満，満月様顔貌，皮膚線条，高血糖，低 K 血症
  - 検査：1 mg 終夜デキサメタゾン試験（患者に受診前日 23 時に自宅で内服させ，翌朝 8 時に採血）．早朝コルチゾール値≧5 μg/dL（感度 85％，特異度 95％）もしくは，24 時間トルエン蓄尿遊離コルチゾール
- 褐色細胞腫：発作性・動揺性高血圧，頭痛，動悸，発汗，高血糖
  - 検査：24 時間塩酸蓄尿メタネフリン・ノルメタネフリン（腎不全，重症疾患，薬剤で偽陽性）もしくは，血中遊離メタネフリン・ノルメタネフリン（2019 年から保険収載）
- 甲状腺機能異常：TSH，遊離 T_4
- 閉塞性睡眠時無呼吸症候群：簡易睡眠検査

■ 高血圧緊急症/切迫症

- 180/120 mmHg 以上かつ末梢臓器障害が出現している状態が緊急症で，臓器障害が出ていないものは切迫症
- ①脳卒中や緩徐発症の頭痛，嘔気・嘔吐，不穏，痙攣など

19

の神経所見，②ACS，肺水腫，動脈解離などの心臓所見，③乳頭浮腫・網膜出血などの眼所見，④血尿・蛋白尿・AKIなどの腎所見を確認
- **検査**：一般血液・尿検査，心電図，胸部単純写真（頭部CTは頭痛や神経症状を認めた場合）
- **治療**：緊急症ならば基本的に入院でニカルジピン静注など静注降圧薬を選択．臓器血流の低下を防ぐために最初の2〜6時間で血圧の下げ幅は25％まで．切迫症の場合は高血圧の罹患歴が長く，臓器障害もみられる場合が多い．内服降圧薬（長時間作用型Caチャネル拮抗薬が多い）を開始し数日かけて緩徐に降圧させる．

■ 治療

- 治療で心不全50％減，脳梗塞40％減，心筋梗塞20〜25％減
- 生活習慣の改善：食事療法（DASH：Dietary Approaches to Stop Hypertension）
- 薬剤は単剤か併用で低用量から開始し，1日1回投与の長時間作用型の降圧薬を使用

是正内容	推奨事項	期待される血圧低下
塩分摂取制限	食塩6g/日以下	2〜8mmHg
減量	BMI≦25	1mmHg/kg
有酸素運動	30分以上/日を毎日	4〜9mmHg
DASH食	果実・野菜・低脂肪乳製品	8〜14mmHg
節酒	ビール700mL/日まで，女性はその半分	2〜4mmHg

◆ 薬剤の選択

- 心血管病抑制効果の大部分は，その種類よりも降圧度によって規定される．
  - 高血圧治療ガイドライン（JSH）2019：各薬剤に積極的適応のある病態がそれぞれ存在する．それ以外ではCaチャネル拮抗薬，ACE-I/ARB，少量利尿薬のなかから選択する．

◆JSH 2019 各薬剤が積極的適応となる病態

	Ca チャネル拮抗薬	ACE-I/ARB	サイアザイド系利尿薬	β遮断薬
左室肥大	●			
心不全(EF 低下)		●[*1]	●	●[*1]
頻脈	●(非ジヒドロピリジン系)			●
狭心症	●			●[*2]
心筋梗塞後		●		●
CKD 蛋白尿＋		●		

[*1] 少量から開始し，注意深く漸増する
[*2] 冠攣縮には注意
〔日本高血圧学会高血圧治療ガイドライン作成委員会(編)：高血圧治療ガイドライン 2019(JSH 2019)．ライフサイエンス出版，p77，2019 より転載〕

◆相対的な禁忌：併存疾患の増悪の危険性がある場合
・Ca チャネル拮抗薬：房室ブロック(非ジヒドロピリジン系)
・ARB/ACE-I：妊娠，高 K 血症，両側腎動脈狭窄，血管浮腫
・サイアザイド系利尿薬：痛風，低 Na 血症，耐糖能異常
・β遮断薬：喘息，房室ブロック，末梢循環不全，耐糖能異常
・α遮断薬：起立性低血圧

■ 降圧目標(診察室)
・JSH 2019：130/80 mmHg 未満(下記以外すべて)
・140/90 mmHg 未満(≧75 歳，蛋白尿なしの CKD，両側頸動脈狭窄，脳主幹動脈閉塞の患者)
　※目標値が 10 mmHg 下がったことに注意

■ フォローアップ
・できるだけ血圧手帳を渡して家庭血圧を付けてもらうこと

19

- 降圧目標へは数か月かけて達成させるほうがよい. 血管リスクの高い患者は早めに, また高齢者は心肺機能が低下しているので緩徐に降圧する.
- 新規薬剤を追加した場合, 約2週間後にフォローアップを検討する.

■ **参考文献**

1 • 日本高血圧学会高血圧治療ガイドライン作成委員会(編). 高血圧治療ガイドライン2019(JSH 2019). ライフサイエンス出版, 2019
2 • Williams B, et al. 2018 ESC/ESH Guidelines for the Management of Arterial Hypertension. Eur Heart J 2018; 39: 3021-3104 PMID: 30165516
3 • Whelton PK, et al. 2017 ACC/AHA/AAPA/ABC/ACPM/AGS/APhA/ASH/ASPC/NMA/PCNA Guideline for the Prevention, Detection, Evaluation, and Management of High Blood Pressure in Adults : A Report of the American College of Cardiology/American Heart Association Task Force on Clinical Practice Guidelines. J Am Coll Cardiol 2018; 71 : e127-e248 PMID: 29146535

(矢野勇大, 八重樫牧人)

心不全　heart failure

■ **定義**

- 心不全とは, 心臓の収縮か拡張が何らかの原因で障害され, 結果として息切れ, 浮腫などを含む症状が出現した状態. つまり, **症候名であり, 正確には病名ではない**.
- 診断は主には病歴と身体所見で行われ, もっとも古典的な診断基準としてフラミンガム診断基準 $\binom{\text{N Engl J Med 1971}}{\text{PMID: 5122894}}$ がある(診断の項に記載).

■ **病因と病態**

- 近年心不全患者の半数で左室収縮能が保たれていることがわかっており〔heart failure with preserved ejection fraction(HFpEF)と呼ばれる〕, 心エコーで収縮能(EF)がよいから心不全が否定できる訳ではないことに注意! 診断はあくまで身体所見・病歴

■ 症状

- 一般的には左心不全症状(肺うっ血・夜間発作性呼吸困難・起座呼吸・Ⅲ音・Ⅳ音など)と右心不全症状(下腿浮腫・肝臓大など)に分けられる.
- 数時間から数日の経過で発症する場合と(急性心不全),数週間~数か月の経過で発症する場合がある(慢性心不全).
- 慢性心不全(月単位の症状)
  - 体液貯留による症状(呼吸困難,浮腫など)と循環不全による症状(全身倦怠感,運動耐容能低下など)を認める.

New York Heart Association(NYHA)分類
Class Ⅰ:心疾患はあるが,運動制限を必要としないもの.
Class Ⅱ:日常生活で動悸・息切れを自覚することがあり,軽度の制限を要する.
Class Ⅲ:安静時は無症状も,普通以下の日常生活でも動悸・息切れを自覚する.
Class Ⅳ:安静時にも心不全症状を自覚する.

- 急性心不全(数時間から数日の症状)
  - 肺水腫による息切れ・起座呼吸・発作性夜間呼吸困難,肝うっ血に伴う右上腹部違和感,不整脈に伴う動悸や立ちくらみ感を認める.

■ 診断

- フラミンガム心不全診断基準

大基準	小基準
・発作性夜間呼吸困難 ・起座呼吸 ・頸静脈怒張 ・湿性ラ音 ・Ⅲ音聴取 ・胸部X線写真で心拡大あり 　胸部X線写真で肺水腫あり ・5日間の心不全治療による 　4.5kg以上の体重減少	・両側性下腿浮腫 ・夜間咳嗽 ・日常労作での呼吸苦 ・肝腫大 ・胸水貯留 ・120bpm以上の頻拍 ・5日間で(心不全治療以外の 　治療による)4.5kg以上の体 　重減少

※大基準2項目 or 大基準1項目+小基準2項目で診断

19

- 身体所見
  - あるシステマティックレビューでは (Health Technol Assess 2009 PMID: 19586584)、最も感度が高い身体所見は呼吸苦であり、最も特異度が高い所見は過剰心音であった.

身体所見	感度(%)	特異度(%)
呼吸苦	87	51
起座呼吸	89	44
心筋梗塞の既往	89	26
聴診でのⅢ音・Ⅳ音	11	99
肝腫大	17	97
X線での心拡大	27	85
肺ラ音	51	81
浮腫	53	72
内頸静脈怒張	52	70

- 検査所見
  - 貧血・甲状腺機能亢進/低下症・腎不全なども心不全の原因となりうる.
  - 稀に顕著な低栄養患者(アルコール依存患者も含む)においてビタミン B_1 欠乏症から脚気心となり心不全となる可能性があるので、病歴から疑われれば検査を 強C.
  - BNP は限界を知って利用すれば心不全の診断に大きく寄与する 強A. ただし, BNP(NTpro-BNP)が高値というだけで心不全の診断を行うことは大きな間違い. まず病歴と身体所見ありきであることに注意!
  - BNP なのか, NTpro-BNP なのかによってカットオフ値が大きく異なるので注意!
  - rule-out：BNP<100 pg/mL もしくは NTpro-BNP<300 pg/mL で NPV 98%
  - rule-in：一般的には BNP>400 pg/mL, NTpro-BNP は年齢による(<50 歳：450 pg/mL, 50〜75 歳：900 pg/mL, 75 歳<：1800 pg/mL のカットオフで感度90%/特異度 84%)(Eur Heart J 2006 PMID: 16293638).
    ※BNP/NTpro-BNP はどちらかというと rule-out に有用 強A.
  - 注意点：①BNP は腎機能低下があるだけで上昇する, ②敗血症でも上昇することがある, ③肥満患者では BNP は低い, ④AF(心房細動)患者では BNP が高値で

心房細動合併患者において BNP≧100 pg/mL のカットオフは特異度が 40％ まで低下する（心房細動がない場合 79％）ので≧200 pg/mL にすると感度 73％，特異度 85％ で心不全を診断できる（J Am Coll Cardiol 2005）（PMID: 16139134）

■ 治療

• 慢性心不全：①虚血性か非虚血性か，②弁膜症によるものか，③左室収縮能（left ventricle ejection fraction：EF）が保たれている（HFpEF）か EF が低下している症例（heart failure with reduced ejection fraction（HFrEF）］かなどをまず診断し，そのうえでそれぞれに応じた治療を決定する必要がある．

• 薬物治療

• 慢性心不全治療に使用される薬剤と，注意すべき副作用
　• HFrEF で死亡率低下が証明されている薬剤・治療

• ACE 阻害薬 強A （Circulation 2013）（PMID: 23741058）：妊娠・ACE 阻害薬での血管浮腫の既往・既知の両側腎動脈狭窄の患者には禁忌！　副作用としては血圧低下（特に血管内脱水の患者への初回投与）・血管性浮腫・高 K 血症（CKD/DM/高齢/アルダクトン/NSAIDs 服用がリスク）・腎機能障害（投与開始後 1 週間が多い）・乾性咳嗽

• ARB 強A （Circulation 2013）（PMID: 23741058）：妊娠・ARB での血管浮腫の既往・既知の両側腎動脈狭窄患者には禁忌！　副作用は血圧低下（ACE 阻害薬より多い），血管性浮腫（ACE 阻害薬より少ない），高 K 血症・腎機能障害
　※ACE 阻害薬と ARB の同時投与は今のところ有効性が示されておらず，血圧低下・失神・腎機能障害・高 K 血症のリスクを上昇させることが示唆されているので可能であれば避けるべき．

• β遮断薬：徐脈性不整脈・重症の気管支喘息には禁忌！　副作用は気管支喘息の増悪（β1 選択性が低いβ遮断薬で），徐脈，血圧低下
　※ACE 阻害薬/ARB もβ遮断薬も効果は用量依存性であり，少量から開始後に漸増し，副作用が出ない

19

　　最大用量とする.
- ・アルドステロン拮抗薬(スピロノラクトン・エプレレノン) **強A** (Circulation 2013 PMID: 23741058)：副作用は高 K 血症(特に腎機能障害例), 女性化乳房
  ※すでに ACE 阻害薬/ARB と β 遮断薬内服中の患者で, 高 K 血症(K>5.5 mEq/L)とならない場合のみ
- ・心臓再同期療法 CRS(EF≦35% かつ LBBB で QRS 幅≧130 ms の患者で **強A**) (Circulation 2013 PMID: 23741058)
- ・植込み型除細動器 ICD(EF≦35%)の患者で **強A** (Circulation 2013 PMID: 23741058)
- ・アンギオテンシン受容体・ネプリライシン阻害薬(ARNI)のサクビトリル・バルサルタンは日本でも保険適用となった **強B**

- ・HFrEF で死亡率低下は証明されていない薬剤・治療

- ・利尿薬：低 K 血症, 高用量(最低でも 2 g/日)で聴力障害
- ・ジギタリス, ジゴキシン：腎機能障害例では血中濃度が上昇しジギタリス中毒(食思不振・嘔気・腹痛・徐脈・混乱などの神経症状・色覚異常や暗点など)をきたすため注意. なお, ジギタリス中毒は血中濃度が「治療範囲内」であったとしても除外はできない. たとえ中毒症状がなくても, 血中濃度が 1.2 ng/mL 以上の場合, 予後の悪化が報告されているので減量が必要 (JAMA 2003 PMID: 12588271). 適正値領域は 0.5〜0.8 ng/mL.

- ・心臓リハビリテーション **弱B**
  - ・死亡率低下, functional capacity・運動可能時間・QOL の改善, 入院の減少が示されている.

■ 急性非代償性心不全 🖥

- ・近年よく使用されるものにクリニカルシナリオがあるが, これは急性心不全に対する治療を簡略化し分類したに過ぎず, かつクリニカルシナリオに従い治療することが患者の

予後を改善させるというエビデンスは存在しないことを知っておく.

・Nohria-Stevenson 分類と治療指針

	dry	wet
warm	うっ血なし 血圧・末梢循環維持 **経口心不全薬の調整**	うっ血あり 血圧上昇型 **血管拡張薬±利尿薬** うっ血あり 血圧維持型 **利尿薬＋血管拡張薬** **利尿薬抵抗性は限外濾過**
cold	体液量減少（脱水） 血圧低下・末梢循環不全 **輸液** **循環不全が遷延すれば強心薬**	うっ血あり，末梢循環不全 血圧拡張薬±強心薬 うっ血あり 血圧低下・末梢循環不全 **強心薬（血管収縮薬も）** **血圧維持後に利尿薬** **反応のないときは補助循環**

うっ血所見：起座呼吸・夜間発作性呼吸困難・頸静脈怒張・肝頸静脈逆流・肝腫大・四肢浮腫・腹水

組織低灌流所見：低い脈圧，四肢冷感・冷汗，意識レベル低下，乏尿・腎機能増悪

(Nohria A, et al. Clinical assessment identifies hemodynamic profiles that predict outcomes in patients admitted with heart failure. J Am Coll Cardiol 2003; 41: 1797-1804 PMID: 12767667 を参考に作成)

19

・急性心不全治療時に使用する薬剤例

① 利尿薬としてフロセミド 20 mg 静注(反応尿が得られなければ1回量を増量，反応尿が得られるが，より除水をしたいときには量は固定で回数を増やす．フロセミドの持続時間は6時間)

② 硝酸薬として ミオコール®50 mg/100 mL を3 mL/時で開始，血圧に応じて増減(ER ではミオコール® スプレーを1回舌下噴霧で処置治療も可)

③ 低血圧時のカテコールアミンはノルアドレナリンを推奨
弱 C

・非侵襲的陽圧換気(NPPV)の非適応症例

・心肺停止症例

・重度の意識障害
・多量の上部消化管出血
・高度の誤嚥の可能性
・上気道の閉塞の可能性

■ 参考文献

1 • ACCF/AHA 心不全ガイドライン
　　Circulation 2013; 128: e240-e327 PMID: 23741058
2 • 日本循環器学会，日本心不全学会．急性・慢性心不全診療ガイドライン（2017 年改訂版），2018

（末永祐哉）

不整脈総論

■ 不整脈のポイント

・不整脈は「待てる」（安定した）不整脈と，「待てない」（不安定な）不整脈に分けられる．
・まずはバイタルチェックし，患者の状態が安定か不安定かを確認すること
・考え方の基本は，2015 American Heart Association（AHA）Guideline for CPR and ECC[1]の ACLS アルゴリズムである．日本では，AHA の蘇生教育の普及にも協力した JRC（日本蘇生協議会）がガイドラインを作成している．基本的な考え方は ACLS も JRC も同一である．JRC ガイドライン 2015（以下 G2015）[2]は無料公開されているため，活用したい．
・不整脈を見たら，G2015 のアルゴリズムどおりに進めると大きな間違いはない．アルゴリズムの大まかな流れを頭に入れておくか，いつでも確認できるように持ち歩くべきである．
・不整脈の評価・治療と同時に原因検索を行う．

■ 徐脈性不整脈のポイント

・G2015 における徐脈のアルゴリズムのキーワードは，① 患者の状態評価，② アトロピンの静注，③ 経皮的ペーシングの考慮，である．

- まずモニターを装着し，①患者の状態評価を行い徐脈による循環不全の徴候（低血圧，急性意識障害，虚血による胸痛，急性心不全など）の有無を見る.
- 循環不全の徴候がなければ，経過観察するのみでよい.
- 循環不全を認める場合は，まずは②アトロピン 0.5 mg の静注を行う. 総投与量は 3 mg まで反復投与してよい 強B[1].
- アトロピンが無効な場合は③経皮的ペーシングを考慮するが 強B[1]，その前にドパミン（2～10 μg/kg/分）またはアドレナリン（2～10 μg/分）の持続静注を試してもよい 強B[1].
- これらを行いながら専門医への相談を考慮する.

■ 徐脈のアルゴリズム

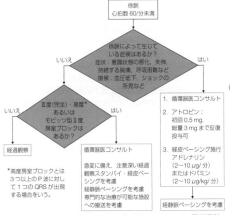

〔日本蘇生協議会（監修）：JRC 蘇生ガイドライン 2015. 医学書院，2016 より転載〕

■ 頻脈性不整脈のポイント

・頻脈のアルゴリズムは簡略化されている（不整脈の診断を目標とはしない）.

・キーワードは，①患者の状態，②QRS 幅，③リズムの3つである.

・徐脈と同様に，まずはモニターを装着し，①患者の状態評価を行い頻脈による循環不全の徴候（低血圧，急性意識障害，虚血による胸痛，急性心不全など）があるか，QRS 幅が狭いか広いかを大まかに判断する.

・循環不全があれば，直ちに不整脈を止める必要があり，同期下カルディオバージョンを実施するが，QRS 幅が狭い規則的なリズムの場合はアデノシン三リン酸（ATP）の静注を試してもよい. 同時に専門医への相談を考慮する.

・状態が安定している場合は，12 誘導心電図を施行し，詳細に②QRS 幅が広い（≧0.12 秒）か狭い（＜0.12 秒）かを判断する.

・QRS 幅の広い頻拍では心室頻拍を念頭に置いて速やかな専門医への相談や抗不整脈薬投与を考慮する.

・QRS 幅の狭い頻拍では迷走神経刺激や ATP，β遮断薬・Ca 拮抗薬の投与による房室結節伝導の抑制が診断や治療に有用である. 特に ATP は秒単位の速やかな効果発現・消失が特徴であり，心電図記録下に急速投与することで不整脈の診断につながることが多く，頻用される. 状態に応じて専門医への相談も考慮する.

■ 不整脈の症状

・動悸・胸部不快・めまい・失神・心不全症状などさまざま

・ただ症状が不整脈によるものかどうかが大切であり，詳細な問診に加え，有症状時の心電図記録が有用である. 有症状時の 12 誘導心電図記録が困難な場合は，必要に応じてホルター心電図やイベントレコーダーなどを試みる.

■ 不整脈時の検査

・モニター心電図を装着する. できる限り 12 誘導心電図を記録し，以前のものと比較することが重要である.

・不整脈の原因として電解質異常，心筋虚血，心不全などが疑われるならば採血も行う.

■ 頻脈のアルゴリズム
・不安定頻拍

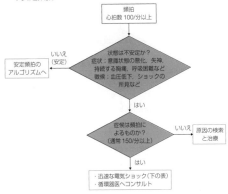

```
          ┌─────────────────┐
          │      頻拍        │
          │  心拍数 100/分以上 │
          └─────────────────┘
```

状態は不安定か？
症状：意識状態の悪化，失神，
持続する胸痛，呼吸困難など
徴候：血圧低下，ショックの
所見など

いいえ
（安定）→ 安定頻拍の
アルゴリズムへ

はい

症候は頻拍に
よるものか？
（通常 150/分以上）

いいえ → 原因の検索
と治療

はい

・迅速な電気ショック（下の表）
・循環器医へコンサルト

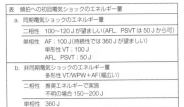

表　頻拍への初回電気ショックのエネルギー量		
a. 同期電気ショックのエネルギー量		
二相性	100〜120 J が望ましい（AFL，PSVT は 50 J から可）	
単相性	AF：360 J（持続性では 360 J が望ましい） 単形性 VT：100 J AFL，PSVT：50 J	
b. 非同期電気ショックのエネルギー量		
	多形性 VT/WPW＋AF（幅広い）	
二相性	推奨エネルギーで実施 不明の場合 150〜200 J	
単相性	360 J	

19

・安定頻拍

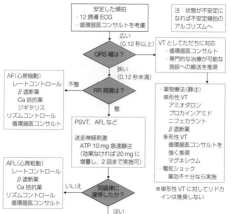

PSVT：発作性上室頻拍，AF：心房細動，AFL：心房粗動，VT：心室頻拍，WPW：WPW症候群
〔日本蘇生協議会（監修）：JRC蘇生ガイドライン2015．医学書院，2016より転載〕

▌不整脈各論（ACLS に加えて）

▌心房細動（発作性および持続性）atrial fibrillation （AF）

■ ポイント

- まずは病歴（心房細動の発症時期・頻度・長さ・関連した症状の有無）を確認する.
- 7 日以内に停止するものを発作性，7 日を超えて持続するものを持続性と定義する.
- 心房細動は年齢とともに頻度が増加し，80 歳以上では男性約 4%，女性約 2% の罹患率がある頻度の高い不整脈である.
- 未加療だと，非リウマチ性心房細動患者の脳梗塞の相対危険度は約 2〜3 倍となる (Am J Med 2000) (PMID: 11059439).
- 基礎疾患として高血圧，心不全，弁疾患（特に僧帽弁疾患），心筋梗塞，肺疾患（肺梗塞，COPD など），感染症，甲状腺機能亢進症/低下症がある. つまり，初診時にはこれらの疾患が裏に潜んでいないかを身体所見・検査（血液検査，心電図，胸部 X 線，心エコーなど）で調べることが重要である.
- 持続性心房細動のほうが発作性心房細動より脳梗塞リスクは高い.

■ 症状

- 個々の患者の心機能や合併症により，さまざまな症状（動悸，息切れ，胸痛，失神，失神前駆症状，易疲労感，全身倦怠感）があり，自覚症状がない場合もある.
- 塞栓症（脳梗塞・腹部・下肢などの血管塞栓など）の症状にも注意する.

■ 検査

- 12 誘導心電図：ポイントは P 波がないことと R-R 間隔に全く規則性が認められないこと（絶対性不整脈）. P 波がいずれかの誘導に認められたり，R-R 間隔が不整でも規則性があったりすれば心房細動ではない！
- 胸部 X 線：心拡大，肺疾患の有無をチェック

19

- 採血：一般的な血算，生化学検査に加え，心房細動の原因検索としての採血（甲状腺ホルモン，甲状腺刺激ホルモン，BNP など）を考慮
- 心エコー：心機能評価，弁膜症評価，左室肥大の有無，左房径の大きさなど

■ 治療
- 心房細動の治療のキーワードは 3 つ．

①抗凝固療法
②心拍数コントロール
③リズムコントロールとその維持

◆ 抗凝固療法
- 心房細動の最も重要な合併症は脳梗塞を含めた血栓塞栓症であり，禁忌がない限り大部分の患者は抗凝固療法の適応となる．
- 抗凝固療法の手段としては，抗凝固薬〔非ビタミン K 抗凝固薬（NOAC）もしくはワルファリン〕が推奨される（アスピリンなどの抗血小板薬は推奨されない）．
- 非リウマチ性心房細動患者における脳梗塞のリスク層別化の手段としては CHADS$_2$ スコアがあり，スコアの約 2 倍が 1 年間の脳梗塞リスク（%）になるため覚えやすい．
- しかし最近低リスク患者の評価により優れていると考えられる CHA$_2$DS$_2$-VASc スコアが普及し，このスコアを基に抗凝固療法の適応が検討されようになった．
- また出血のリスク評価も重要であり，HAS-BLED スコアが用いられる．
- CHADS$_2$ スコア

C：congestive heart failure　心不全（1 点）
H：hypertension　高血圧（1 点）
A：age　年齢≧75 歳（1 点）
D：diabetes mellitus　糖尿病（1 点）
S$_2$：stroke 脳梗塞か TIA か全身性塞栓症の既往（2 点）

・スコア別の 1 年以内に脳梗塞を起こすリスク

0点：1.9%　1点：2.8%　2点：4.0%　3点：5.9%
4点：8.5%　5点：12.5%　6点：18.2%

• CHA_2DS_2-VASc スコア

C ：congestive heart failure　心不全(1 点)
H ：hypertension　高血圧(1 点)
A_2 ：age　年齢≧75 歳(2 点)
D ：diabetes mellitus　糖尿病(1 点)
S_2 ：stroke　脳梗塞か TIA か全身性塞栓症の既往(2 点)
V ：vascular disease　心筋梗塞の既往，大動脈プラーク，末梢動脈疾患などの血管疾患(1 点)
A ：age　65 歳≦年齢<74 歳(1 点)
Sc ：sex category　女性(1 点)

• 推奨される抗凝固療法

0点：抗凝固療法なし
1点(女性は 2 点)：抗凝固療法は個々の患者の出血リスクや希望を考慮して検討 弱C [3]
2点(女性は 3 点)以上：抗凝固療法を推奨 強A [3]

• HAS-BLED スコア

H ：hypertension　高血圧(収縮期血圧>160 mmHg)(1 点)
A ：abnormal renal / liver function　腎機能障害(慢性透析や腎移植，血清クレアチニン 2.26 mg/dL 以上)，肝機能障害〔慢性肝障害(肝硬変など)，ビリルビン値>正常上限×2 倍，AST/ALT/ALP>正常上限×3 倍〕(各 1 点)
S ：stroke　脳卒中(1 点)
B ：bleeding　出血歴，出血傾向(出血素因，貧血など)(1 点)
L ：labile INRs　PT-INR の不安定性〔高値または TTR

(time in therapeutic range)＜60%）（1点）
E：elderly　高齢者（年齢＞65歳）（1点）
D：drugs／alcohol　抗小板薬やNSAIDs併用，アルコール依存症（各1点）
・特に3点以上で出血のハイリスク

- 抗凝固療法の相対禁忌としては，①コンプライアンスがきわめて悪い，②転落／転倒の危険性が高い，③重篤な出血の既往があるが，リスク・ベネフィットのバランスを考慮する．
- NOACは非弁膜症性心房細動患者に適正に使用された場合，ワルファリンと同等以上の抗血栓効果があり，出血性合併症（特に脳出血）が少ないためワルファリンより推奨されている **強A**[3]．PT-INRのモニタリングが不要であり，食事制限や他薬剤との相互作用が少ない（ないわけではない）が薬価が高く僧帽弁狭窄症や機械弁では使用できない．
- ワルファリンの推奨PT-INRは，欧米のガイドラインでは2.0〜3.0であるが，日本人は出血リスクが欧米人より高く，日本循環器学会では1.6〜2.6とやや低めに設定している．

◆心拍数コントロール

- 患者が自覚する心房細動に関する症状のほとんどは心拍数の上昇が原因である．
- 心拍数の制御に使用する薬剤は，急性期には点滴や静注で，慢性期には経口でコントロールする場合が多い（N Engl J Med 2001 PMID: 11287978 ）．

・心不全と副伝導路症候群(WPW 症候群等)を合併していない心房細動の心拍数コントロールに用いる静注薬剤

薬剤	初期投与量	作用発現	持続投与量	主な副作用
ベラパミル (ワソラン®)	0.075〜0.15 mg/kg を 2 分かけて	3〜5 分	なし	
ジルチアゼム (ヘルベッサー®)	0.25 mg/kg を 2 分かけて	2〜7 分	5〜15mg/時	低血圧,房室ブロック,心不全
ランジオロール (オノアクト®)	0.06 mg/kg を 1 分かけて	2〜5 分	1〜40 µg/kg/分	低血圧,房室ブロック,徐脈,喘息,心不全
ジゴキシン (ジゴシン®)	2 時間ごとに 0.25 mg. 最大 1.0 mg.	2 時間	0.125〜0.25 mg を毎日	ジギタリス中毒,房室ブロック,徐脈

※心不全 or 副伝導路を合併している心房細動の心拍数コントロールに関しては循環器内科にコンサルトするほうがよい.

【急性期】
・非ジヒドロピリジン系 Ca 拮抗薬(ベラパミル,ジルチアゼムなど) 強B 4):の点滴・静注:陰性変力作用による血圧の低下が起こるので,心機能低下例では使用しない.
・β遮断薬(ランジオロール)の点滴・静注:陰性変力作用による血圧の低下が起こりうるが,半減期が 4 分と短く使用しやすい.心機能低下例では初期投与は行わず少量の持続投与から開始する.
・アミオダロンの静注(保険適用外) 強B 4):抗不整脈薬であるが心拍数コントロール作用がある.陰性変力作用に乏しく,心機能低下例,心不全合併例,血行動態不安定例で考慮する.薬理学的に除細動されることもあり,抗凝固療法の検討が必要.
・ジゴキシンの静注 弱C 4):急性期使用では効果は弱いが陽性変力作用もあり,心機能低下例,血行動態不安定例に使用することがある.

19

【慢性期】

- β遮断薬(ビソプロロール，カルベジロールなど) 強B 4) やCa拮抗薬(ベラパミル，ジルチアゼムなど)の内服 強B 4).
- 薬剤抵抗性の症例では，リズムコントロール(抗不整脈薬やカテーテルアブレーション)や，房室接合部アブレーション＋ペーシング治療 強B 4) を考慮する.

※注意

1) β遮断薬は気管支喘息，気管支攣縮，急性非代償性心不全に対しては相対的禁忌だが，逆に甲状腺中毒，急性心筋梗塞，慢性心不全(特に低心機能症例)などに伴う心房細動ならよい適応となる.

2) 非ジヒドロピリジン系Ca拮抗薬もβ遮断薬と同様に陰性変力作用をもち，心機能低下例には注意が必要である.

3) ジゴキシンは長期使用すると死亡率が増加することが示されており，慢性期に心拍数コントロールのみの目的で使用しない.

4) 各薬剤の代謝・排泄経路を理解し，腎機能や肝機能の低下例では注意して使用する. 特に腎機能低下例や高齢者のジゴキシン中毒は比較的多い.

- RACE Ⅱ study では永続性心房細動において厳格な心拍数コントロール(80 bpm以下)をめざした群と，緩やかな心拍数コントロール(110 bpm以下)を行った群の2群で心血管イベントに差がなかった (N Engl J Med 2010 PMID: 20231232). 一般的に心拍数コントロールで大事なのは，普段の生活・運動で動悸などの症状がないことである.

◆リズムコントロールとその維持

- リズムコントロール群と心拍数コントロール群を比較したAFFIRM study (N Engl J Med 2002 PMID: 12466506) などにおいて，両群間で生命予後に差がないことが示されていたが，最新の研究では，診断されてから1年未満の心房細動において，リズムコントロールが心血管イベントリスクを低下させることが示された 強B (NEJM 2020 PMID: 32865375).
- 心拍数コントロールを行っても症状が残存する症例にはリズムコントロールが必要となる.
- リズムコントロールには抗不整脈薬が主に用いられてきた

が，抗不整脈薬よりも洞調律維持効果が高い（JAMA 2010 PMID: 20103757）．カテーテルアブレーション 弱B[3）]の適応が拡大してきている．

- 有症状の心房細動を有する心不全（EF<35%）患者においてカテーテルアブレーションが死亡率低下を示した研究もある（NEJM 2018, PMID: 29385358 CASTLE-AF 研究）．
- 心拍数コントロール，抗不整脈薬によるリズムコントロール，カテーテルアブレーションの選択には，患者背景や患者希望，それぞれのメリット・デメリットが考慮されるため，判断に迷う場合は専門医へ相談する．
- 除細動時の抗凝固について

> ・主要なガイドラインでは電気的/薬理学的除細動を行う場合は，禁忌がない限り施行 3〜4 週間前からのワルファリンによる抗凝固を実施し，施行後も最低 4 週間の抗凝固を勧めている 強B[3）]．その後はリスクに応じて継続する．
>
> ・ただし，心房細動が発症して 48 時間以内であることがはっきりしている場合は，抗凝固をせずに電気的除細動をしても安全とされている 強B．
>
> ・発症後 48 時間以上経過しているか，発症時期が不明の心房細動に対し除細動を速やかに行う必要がある場合には，ヘパリン治療＋経食道心エコーで血栓がないことを証明することにより，脳梗塞のリスクをワルファリンによる 3〜4 週間の抗凝固療法後と同程度まで下げることができる（N Engl J Med 2001 PMID: 11346805）強B[3）]．

19

▌心房粗動 atrial flutter（AFL）

■ ポイント

- 基本は心房細動と同じように扱う．
- 通常型心房粗動は右房内の単一のリエントリー回路によるもので，カテーテルアブレーションによる根治率が 90%以上と高く，合併症も少ないため第一選択の治療法である 強B[5）]．
- 抗凝固療法の適応についても，心房細動と同様に取り扱う

強B [5]

▌発作性上室性頻拍 paroxysmal supra-ventricular tachycardia（PSVT）

■ ポイント

- 診断のポイントは，①QRS 幅が狭い頻脈で，②リズムが整であること
- 急性期治療のポイントは，①ATP の急速静注 強B [5]，②迷走神経刺激 強B [5] である．
- 再発予防には β 遮断薬，非ジヒドロピリジン系 Ca 拮抗薬，抗不整脈薬が有効であるが 強B [5]，大部分の PSVT は 1 回のカテーテルアブレーション 強B [5] で根治が可能（成功率 90% 以上）であり，特に発作を繰り返す症例は専門医へ紹介する．

※注意

- ATP の初期使用量は 10 mg である．心電図の記録下に投与できること，副作用はあるものの秒単位で消失するため比較的安全性が高い事から，現在急性期治療の第一選択となっている．
- 投与のポイントは急速静注することで，そのため生食 20 mL などで後押しする．数秒間ではあるが心停止となり不快感が強いため，事前の丁寧な説明が必要である．
- 迷走神経刺激の手段の 1 つである．頸動脈マッサージの重要な合併症として脳梗塞があり，特に高齢者への施行はリスクが高い．
- 頸動脈マッサージの禁忌として，①頸部 bruit の聴取，②頸動脈エコーにて問題ないことが確認されていない脳梗塞や TIA の既往のある患者，③6 か月以内の心筋梗塞の既往，④VT・VF の既往がある（Am J Cardiol 1998）（PMID: 9604965）．

■ 参考文献

1 • 日本循環器学会，日本不整脈心電学会：不整脈薬物治療ガイドライン（2020 年改訂版），2020

■ 引用文献 🖥

（水上暁）

急性冠症候群　acute coronary syndrome（ACS）

■ STEP 1：まずは症状の確認！

- 胸痛の有無・性状の確認が何と言っても重要！！
- ACS の症状としては，20 分以上持続する安静時胸痛，身体活動制限を伴う新たな胸痛，以前と比べて軽労作で増強する胸痛が特徴的である．
- ただし，高齢・女性・糖尿病患者では非特異的な症状を訴えることもある（JAMA 2000 PMID: 10866870）．
- ①鋭いあるいは刺すような感じで，②虚血性心疾患の既往がなく，③呼吸や体位によって出現する，あるいは触診で再現可能な胸痛において，不安定狭心症は 3%，急性心筋梗塞は 0% という報告もある（Arch Intern Med 1985 PMID: 3970650）．
- 症状だけからは，「ACS の除外はできても確定診断はできない」と考えたほうが無難である．
- 鑑別疾患：急性心不全，急性肺塞栓症，急性大動脈解離，逆流性食道炎，食道痙攣，消化性潰瘍，胆石，胆嚢炎，急性膵炎，急性心膜炎，心因性など

■ STEP 2：次に検査！　はじめに 12 誘導心電図で ST 上昇の有無を確認！

- ST 上昇
  - ・あり→STEMI→循環器内科コンサルト
  - ・なし→NSTE-ACS など鑑別診断を考えながら検査を施行していく．
- ACS の分類（JCS 2018 ガイドラインをもとに作成）

診断	STEMI	NSTE-ACS	
		NSTEMI	不安定狭心症
心電図	ST 上昇	ST 上昇なし（ST 低下や陰性 T 波など）	
トロポニン	陽性	陽性	陰性

STEMI：ST 上昇型心筋梗塞，NSTEMI：非 ST 上昇型心筋梗塞，NSTE-ACS：非 ST 上昇型急性冠症候群．

- 12 誘導心電図
  - ・胸部症状を訴える患者や他の症状でも，急性心筋梗塞が疑われる患者に対して到着後 10 分以内に 12 誘導心電

　図を記録する 強C[1])
- 必ず以前の心電図を横に置いて比較する.
- 初回心電図で診断できない場合でも,症状が持続し急性心筋梗塞が疑われる患者に対して 5〜10 分ごとに 12 誘導心電図を記録する 強C[1]).
- 心筋梗塞例のなかで ST 上昇を示す例は 50% 程度に過ぎず,10% は正常心電図を呈する.
- 左主幹部や多枝病変の重症冠動脈病変例の診断には,aVR 誘導の ST 上昇が有用であり見落とさないように心掛ける.
- 急性下壁梗塞患者は 1/3 で右室梗塞を合併するため V4R 誘導の心電図を記録する 強C[1]). 右側胸部誘導にて V4R の 1 mm 以上の ST 上昇で診断感度が高く,感度 88%,特異度 78%,診断精度 83% と報告されている (N Engl J Med 1993) (PMID: 8450875).

- 血液検査
  - 患者到着後,速やかな血液生化学検査を施行する.
    →しかしその結果を待つことで再灌流療法が遅れてはならない 強C[1]).
  - 提出する項目は一般血算・生化学・凝固・電解質・CK (CK-MB)・高感度心筋トロポニン
  - 心筋虚血症状に加え,高感度心筋トロポニンの検査結果を考慮する.
    陽性→ACS の診断(ただし,腎機能低下・脳梗塞・敗血症・SIRS・頻脈の状況下では上昇することもあることは覚えておく:type 2 MI)
    陰性→症状発生から考慮して現在までの経過時間を考える.
  - 高感度心筋トロポニンの感度の時間経過を考慮し,必要なら経時的変化を追う. 供給不均衡によって生じる心筋障害や二次性の心筋梗塞(Type 2 MI)で高感度心筋トロポニンが上昇していると考えれば 1〜3 時間後にフォローし,上昇があれば急性心筋梗塞を強く疑う (ESC2015).

- 胸部 X 線写真
  - 虚血性心疾患以外にうっ血性心不全,心臓弁膜症,心膜疾患,急性大動脈解離の徴候を確認し胸部 X 線検査を

行う 強C[1].

• 心エコー 強C[1].

• 診断のまとめ

> ①心筋虚血症状，②心電図変化(ST-T 変化，新規左脚ブロック，異常 Q 波)，③心筋トロポニン上昇の 3 項目のうち
> 　・2 項目が該当する場合は NSTE-ACS を強く疑う.
> 　・1 項目しか該当しない場合でも NSTE-ACS は完全に否定はできない.
> →心電図，血中トロポニンの経時的変化を観察，胸痛の性状・冠危険因子・年齢から診断の確からしさを考える (J Am Coll Cardiol 2012 PMID: 22958960).

• NSTE-ACS の診断に至った場合，次にリスクの層別化を TIMI スコア，GRACE スコアで測る(アプリやインターネット上で簡単に算出が可能) 強B[1].

• NSTE-ACS に関する TIMI リスクスコア

TIMI リスクスコア	スコア化 14 日後までの総死亡，心筋梗塞，直ちに再灌流を必要とするような重症再発性の心筋虚血の割合	リスク評価
0/1	4.7%	低
2	8.3%	
3	13.2%	中
4	19.9%	
5	26.2%	高
6～7	40.9%	

下記 7 項目それぞれ 1 点ずつ合算しスコア化する.
65 歳以上，冠動脈危険因子(冠動脈疾患家族歴，高血圧，脂質異常症，糖尿病，現在も喫煙中のうち 3 つ以上)，50% 以上の冠動脈狭窄，ST 偏位，24 時間以内に 2 回以上の狭心症状，7 日以内のアスピリン使用歴，血清心筋マーカー(CK-MB または心筋トロポニン)陽性(JAMA 2000 PMID: 10938172).

19

• NSTE-ACS 患者管理に関する ACC/AHA ガイドライン 2014

> ①中/高リスク群（胸痛の再発，血行動態の破綻，電気的不安定性がある場合）
> 2 時間以内の即時侵襲的治療戦略を立てるべきであり 強A，STEMI と同様，早期再灌流を目指す！！
> ②中/高リスク群（胸痛の再発，血行動態の破綻，電気的不安定性がない場合）
> 早期侵襲的治療戦略（early invasive strategy）（24 時間以内）
> ③低リスク群
> 虚血に基づく戦略（ischemia-guided strategy）（24〜72 時間）．中/高リスク群でなければ待機的な侵襲的治療戦略が妥当である 強B．

①→STEP 3
②，③→入院にて精査，加療を検討する．

■ STEP 3：治療目標は冠動脈の早期再灌流！ そして，それまでにできる治療を行う！！

• 抗血小板薬投与
  • アスピリンの標準投与量 162〜325 mg を早期に 1 回投与することが推奨される 強A [1〜3)．
  • 冠動脈ステント留置を行うことが予想されるため，ステント血栓症の予防目的でアスピリンに加え P2Y$_{12}$ 受容体拮抗薬（プラスグレル 20 mg，クロピドグレル 300 mg）の 2 剤併用療法が推奨される．早く投与すればするだけ再梗塞・総死亡率を低下させる 強A [1〜3)．
  【投与の実際】
  • バイアスピリン® 100 mg 2 錠＋エフィエント® 錠 20 mg 1 錠またはバイアスピリン® 100 mg 2 錠＋プラビックス® 錠 75 mg 4 錠
• 酸素投与
  【投与の実際】
  • 低酸素血症（SpO$_2$＜90%）または心不全徴候のある患者に対して酸素を投与する 強C
  • SpO$_2$≧90% の患者に対してルーチンに酸素投与を行わ

ない 強A
- 未分化ヘパリン 強B [2,3]
  【投与の実際】
  ・60 U/kg(最大 4000 U)を負荷静注投与
  ※その後ノモグラムで調整して aPTT 45-70 を保つ.
  48 時間もしくは PCI 施行まで継続
- 硝酸薬投与：ニトログリセリン(あるいはトリニトログリセリン)
  【投与の実際】
  ・胸部不快感のある患者に対して，ミオコール® スプレー1 回口腔内噴霧または，ニトロペン® 舌下錠 0.3 mg 1 錠/1 回を投与する 強C [1~3]. 疼痛が軽快するか，低血圧が生じるまで最高 3 回，3~5 分ごとに舌下あるいは噴霧投与する.
  【禁忌】
  ・右室梗塞
  ・低血圧(収縮期血圧＜90 mmHg またはベースラインから 30 mmHg 以上の低下)，極度の徐脈(50 回/分未満)，心不全徴候のない頻拍(100 回/分超)の場合 強C [1].
- β遮断薬 強A [2,3]
  【注意】
  ・心不全徴候，低心拍出量症候群，心原性ショック，その他の禁忌(PR 間隔＞0.24 秒，Ⅱ度またはⅢ度房室ブロック，活動性喘息・反応性気道疾患)がないことは確認.
- モルヒネ塩酸塩投与
  ・硝酸薬使用後にも胸部症状が持続する場合 強C [1].
  【投与の実際】
  ・モルヒネ塩酸塩 2~4 mg の静注から使用し，疼痛が治まらないときには 5~15 分ごとに 2~8 mg を追加静注する.
- 退院時に継続する薬剤＝ACS 既往がある患者には投与すべき薬剤
  ・アスピリン＋P2Y$_{12}$受容体拮抗薬の DAPT[上記]
  併用期間は 1~12 か月. 中止する際は循環器科に相談する.
  ・β遮断薬[上記]

19

・レニン・アンギオテンシン・アルドステロン系阻害薬
　ACE 阻害薬または ARB：心不全や，EF＜40％，高血圧，糖尿病の患者に 強A [1]
　ACE 阻害薬または ARB：その他のすべての患者に 強B [1]
　ミネラルコルチコイド受容体拮抗薬：心不全や，EF＜40％，糖尿病がある患者で，ACE 阻害薬または ARB 投与下でも K＜5.0 かつ腎機能障害がない患者に 強A [1]
・Ca 拮抗薬：β遮断薬が無効・禁忌の場合 強B [1]
・ストロング・スタチンを忍容可能な最大用量で投与する 強A [1]

■引用文献 🖳

（二宮亮，米津太志）

第20章

神経

▌意識障害

■ 定義
- 意識レベル（清明度）の障害と意識内容の両方か片方の障害
- 意識レベルの障害
  - 意識混濁 consciousness clouding：整合性がある思考過程の継続困難
  - せん妄 delirium：混濁状態が増悪寛解
  - 傾眠 somnolence：意識レベルが低下しているが刺激に反応
  - 昏迷 stupor：刺激に対しての反応は不十分であるが，合目的的な運動は一部残存
  - 昏睡 coma：刺激に対しての反応がなく睡眠様の状態
- 意識内容の変化
  - 記憶，判断力，認識力の変化　例 急性脳症

■ 初期対応
- ABC を評価し，静脈路確保，モニター装着
- 病歴：既往歴，内服歴，外傷，痙攣の有無，発症時期
- 身体所見：意識状態の正確な評価，瞳孔左右差，髄膜刺激徴候，眼底，麻痺の有無，腱反射，感染を疑えば熱源検索
- Do「DONT」…投与することで即改善できるもの 強C
  - D：dextrose（ブドウ糖）
  - O：oxygen（酸素）
  - N：naloxone（ナロキソン：麻薬拮抗薬）
  - T：thiamine（ビタミン B₁）

■ 原因
- まずは AIUEOTIPS で考える．
  - A：alcohol アルコール
  - I：insulin 低血糖，DM 昏睡

20

U：uremia 尿毒症

E：encephalopathy 脳症（肝性脳症，Wernicke 脳症），
encephalitis 脳炎，electrolytes 電解質異常，endo-
crinopathy 内分泌（甲状腺，副腎不全），epilepsy て
んかん

O：oxygen 低酸素，CO，CO_2 ナルコーシス，opiate，
overdose 薬物中毒

T：trauma 頭部外傷，temperature 低体温，高体温，
toxin 中毒（有機溶媒，農薬，金属），TTP

I：infection 感染症（脳炎，髄膜炎，敗血症，レジオネ
ラ，胆管炎）

P：psychogenic 精神疾患（低活動せん妄を含む），
porphyria ポルフィリア

S：stroke 脳卒中，SAH，seizure てんかん，shock
ショック

• 膠原病の場合，意識障害で発症することもある（SLE や
Behçet 病）→皮疹や関節症状をチェック
• 薬の副作用（セフェピム脳症，悪性症候群，セロトニン症
候群など）
• 精神疾患はあくまでも除外診断（Arm Drop Test，人形の
眼現象が参考になることもある）

■ 検査（事前確率に応じ，選択して検査する）

• 採血：電解質（Na，Ca），腎機能，ABG，LFT，CBC，
NH_3，ビタミン B_1，血糖
• 尿：検尿，尿培養，薬物（トライエージ）
• 頭部 CT
• 頭部 MRI
• 腰椎穿刺
• 脳波

■ 治療

• 原因に対して行う．
• 原因不明な場合，神経内科医へのコンサルトも検討

脳血管障害

一過性脳虚血発作 transient ischemic attack (TIA)

- 通常, 突然発症
- 神経学的異常を残さず症状消失
- 持続時間は典型的には 1 時間以内
- 意識消失は TIA の診断基準にはない.
- 脳梗塞の大きなリスクファクターであることを忘れない.
- TIA の 10.5% がその後 90 日以内に stroke を発症. うち半数(5.3%)は 48 時間以内に発症 $\binom{\text{Stroke 2005}}{\text{PMID: 15731465}}$. 従来「24 時間以内に消失する虚血による一過性の神経症状で画像上での脳梗塞巣の有無は問わない」と定義されていた $\binom{\text{Stroke 1990}}{\text{PMID: 2326846}}$. 2009 年に出された AHA/ASA 声明では TIA を症状持続時間で区切るのはあまり意味がないとし,「局所の脳, 脊髄, 網膜の虚血による一過性の神経学的機能障害で, 画像上脳梗塞巣を伴っていないこと」を基準とする立場を示した $\binom{\text{Stroke 2009}}{\text{PMID: 19423857}}$.

TIA 後脳梗塞発症予測

- ABCD^2 score 強B $\binom{\text{Lancet 2007}}{\text{PMID: 17258668}}$

①Age 年齢≧60(1 点)
②BP 血圧≧140/90 mmHg(1 点)
③Clinical features 臨床像
　・片側性の筋力低下(2 点)
　・筋力低下を伴わない言語障害(1 点)
④Duration 持続時間
　・60 分以上(2 点), 10〜59 分(1 点)
⑤DM 糖尿病の既往(1 点)

　・最初の受診から 2 日以内に脳梗塞を発症するリスク:
　0〜3 点(1.0%), 4〜5 点(4.1%), 6〜7 点(8.1%)

- 脳梗塞に準じて対応. 安易に帰宅させず, 必ず専門医にコンサルトして入院適応の判断を仰ぐ. 脳梗塞に準じて病型

診断を行い，それぞれの病型に基づいて再発予防を行う．

■ 治療（TIA の治療目標＝脳梗塞の 2 次予防）

- 病型に基づいた再発予防
  - 抗血栓療法
    （非心原性 TIA）アスピリン 強A [1] 例 100 mg 1 日 1 回
    （高リスク患者で追加）＋クロピドグレル 弱B [2,3] 例
    300 mg×1，その後 75 mg/日×21 日間のみ
    （心原性 TIA）経口抗凝固薬 強A [1]
  - 症例によっては内頚動脈血管内手術（狭窄 70〜99%）
    強A [1]，（狭窄 50〜69%）強B [1]
- リスクファクターの管理
  - 高血圧，脂質異常症，糖尿病，喫煙，肥満，不整脈

▍脳卒中 stroke

■ 血圧管理

①再灌流療法の適応となる場合
- 血圧＞185/110 mmHg のとき，降圧を行う．
  - ニカルジピン静注 5 mg/時，改善ない場合は 5〜15 分
    ごとに 2.5 mg/時ずつアップ可
    最大 15 mg/時，目標血圧となったら 3 mg/時減量
  - ジルチアゼム，ニトログリセリン，ヒドララジンなども
    適宜使用可
- ＜185/110 mmHg を維持できない場合，rtPA は使用不可
②rtPA 投与中，投与後またはその他の再灌流療法における
血圧管理
- rtPA 開始後 2 時間は 15 分ごと，2〜8 時間は 30 分ごと，
  8〜24 時間は 1 時間ごとに血圧測定を行う．
- 収縮期血圧が 180 mmHg または拡張期血圧が 105
  mmHg を超えた場合，降圧を考慮
  - ニカルジピン静注 5 mg/時，改善ない場合は 5〜15 分
    ごとに 2.5 mg/時ずつアップ可．最大 15 mg/時
  - コントロール不良，または拡張期血圧＞140 mmHg の
    とき，ニトロプルシドを考慮
③再灌流療法の適応とならない場合
- 降圧療法後も収縮期血圧＞185 mmHg または拡張期血圧

>110 mmHg のとき

■ 救急外来での対応

・原則

> ・バイタルサインの評価
> ・脳梗塞と紛らわしい病態を見逃さない
> ・血栓溶解療法のタイミングを逃さない（原則として発症後 4.5 時間以内注1, 2)）
> ・血管内治療のタイミングを逃さない（原則として発症後 8 時間以内注3)）
>
> 注1) 発症時刻が不明な場合でも，頭部 MRI 拡散強調画像の虚血性変化が FLAIR 画像で明瞭でない場合には，血栓溶解療法の適応になる場合がある．
> 注2) 血栓溶解療法を開始した場合，適応があれば連続して血管内治療を開始する．
> 注3) 最終健常確認時刻から 8 時間を超えた脳梗塞であっても，最終健常確認時刻から 24 時間以内であれば，神経徴候と画像診断に基づく治療適応判定の結果，血管内治療の適応となる場合がある．

1)ABCs とバイタルサインの評価
・低酸素血症（SpO$_2$<92%）がある場合の酸素投与（class I），低酸素血症がない場合も酸素投与を考慮（class II b）．
・Do not treat hypertension! 急性期では出血とわかるまで血圧は下げないこと．
2)IV アクセス，心電図，検査（CBC，電解質，PT/APTT，血糖，肝・腎機能）
・低血糖の除外は必須．認めたらすぐに 50% グルコース 40 mL 静注〔高血糖（血糖 200 mg/dL 以上）の場合ならインスリン投与を考慮〕
3)焦点を絞った問診・全身の診察と神経学的評価
・心血管イベント（MI，大動脈解離）の合併，非典型的な原因（心内膜炎による septic emboli，DVT/PE など→後述）を疑う要素がないかを確認する．
・神経学的評価では，以下の 3 項目を特に注意して診察する．

20

　・顔面麻痺
　・上肢の回内落下
　・言語障害

　3項目のうち1つでも該当すれば，脳血管障害の可能性が高い（+LR：5.5）．1つも該当しない場合は，脳血管障害の可能性は低くなる（−LR：0.39）($_{PMID:\ 15900010}^{JAMA\ 2005}$)．
4)緊急CT撮影
①出血あり→専門医へコンサルト，脳出血の項（☞ 270頁）へ
②出血なし→脳梗塞が疑われる→専門医へコンサルト，脳梗塞の項へ

▌急性期脳梗塞 acute ischemic stroke

■ 脳梗塞の分類
・TOAST分類（$_{PMID:\ 7678184}^{Stroke\ 1993}$）を診断のための具体的基準として準用している．
・TOAST分類の5つのサブタイプ

　①大血管アテローム血栓性梗塞 large artery atherosclerosis
　②心原性脳塞栓 cardioembolism
　③ラクナ梗塞 small vessel occlusion
　④その他の原因の脳梗塞 stroke of other determined etiology
　⑤原因が特定できない脳梗塞 stroke of undetermined etiology

・若年・非定型・原因不明・家族発症脳梗塞例のチェックポイント

原因	病歴・身体所見	ワークアップ
内頸動脈・椎骨動脈解離	頸部痛，頭痛，頸部のマッサージ伸展運動	MRI（頸部も），エコー，アンギオ
大動脈解離	胸背部痛	TTE，胸部 CT，MRI
奇異性塞栓	若年発症，DVT/PE の存在，心内シャント（卵円孔開存もしくは ASD，VSD の既往），肺動静脈瘻	bubble contrast echo
心原性塞栓	A-fib，LVEF 低下，MI，リウマチ性心疾患，弁置換術後	TTE，TEE，Holter
心内膜炎（septic emboli）	発熱，血培陽性，新規の心雑音	血液培養，エコー
コレステロール塞栓	最近のアンギオ，livedo，末梢虚血所見	眼底検査，好酸球↑
CNS 血管炎	SLE，Behçet 病，視神経帯状疱疹	眼底検査，好酸球↑
APS	Raynaud 症状，習慣性流産，過去の血栓塞栓の既往	眼底検査，好酸球↑

■ common stroke syndromes
（すべてがみられるわけではない）
・脳梗塞では障害された血管支配領域と関連したいくつかの神経症候が特定のパターンをもって出現する．
・前大脳動脈（ACA）領域：対側の麻痺・感覚低下（下肢＞上肢），無言，精神状態の変化，失行，尿失禁，原始反射出現
・中大脳動脈（MCA）領域：対側の麻痺・感覚低下（顔面，上肢＞下肢），失語（優位半球），半側空間無視（劣位半球）
・後大脳動脈（PCA）領域：同名半盲，皮質盲（Anton 症候群），視床症候群：自発痛・異常感覚・対側運動失調・舞踏様運動
・椎骨動脈領域：Wallenberg 症候群，小脳性運動失調

- 脳底動脈領域：pinpoint pupil，脳神経障害（嚥下・構音障害，複視，眼振），小脳性運動失調

■ ラクナ症候群 lacunar syndrome

- ラクナ梗塞は発症部位によりいくつかの特徴ある神経症状を呈する.

> ①半側感覚障害 pure sensory stroke
> ②顔面を含む運動性片麻痺 pure motor hemiparesis
> ③小脳性運動失調を伴う不全片麻痺 ataxic hemiparesis
> ④構音障害と上肢巧緻運動障害 dysarthria-clumsy hand syndrome
> ⑤感覚障害を伴う片麻痺 sensorimotor stroke

- ただし，ラクナ症候群を呈するからといって，それがすべてラクナ梗塞によるものとは限らない

■ early CT sign

- 脳梗塞初期は CT で異常がわかりにくいが，early CT sign が出現することがある.

> ・大脳皮髄境界の不明瞭化
> ・レンズ核構造の不明瞭化
> ・hyperdense MCA sign
> ・脳溝の左右差　insular ribbon の消失

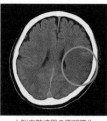

大脳皮髄境界の不明瞭化

（左図と次頁の図は亀田総合病院放射線科　山崎郁郎先生，大内恵理先生の御厚意による）

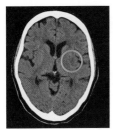

レンズ核構造の不明瞭化

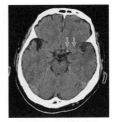

hyperdense MCA sign

■ 治療

- tPA による経静脈的血栓溶解療法を考慮 ＜3 時間 強A，
  3〜4.5 時間 強B [3, 4]
- 発症 4.5 時間以内の脳梗塞は迅速に脳神経内科にコンサルト
- 以下を満たせば，血栓溶解療法の適応となりうる．

■ 静注血栓溶解療法のチェックリスト

適応外（禁忌）	あり	なし
発症ないし発見から治療開始までの時間経過		
発症（時刻確定）または発見から 4.5 時間超	☐	☐
発見から 4.5 時間以内で DWI/FLAIR ミスマッチなし，または未評価	☐	☐
既往歴		
非外傷性頭蓋内出血	☐	☐
1 か月以内の脳梗塞（症状が短時間に消失している場合を含まない）	☐	☐
3 か月以内の重篤な頭部脊髄の外傷あるいは手術	☐	☐
21 日以内の消化管あるいは尿路出血	☐	☐
14 日以内の大手術あるいは頭部以外の重篤な外傷	☐	☐
治療薬の過敏症	☐	☐

（つづく）

20

(つづき)

適応外(禁忌)	あり	なし
臨床所見		
くも膜下出血(疑)	☐	☐
急性大動脈解離の合併	☐	☐
出血の合併(頭蓋内, 消化管, 尿路, 後腹膜, 喀血)	☐	☐
収縮期血圧(降圧療法後も 185 mmHg 以上)	☐	☐
拡張期血圧(降圧療法後も 110 mmHg 以上)	☐	☐
重篤な肝障害	☐	☐
急性膵炎	☐	☐
感染性心内膜炎(診断が確定した患者)	☐	☐
血液所見(治療開始前に必ず血糖, 小板数を測定する)		
血糖異常(血糖補正後も<50 mg/dL, または>400 mg/dL)	☐	☐
血小板数 100,000/mm^3 以下(肝硬変, 血液疾患の病歴がある患者)	☐	☐
※肝硬変, 血液疾患の病歴がない患者では, 血液検査結果の確認前に治療開始可能だが, 100,000/mm^3 以下が判明した場合にすみやかに中止する		
血液所見:抗凝固療法中ないし凝固異常症において		
PT-INR>1.7	☐	☐
aPTT の延長(前値の 1.5 倍[目安として約 40 秒]を超える)	☐	☐
直接作用型経口抗凝固薬の最終服用後 4 時間以内	☐	☐
※ダビガトランの服用患者にイダルシズマブを用いて後に本療法を検討する場合は, 上記所見は適応外項目とならない		
CT/MR 所見		
広汎な早期虚血性変化	☐	☐
圧排所見(正中構造偏位)	☐	☐
慎重投与(適応の可否を慎重に検討する)	**あり**	**なし**
年齢 81 歳以上	☐	☐
最終健常確認から 4.5 時間超かつ発見から 4.5 時間以内に治療開始可能で DWI/FLAIR ミスマッチあり	☐	☐

(つづく)

(つづき)

慎重投与(適応の可否を慎重に検討する)	あり	なし
既往歴		
10日以内の生検・外傷	☐	☐
10日以内の分娩・流早産	☐	☐
1か月以上経過した脳梗塞(とくに糖尿病合併例)	☐	☐
蛋白製剤アレルギー	☐	☐
神経症候		
NIHSS 値 26 以上	☐	☐
軽症	☐	☐
症候の急速な軽症化	☐	☐
痙攣(既往歴などからてんかんの可能性が高ければ適応外)	☐	☐
臨床所見		
脳動脈瘤・頭蓋内腫瘍・脳動静脈奇形・もやもや病	☐	☐
胸部大動脈瘤	☐	☐
消化管潰瘍・憩室炎,大腸炎	☐	☐
活動性結核	☐	☐
糖尿病性出血性網膜症・出血性眼症	☐	☐
血栓溶解薬,抗血栓薬投与中(とくに経口抗凝固薬投与中)	☐	☐
月経期間中	☐	☐
重篤な腎障害	☐	☐
コントロール不良の糖尿病	☐	☐

〈注意事項〉 1項目でも「適応外」に該当すれば実施しない.
〔日本脳卒中学会,脳卒中医療向上,社会保険委員会,静注血栓溶解療法指針改訂部会.静注血栓溶解(rt-PA)療法 適正治療指針,第三版.脳卒中 2019; 41: 205-246 より〕

- 血栓溶解療法の適応がない場合
  専門医にコンサルトし,病型に応じた治療と再発予防を行う.
- 機械的血栓回収療法:ステントリトリーバー,下記条件を満たす症例に 強A (Stroke. 2018, PMID: 29367334) [4]

  ・病前 mRS 0～1(症候がない or 症候があっても障害がない状態)
  ・ICA/MCA M1 閉塞

> ・≧18歳
> ・NIHSS≧6(重篤な神経脱落症状あり)
> ・ASPECTS≧6 (ペナンブラが大きい)
> ・発症≦6時間に血管内治療開始可能

※ペナンブラ体積(灌流遅延領域と虚血コアの体積差)が大きい症例ではtPAで≧4.5時間,血栓回収療法で≧8時間であっても有効なデータもある.現時点では当院での治療適応時間は<8時間となっている(各施設の適応時間を確認すること).

■ 抗血小板薬を開始

- ASA 強A:死亡率,再発率を下げる ($\frac{\text{N Engl J Med. 2001}}{\text{PMID: 11794192}}$).
- シロスタゾール 強B:ASAと非劣性もしくは優位で,出血はより少ない ($\frac{\text{Lancet Neurol. 2010}}{\text{PMID: 20833591}}$).
- クロピドグレル 強A:ASAよりやや勝るが頭蓋内出血,消化管出血が増加 ($\frac{\text{Lancet. 1996}}{\text{PMID: 8918275}}$).

▍ 脳出血 cerebral hemorrhage

■ 脳出血の好発部位と症状

部位	瞳孔所見	眼球運動	その他
被殻・内包 (40%)	正常	病側へ偏倚	失語,半側空間無視
視床 (20%)	縮瞳,対光反射減弱	上方運動の麻痺(眼球は下方内側で固定=鼻を見つめている)	傾眠,感覚低下>運動麻痺
皮質下 (15%)	正常	病側へ偏倚	昏迷,失語,半側空間無視
橋(8%)	縮瞳,対光反射正常	眼球上下運動水平方向への運動が障害	昏睡,四肢麻痺
小脳(5%)	同側縮瞳	健側へ偏倚	失調,嘔吐

■ 脳出血急性期の管理

• 血圧管理

「脳卒中治療ガイドライン2015（追補2017）」では，できるだけ早期に収縮期血圧を140 mmHg未満に低下させることが推奨されている 弱B.

• CTで部位と出血量を確認し，脳外科コンサルト
推定出血量＝長径（cm）×短径（cm）×高さ（cm）×1/2

• 開頭血腫除去の適応：①神経症状の悪化，脳幹圧迫症状や水頭症を呈した3 cm以上の小脳出血 弱C，②意識レベルが低下した脳表から1 cm以内に存在する脳葉出血 弱B.

①，②に加え，③神経学的所見が中等症，血腫量31 mL以上でかつ血腫による圧迫所見が高度な被殻出血 弱C.

▌くも膜下出血 subarachnoid hemorrhage（SAH）

• 突然発症の激しい頭痛（何時何分発症とはっきりわかるくらい，人生最悪の頭痛，バットで殴られたような，眠っていても痛みのため目が覚めてしまったなどがキーワード），悪心・嘔吐，意識障害を伴う頭痛はくも膜下出血（SAH）の可能性がある.

■ 診断

• 頭部CT：発症12時間以内であれば，感度95%．12時間以上経過すると，感度77%まで低下（非典型所見に注意：Sylvius裂の左右差，脳底槽，大脳鎌の血腫などはSAHのwarning signの可能性あり）

• MRI：FLAIR，T2*がくも膜下出血の検出に有用な場合あり

• 腰椎穿刺：CTで陰性であるが，病歴よりSAHが否定できない場合に施行．キサントクロミーは発症から4時間以降に出現（traumatic tapではキサントクロミーは生じない）．1週間でピークとなり，約3週間持続する．CTが正常であった場合，感度93%，特異度95%

• MRA，3D-CTAの適応については脳外科にコンサルト

20

■ 早期治療

- SAH と診断したら，直ちに脳外科にコンサルト
- 血圧管理 強A

  降圧目標値に関する明確なエビデンスなし．脳灌流圧の保持と再出血予防のバランスを考えてコントロールする (Stroke 2009 PMID: 19164800)．

- 意識レベル低下による呼吸抑制，中枢性肺水腫，不整脈，心筋虚血，心筋症発症に注意 (SAH の際は非特異的心電図変化が出現することが多い．入院時に必ず心電図記録を)

■ Hunt & Hess classification

> ・Grade 1：無症候性か，最小限の頭痛および軽度の項部硬直
> ・Grade 2：中等度～強度の頭痛，項部硬直をみるが，脳神経麻痺以外の神経学的障害はみられない．
> ・Grade 3：傾眠傾向・錯乱状態．または軽度の巣症状を示す．
> ・Grade 4：昏迷状態，中等度～重篤な片麻痺，早期除脳硬直および自律神経障害
> ・Grade 5：深昏睡状態，除脳硬直，瀕死の状態

- 一般に Grade 1～3 は早期再破裂予防 (手術) が選択される．

■ 参考文献

1 • 日本脳卒中学会脳卒中ガイドライン [追補 2017] 委員会 (編)：脳卒中治療ガイドライン 2015 [追補 2017]．日本脳卒中学会，2017

発作性疾患

■ 痙攣，痙攣重積 seizure, status epilepticus

■ てんかんの発作型分類 (ILAE 2017)

- 全般起始発作
  - 全般運動発作

　　　・全般非運動発作（欠神発作）
・焦点起始発作
　　　・焦点運動起始発作
　　　・焦点非運動起始発作
・起始不明発作
　　　・分類不能発作

■ 痙攣重積状態

- 痙攣が 5 分以上持続する場合，もしくは間に意識の完全な回復がないまま 2 回以上の痙攣が認められる場合を，痙攣重積状態という．

■ 鑑別診断

- 失神 syncope：痙攣を伴うこともある．
- 脳梗塞：発症時に痙攣を生じることもある．
- ヒステリー発作 psychogenic nonepileptic seizure

◆ ヒステリー発作の特徴 (Am Fam Physician 2005 PMID：16156345)

- 四肢の動きが同調していない．
- 痙攣の間，閉眼しており，開眼操作に抵抗する．
- 痙攣の間，泣き叫んだりする．会話可能なことも．
- 頭を左右に振る（通常は片側）．
- 骨盤を前後に振るような動きがある．
- hand drop test で顔面を回避．
- 疾病利得が存在する．

20

■ 原因

A：Alcohol withdrawal アルコール離脱，Anticonvulsant withdrawal 抗てんかん薬減量

B：Brain tumor 脳腫瘍，trauma 頭部外傷

C：Cerebrovascular disease 脳血管障害，CNS infection 中枢神経系感染症

D：Degenerative disorder of the CNS 中枢神経系変性疾患（Alzheimer 病，Creutzfeldt-Jakob 病），Drug toxicity（抗うつ薬，β 遮断薬，コカイン，INH，鉛，Li，テオフィリン，交感神経作動薬）

E：Electrolyte 電解質異常（高 Na 血症，低 Na 血症，高 Ca

血症), Encephalopathy due to metabolic cause(尿毒症, 肝不全, 低血糖)

■ 評価

- 必ず痙攣を目撃した人から病歴聴取
  - 痙攣前に前駆症状があったか.
  - 痙攣のタイプ：どこからどのように痙攣が始まったか. 持続時間は？ 眼球共同偏倚(共同偏倚の逆方向に痙攣の focus がある)は？
  - 既往歴, 発熱の有無, 頭部外傷の既往をチェック
- 内服薬・飲酒の有無
- 診察では皮膚病変にも注目(神経皮膚症候群), 神経学的所見では, focal sign に注意する.

■ 痙攣初期治療

- **step 1** 0〜5分
  - ABC の管理, モニター
    気道確保, 酸素投与/不整脈(心室細動など)の確認
  - 静脈路確保, 採血
  - 電解質(Mg, Ca 含む), 血糖, 血算, 肝腎機能, 中毒スクリーニング, 抗てんかん薬血中濃度
  - 血糖チェック：低血糖があれば 50% グルコース 20 mL×2 A 静注. ビタミン B_1 欠乏を疑う病態では先にフルスルチアミン(アリナミンF®)4 A 100 mg 投与.
  - 抗痙攣薬：ジアゼパム(セルシン®, ホリゾン®1 A=10 mg)を 5 mg ゆっくり静注 強A.
  - 止まらなければ 5 分後にもう 5 mg 静注. 最大 20 mg まで. 呼吸抑制をきたす可能性があるので, 必ず気道確保の準備をしておく. 代替薬としてはミダゾラム(ドルミカム®)0.2 mg/kg 静注 強A, ロラゼパム静注(ロラピタ®, 2018 年承認) 強A がある.

↓

- **step 2** 10〜20分
  - フェニトイン(アレビアチン®)投与 弱B. 20 mg/kg を生理食塩水に溶いて 50 mg/分で投与. 成人の場合, 大体 1 g を 20 分で(日本人では 250〜500 mg を使用することが多い). さらに痙攣が続く場合は 5〜10 mg/kg

追加. 必ず生理食塩水に溶いて投与. 投与前後でルート内を生理食塩水でフラッシュ. 糖と混ざると析出する.
- ・ホスフェニトインナトリウム（ホストイン®）弱B も選択肢. フェニトインのプロドラッグで, 副作用が少ない. 急速投与が可能.
- ・レベチラセタム（イーケプラ®）弱C

↓

• step 3　30 分　さらに痙攣が続く場合
- ・挿管, ICU 入室を考慮したうえで, 以下を行う.
- ・フェノバルビタール（フェノバール®）20 mg/kg を 50〜75 mg/分で持続点滴 強B.
- ・全身麻酔：ミダゾラム, プロポフォール 強B など

(Neurocrit Care 2012)
(PMID: 22528274)

めまい vertigo, dizziness

■ 診察のポイント
- ・訴える症状が本当にめまいとして矛盾しないか
  - ・患者の訴えるめまい感が実際は前失神や脱力感などを指していた場合もある. この場合は不整脈, 高血圧などの全身疾患が鑑別に入る.
  - ・同じめまいでも回転性めまい vertigo なのか, 浮動感 dizziness なのかを確認する.
- ・中枢性, 末梢性めまいを鑑別する
  - ・一般に末梢性めまいのほうが症状は強いことが多い. 患者の症状に惑わされない.
  - ・頻度は低いが, 見逃してはいけない疾患をチェック

◆ 見逃してはいけない疾患

- ・小脳出血・小脳梗塞
- ・椎骨脳底動脈循環不全（VBI）
- ・Wallenberg 症候群など

■ 原因疾患
- ・中枢性めまい：小脳の脳血管障害, 椎骨脳底動脈循環不全

20

(VBI), Wallenberg 症候群, basilar migraine, 多発性硬化症(MS)など
- 末梢性めまい：耳鳴り, 難聴, 耳閉感などの蝸牛症状を伴うかどうかをチェックする.
  - 蝸牛症状を伴う：Ménière 病, 聴神経腫瘍
  - 蝸牛症状を伴わない：良性発作性頭位めまい症(BPPV), 前庭神経炎
- その他：薬剤性(アミノグリコシド, 抗痙攣薬), 精神疾患(過換気, 精神障害), 外傷後のめまい

■ 中枢性めまい, 末梢性めまいの鑑別点

	末梢性	中枢性
めまいの性質	回転性	浮動性(回転性のことも)
めまいの程度	重度	一般的により軽度
時間性	突発性, 間欠的	持続性
頭位変換での増悪	ある	どちらともいえない
耳鳴り・難聴	あることも	少ない(AICA 症候群はあり)*
脳神経障害	ない	ある
眼振の方向	回旋性, 水平性	注視誘発性, 垂直性

*前下小脳動脈(AICA)領域の脳梗塞では, 病側の難聴・耳鳴りを呈することがある.

■ 診断
◆病歴
- めまいの症状を確認する
  - 発症のきっかけ
  - めまいの種類
  - 持続性
  - 頭位変換時の増悪. BPPV では頭位変換時に「一瞬(2〜20 秒)間をおいて」からめまいの増悪がある.
  - 随伴症状の有無. 耳鳴り, 難聴, 嘔気, 構音障害, 麻痺
- 既往歴：過去に同様のめまい既往があるか, 外傷歴, 不整脈, 脳血管障害のリスクファクター, 先行する上気道症状
- 内服：抗血小板薬・抗凝固薬, アミノグリコシド, 抗痙攣薬, 抗うつ薬, 降圧薬, アルコール

◆診察

- 一般身体所見：VS（血圧の左右差も確認），不整脈，心雑音の有無，頸動脈の bruit，起立性低血圧を疑うなら，必ず直腸診を.
- 神経学的所見：眼振方向の確認，脳神経障害，小脳症状の有無に注意

◆検査

- 血液検査，静注ルート確保：大抵の場合，めまい患者は嘔気を伴っており，今後の薬剤投与も考えて静注ルートを確保，ついでに採血. 中枢性疾患を疑うなら血算，生化学，凝固を確認
- 心電図：病歴上循環器疾患を疑ったら 12 誘導で確認を.
- 頭部 CT：脳血管疾患のリスクが高い，中枢神経障害がある，治療抵抗性のめまいなど，少しでも中枢性のめまいを疑ったら頭部の画像評価を（CT，MRI，MRA）.

◆Dix-Hallpike maneuver

1. 患者を座位にし，頭を左右どちらかに 45° 回す.
2. その状態から患者の頭を固定したまま患者を臥位にし，眼振/めまいが誘発されれば陽性. 下側の耳が病側.
3. 誘発されなかったら反対側の頭位で同じことを試す.

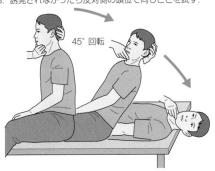

45° 回転

■ 治療[5]

・中枢性めまい

基本的には全例専門医コンサルト．TIA を疑っても安易に帰宅させないこと．

・末梢性めまい

BPPV では，Epley 法は施行する価値がある **強A**[6]．

◆ Epley 法

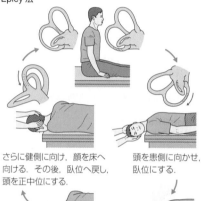

さらに健側に向け，顔を床へ向ける．その後，臥位へ戻し，頭を正中位にする．

頭を患側に向かせ，臥位にする．

耳が床と水平になるようさらに頭を健側へ向ける．

頭を健側に向ける．

(MSD マニュアルを参考に作成)

・末梢性めまいの点滴治療：制吐薬などを使用し，静かな部屋で休ませる．

*治療例（確立されたエビデンスは乏しく，経験的な治療が多い．→要は対症療法＋鎮静することでめまいの症状を緩和させる．嘔吐がおさまれば経口摂取可能，歩行できれば帰宅可能）．日本で頻用される炭酸水素ナトリウム（メイロ

ン®)は良質なエビデンスが乏しい.

・対症療法例

1/2 生理食塩水　200 mL
　　＋　抗ヒスタミン薬
　　　　ヒドロキシジン(アタラックス®-P 25 mg　1 mL
　　　　＝1 A)または

　　　　ジフェンヒドラミン 弱B ＋ジプロフィリン(トラ
　　　　ベルミン®　日本では筋注・皮下注のみ)
　　＋　メトクロプラミド(プリンペラン®)10 mg　2 mL

- ベンゾジアゼピン系,ATP,ステロイドなども使用する場合があるが,エビデンスは乏しい.
- めまい患者を帰宅させるときは,必ず歩行可能かどうか確認すること.時間が経っても改善が乏しい場合,歩行不能な場合などでは経過観察の意味で入院適応
- CTでは脳幹の詳細な評価は困難であり,BPPV様の症状をきたす脳梗塞もある.血管リスクの高い患者で症状が持続する場合は,専門医コンサルトも考慮するべき.
- 帰宅時の処方例 弱C
  - プリンペラン®　5 mg　3錠を1日3回.後日耳鼻科外来受診を指示

20

■ めまい患者へのアプローチ

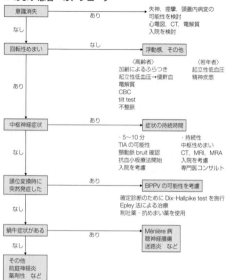

意識消失 ── あり ── 失神、痙攣、頭蓋内病変の可能性を検討
心電図、CT、電解質
入院を検討

↓ なし

回転性めまい ── なし ── 浮動感、その他

〈高齢者〉
加齢によるふらつき
起立性低血圧→便鮮血
電解質
CBC
tilt test
不整脈

〈若年者〉
起立性低血圧
精神疾患

↓ あり

中枢神経症状 ── あり ── 症状の持続時間

・5〜10分
TIAの可能性
頸動脈 bruit 確認
抗血小板療法開始
入院を考慮

・持続性
中枢性めまい
CT、MRI、MRA
入院を考慮
専門医コンサルト

↓ なし

頭位変換時に突然発症した ── あり ── BPPV の可能性を考慮

確定診断のために Dix-Hallpike test を施行
Epley 法による治療
制吐薬・抗めまい薬を使用

↓ なし

蝸牛症状がある ── あり ── Ménière 病
聴神経腫瘍
迷路炎 など

↓ なし

その他
前庭神経炎
薬剤性 など

■ 参考文献：

1 • Sabatine MS: Pocket Medicine 6th edition. pp9-10, Wolters Kluwer, 2016

■ 引用文献 🖥

（安間章裕，片多史明）

第21章

消化器

▌嘔気・嘔吐 nausea and vomiting 🖥

■ ポイント

- 嘔気・嘔吐≠消化器疾患(「たぶん妊娠はないと思います」にだまされない)
- 鑑別疾患を考慮しながら問診・診察を行う.

	緊急を要する・見逃してはいけない病態	その他でよくある病態
消化器疾患	腸閉塞, 急性虫垂炎, 消化性潰瘍, 胆道感染症(胆管炎, 胆嚢炎), 急性膵炎, 急性肝炎など	急性胃腸炎, 便秘など
非消化器疾患	**急性冠症候群**, 髄膜炎, **頭蓋内疾患**(脳出血, 脳梗塞), 緑内障, 前庭疾患(BPPV), **糖尿病性ケトアシドーシス**, 熱中症, **妊娠**, 電解質異常など	尿路感染症, 尿路結石など

21

▌腹痛 abdominal pain 🖥

■ ポイント

- 鑑別が重症から軽症まで多岐にわたる. まずは致命的な疾患や緊急手術が必要な疾患を念頭に置き, 痛みの性状・場所や経過から鑑別を進める.
- 若い女性の腹痛では, 本人が妊娠の可能性を否定しても, 医学的にゼロでない場合, 常に異所性妊娠を鑑別に挙げる.
- 初診時には典型的な検査結果を呈さず診断困難な症例もあり, 症状の変化を注意深く観察し, 血液ガスを含めた採血

や画像検査の再検や追加を検討する.
- 確定診断がつかなくともバイタルサインの変化や腹膜刺激症状を認め,いわゆる"surgical abdomen"が疑われる場合には,速やかに外科医にコンサルトし判断を仰ぐ.

	緊急を要する・見逃してはいけない病態	その他でよくある病態
消化器疾患	食道胃静脈瘤破裂,出血性消化性潰瘍,悪性腫瘍,イレウス(特に絞扼性),消化管穿孔,動脈消化管瘻,上腸間膜動脈血栓症,胆道出血,腸閉塞胆道感染症(胆管炎・胆嚢炎),急性膵炎,虫垂炎,S状結腸軸捻転など	急性胃粘膜障害,胃食道逆流症(GERD),Mallory-Weiss症候群,消化性潰瘍,大腸憩室炎,急性胃腸炎,アニサキス症,虚血性大腸炎,炎症性腸疾患,便秘,胆石症,急性肝炎など
非消化器疾患	腹部大動脈瘤破裂,大動脈解離,急性冠症候群,異所性妊娠,卵巣腫瘤茎捻転,骨盤内感染症(PID),糖尿病性ケトアシドーシス,アレルギー性紫斑病など	尿路結石,腎盂腎炎・膀胱炎,Fitz-Hugh-Curtis症候群など

▌吐血 hematemesis

■ ポイント

・吐血と喀血の違いを意識する(第18章「呼吸器」参照☞201頁)
・鼻出血や口腔内出血の可能性も念頭に置く.

	喀血	吐血
タイミング	咳嗽時	嘔吐時
色調	鮮血色	暗赤色
性状	泡沫状	凝血塊の混在
pH	アルカリ性	酸性

- バイタルサインの安定化が最優先(吐血≠緊急内視鏡)
- 原因:**消化性潰瘍**(50%:*H. pylori*,NSAIDs,胃酸分泌過多),**食道胃静脈瘤**(10~30%),胃症/胃炎/十二指腸炎

(15%)，**びらん性食道炎/潰瘍**(10%：GERD，放射線治療，CMV/HSV/カンジダ感染，薬剤性)，**Mallory-Weiss症候群**(10%)，**血管病変**(5%：Dieulafoy病変，AVM，GAVE，大動脈腸管瘻)，**腫瘍性病変**(食道癌，胃癌，GIST)，**鼻出血，口腔内出血**など

■ 初期対応
- ABC の安定化を最優先
- 嘔吐同様に誤嚥による気道閉塞に注意
- 血圧が下がっていない場合には，臥位→座位での血圧変動(起立性低血圧の有無)を確認

循環血液量の喪失割合	<15%	15~30%	30~40%	>40%
起立性変化	脈↑ (≧30/分)	SBP↓ (≧20)	DBP↓	DBP↓
脈	<100	>100	>120	>140
脈圧	正常		↓	
SBP	正常		<90	<70

SBP：収縮期血圧，DBP：拡張期血圧(mmHg)．
(McGee S, et al: The rational clinical examination. Is this patient hypovolemic? JAMA 1999; 281: 1022-1029 PMID: 10086438 より作成)

- 大量吐血によるショックの場合は，できるだけ太い静脈ルートを複数確保して細胞外液の急速補充と輸血を速やかに行う(輸血を最優先し，細胞外液を延々と入れ続けない)
  - 高齢化に伴い心機能が悪い症例も存在するため，バイタルサインが安定している症例にルーチンの大量輸液やアルブミン製剤の投与は行ってはならない．
- 採血：血算・電解質・肝逸脱酵素・胆道系酵素・腎機能・凝固・血糖値・血液型・輸血前交差反応など必要に応じて
  →Hb の低下，BUN/Cr 値の上昇など(ただし急性出血ではHb はすぐには低下しない)
- 胃洗浄：食道静脈瘤の可能性が高くない場合には施行(洗浄時の誤嚥に注意)

21

> ・鮮血やタール状の血液→現在も出血が続いている，あるいは直近の出血を示唆
> ・胆汁が引けるが血液はない→胃からの出血は治まっている可能性が高いが，幽門輪より肛門側の活動性出血は否定できない

- 免疫学的便潜血検査では上部消化管出血は除外できない（感度 13％，特異度 89％）．消化液で変性したヒトヘモグロビンには反応しないためである．
- 画像：アレルギー歴や腎機能低下やメトホルミン内服といった造影剤を使用できない理由がない可能な限り，単純＋造影 CT 検査を行うことが望ましい 強B（☞ 287 頁）．
- 抗凝固薬・抗血小板薬を内服している症例でルーチンの休薬は推奨できない．症例毎にリスクとベネフィットを考慮する．低用量アスピリン継続で死亡率が低下した研究もある（Ann Intern Med 2010）（PMID: 19949136）．
  - 機械弁置換後や冠動脈ステント留置直後をはじめとした症例では再出血のリスクを覚悟し，十分な輸血と早期および頻回な内視鏡観察および治療で対処する．
- 赤血球輸血：Hb≧7 g/dL を保つので十分．より大量の輸血に比較し死亡率低下 強A（NEJM 2013, PMID:）（23281973）．大量出血患者は例外
- PT-INR>1.5 以上の凝固異常は新鮮凍結血漿で補正を考慮
- 血小板≦5 万/μL の場合は血小板輸血を考慮
- PPI 強A．例 オメプラゾール 20 mg 静注 12 時間ごと
- 内視鏡施行後，高リスクの病変があれば，最低 72 時間の入院が推奨されており，低リスクの病変であれば 24 時間以内の経口摂取再開でよいとされている．しかし，必ず内視鏡施行医とも相談すること

■ コンサルテーション
- 緊急内視鏡検査はショック状態を離脱してから行うのが原則！
  - 大量輸血でも血圧維持が困難な出血に関しては，IVR や外科的介入の適応について速やかにコンサルトする．

・従来，消化管穿孔を伴う症例に対する内視鏡検査は禁忌とされていたが，現在では外科医のバックアップのもと二酸化炭素送気を用いて潰瘍と癌の鑑別や穿孔部の位置・大きさの確認のため行うこともある．

上部消化管出血

【食道胃静脈瘤】

・静脈瘤の治療方法は静脈瘤の存在部位と肝予備能によって決定される．
  ・多くの場合が食道静脈瘤であり，出血例には内視鏡的静脈瘤結紮術（EVL）が選択される頻度が高い **強A** (Ann Intern Med 1995 PMID: 7611595)．一方，孤立性胃静脈瘤出血に対してはシアノアクリレートを用いた硬化療法 **弱B** (Cochrane Database Syst Rev 2015 PMID: 25966446) が世界中で広く行われているが，本邦では保険適用外である．

・Sengstaken-Blakemore（SB）チューブは循環動態が安定しない，または同意が得られないなどの理由により，内視鏡施行不能時や止血困難時にのみ用いる **強C** (Dig Dis Sci 1980 PMID: 6967005, Dig Dis Sci 1982 PMID: 7042254)．

・ソマトスタチン・オクトレオチド・バソプレシンは海外で用いられるが **強B** (Aliment Pharmacol Ther 2012 PMID: 22486630)，本邦では保険適用がない．

・肝硬変の存在が明らかな場合は予防的抗菌薬を投与する．死亡率・細菌感染・再出血が減少し，入院期間が短縮する **強A** (Aliment Pharmacol Ther 2011 PMID: 21707680)．例 セフトリアキソン 1 g/日を7日間

・非選択的β遮断薬（例 プロプラノロール 1 回 10 mg1 日 3 回，徐々に増量）は門脈圧を減少し，再出血を減少させる **強B** (Ann Intern Med 2008 PMID: 18626050)．難治性の腹水が増悪する危険性もあるので注意．食道静脈瘤の発生は予防しない．

・上記治療でも再出血する患者で禁忌がなければ，海外からは TIPS（経頸静脈肝内門脈大循環シャント術）の有効性が報告されているが本邦では保険適用外である **弱B** (Hepatology 1999 PMID: 10462365)．再出血は減少するが，肝性脳症は悪化する．

【消化性潰瘍】

・活動性出血および露出血管症例に対して内視鏡治療を行う

21

ことで，持続出血・再出血・緊急手術移行率・死亡率を低下させる 強A （JAMA 1990 PMID: 2142225）.

- 再出血の危険性が高い症例では，止血処置 24 時間以内に再度内視鏡検査（セカンドルック）を行う 弱A .

- 止血処置を必要とする消化性潰瘍が指摘された場合には絶食 強C のうえ，入院加療が原則である 強C .

- プロトンポンプ阻害薬は潰瘍治療成績を向上させるが 強A ，防御因子増強薬の有用性を裏づけるものはない（不十分）.

  ・欧米で用いられていたプロトンポンプ阻害薬の持続投与は推奨しない 強A （JAMA Intern Med 2014 PMID: 25201154）.

- 胃潰瘍は 8 週間，十二指腸潰瘍では 6 週間のプロトンポンプ阻害薬投薬を行う 強A .

- 再出血予防目的に *H. pylori* 除菌療法を行う 強A （Aliment Pharmacol Ther 2004 PMID: 15023164）.

- NSAIDs や抗血栓薬の継続内服が必要な場合には除菌成功後でもプロトンポンプ阻害薬による維持療法を行う 強A .

■ *H. pylori* 感染胃炎に対する除菌療法

- 保険診療上，「*H. pylori* 感染胃炎」の診断には 6 か月以内の内視鏡検査が必須であり，感染診断を先行してはならない.

- 感染診断法は尿素呼気試験と便中抗原が最も信頼性が高い 強C .

- 尿素呼気試験や迅速ウレアーゼ法による感染診断ではプロトンポンプ阻害薬や一部の防御因子剤を内服していると 30〜40% で偽陰性となるため，少なくとも 2 週間は休薬する必要がある 強C .

- 尿素呼気試験による除菌効果判定を治療終了後 4 週以降に行う 強C （Gut 2007 PMID: 17170018）.

- 血中抗体測定による除菌効果判定は治療終了後 6 か月で抗体価が半減することで判定するが，可能な限り尿素呼気試験を用いて判定する 強C .

- 除菌治療適応の年齢のみによる制限はないが，80 歳以上で腸上皮化生を伴う高度萎縮が認められる場合には，発癌予防効果は少ない 弱C .

- 本邦における除菌成功後の再感染率は年間 1% 未満であ

り *H. pylori* 再感染に対する定期検査は不要であるが，定期的な胃癌スクリーニング検査は必要である **強C**.

▌下血と血便 🖵

■ ポイント

> 下血：胃や十二指腸由来の出血，通常は黒色タール状（出血が大量の場合は赤いこともある）．
> 血便：大腸由来の出血．鮮血色．

- 血便 hematochezia の分類と予想される出血部位
  - 新鮮血下血 BRBPR（bright red blood per rectum）：肛門直腸～S 状結腸（急性）
  - （狭義の）血便：右半結腸（緩徐）
- 黒色便〔タール便 melena と（狭義の）黒色便〕：上部消化管～小腸
- 女性では性器出血でないか確認

緊急を要する・見逃してはいけない病態	その他でよくある病態
上部消化管出血（吐血の鑑別に準ずる），憩室出血，悪性腫瘍，腸間膜動脈塞栓症，絞扼性イレウス，出血性直腸潰瘍症候群など	痔出血，感染性腸炎，虚血性腸炎，炎症性腸疾患（潰瘍性大腸炎，Crohn 病　腸管 Behçet 病など）など

- 直腸診は必須であるが，肛門鏡に関しては慣れない医師が観察しても有用な情報は少ない．

■ 初期対応

- ABC の安定化を最優先（☞ 282，283 頁）
- 画像：腹部単純 X 線に加え，単純＋（禁忌がない限り）造影 CT は必須である **強A** (Eur Radiol 2013) (PMID: 23192375).
  - CT 検査の意義には，出血をきたす疾患の推定・消化管穿孔やイレウスの除外・活動性出血の有無の検索などがある．特に大腸憩室出血からの血便では，出血部位が確認されることで，その後の治療が容易となる．

21

■ コンサルテーション

- 血圧低下などバイタルサインの変動があるときは，出血の
  持続が示唆される場合やハイリスク群では，緊急内視鏡や
  外科的介入の適応について速やかにコンサルトする．貧血
  ＋普通便での便潜血陽性は緊急内視鏡の適応ではない．

下部消化管出血

【憩室出血】

- 下部消化管出血の原因として最多（17〜40%）
- 男性の 60〜70 歳代に好発し，右側結腸＞S 状結腸
- 急性で比較的多量な，腹痛を伴わない血便の場合に疑う．
- 抗血小板薬，抗凝固薬，NSAIDs 内服，肥満は憩室出血の
  リスク因子
- 造影 CT による extravasation の所見は診断に有用である
  弱C．
- 内視鏡的止血術が第一選択となるが責任憩室が発見できな
  い症例も多く，自然止血例もみられる[1]．
- 出血源が同定された場合の止血法として従来，内視鏡下で
  のクリッピングや HSE 局注が行われていたが近年では
  EBL（内視鏡的結紮術）が注目されている．止血困難例では
  IVR も検討する 強C．

【虚血性腸炎】[2]

- 大腸の主幹動脈の明らかな閉塞を伴わない腸管粘膜の血流
  障害
- 一過性型，狭窄型，壊死型の 3 つに分類される．
  ・一過性型は腸管の安静（絶食）・補液のみで数日で改善す
    ることが多い．
  ・狭窄型も症状が強くなければ経過観察可能なことが多
    い．
  ・壊死型が疑われる場合には緊急手術を要する．
  ・抗菌薬起因性出血性大腸炎，腸管出血性大腸菌腸炎，そ
    の他の感染性腸炎との鑑別が重要→便培養もしくは生検
    組織の細菌培養は必須！
- 大腸癌の除外は必要．基本は退院前に大腸内視鏡．

【急性出血性直腸潰瘍 acute hemorrhagic rectal ulcer (AHRU)と宿便潰瘍 stercoral ulcer (SU)】

- ともに粘膜血流低下を原因とした潰瘍形成であり，大量血便の原因となる．
- 背景はともに高齢・寝たきり・長期臥床・低栄養などであり，臨床的な鑑別は不能であるが，後者のほうが物理的な便塊による圧迫の因子が強い．

■ OGIB (occult gastrointestinal bleeding)と小腸病変

- 近年のバルーン内視鏡およびカプセル内視鏡の開発により，小腸の病変が注目されている．
- NSAIDsに起因した粘膜傷害は小腸にも好発し，出血や腹痛および狭窄の原因と成りうる．

▌ 腸閉塞とイレウス 🖥

- 本邦で「イレウス」というと腸管の通過障害全般を指すことがあったが，以下のように区別する必要がある．
  - 腸閉塞＝intestinal obstruction：従来の「機械性イレウス」．物理的な閉塞機転が存在
  - イレウス＝ileus：従来の「麻痺性イレウス」．機械的な閉塞機転を伴わず，腸蠕動低下に伴う内容物の通過障害と閉塞症状が出現した病態

【腸閉塞】

- 原因としては腹部手術後の癒着が最多
- その他の原因：ヘルニア（閉鎖孔・大腿裂孔・鼠径など）・悪性腫瘍・腸重積・炎症性腸疾患炎症による狭窄など

■ 対応

- 絞扼性の場合は緊急手術適応！
  - 造影CTにおける造影効果の減弱，Whirl sign（腸管および腸間膜の脂肪が同心円状にloopを描く所見．腸管の捻転を示唆），Beak sign（ループの両端が1箇所で締めつけられくちばし状に見える所見．closed loopの存在を示唆）など絞扼や虚血を示す所見に注目
- 血流障害が否定された場合には保存的加療も考慮しうる．

21

・完全閉塞の有無の判断が困難な場合，ガストログラフイン® での消化管造影が有用である[3]．
・イレウス管(long intestinal tube；LIT)に関しては，経鼻胃管と治療効果は同等であったとする報告もあり有用性を疑問視する意見もあるが，小腸の迅速な減圧を期待でき，症例に応じて適応を判断する 弱B．
・大腸癌による大腸閉塞では手術，金属ステントや経肛門的イレウス管などが検討される 弱A．

【イレウス】

■ 原因

・腹部手術後，急性胃腸炎，腸管虚血，膵炎，腹腔内・後腹膜出血，電解質異常，感染症・循環不全などに全身性疾患，長期臥床
・薬物(アドレナリン作動薬麻薬性鎮痛薬カルシウム拮抗薬抗コリン薬三環系抗うつ薬抗ヒスタミン薬など)

■ 対応

・保存的療法で改善することが多い
・絶飲食，補液，電解質異常の補正が不可欠
・経鼻胃管(必要に応じて症例に応じて LIT)挿入による減圧
・関与する病態の改善を図る．
　・感染の治療，薬剤性では薬剤の減量・中止・代替薬へ変更など
　・歩行可能な患者は離床を促す．
・閉塞機転がないことが確認されたうえで，他の保存的療法で改善しなかった場合にはネオスチグミン(2 mg を 3～5 分かけてゆっくり静注)も検討する 弱C．
　・徐脈・失神，腹痛などの副作用があり，注意が必要．閉塞がある場合は禁忌
・国内の RCT で大建中湯の術後あるいは単純性イレウスに対する有効性が示唆されている 弱C J Am Coll Surg 2015 PMID：25972515, 日臨外会誌 2000；61；325／．
・小腸アニサキス症は麻痺性イレウスの病態をとる．画像検査上腹水の出現や多発する小腸壁肥厚が特徴的であるが，何よりも生魚の摂食歴が重要である 弱C．

▌腹部膨満 🖵

▌黄疸・肝機能障害（肝酵素上昇を含む）

■ ポイント

- 肝臓だけが原因とは限らない！
- 原因が胆汁うっ滞なのか？肝細胞障害なのか？を考える
- 問診がきわめて重要！
- 血清ビリルビン値が 2.5〜3 mg/dL を超えると他覚的に黄染が目立つようになるが（顕性黄疸），基準値（当院では 1 mg/dL）を超えると医学的に黄疸と呼ぶ（不顕性黄疸）

	緊急を要する・見逃してはいけない病態	その他でよくある病態
胆道閉塞	胆道結石，悪性胆道狭窄　原発性胆汁性肝硬変（PBC），原発性硬化性胆管炎（PSC）など	敗血症に伴う胆汁うっ滞・遷延性胆管炎など
肝障害	肝腫瘍（転移性を含む），劇症肝炎など	ウイルス性，アルコール性，非アルコール性脂肪性（NASH/NAFLD），自己免疫性（AIH），薬物性（胆汁うっ滞型や混合型もありうる）など
その他	心筋梗塞，ショック肝・うっ血肝，妊娠，痙攣，熱中症など	甲状腺機能異常症，体質性黄疸，Fitz-Hugh-Curtis 症候群，溶血など

■ 問診

- 主症状：発症様式（急性 or 慢性）および症状経過（増悪 or 寛解）
- 随伴症状：腹痛，発熱，悪寒，嘔気・嘔吐，倦怠感，瘙痒感，体重変化など
- 生活歴：摂食歴（食生活）・飲酒歴，渡航歴，性交渉歴（B型肝炎や伝染性単核球症を代表とするウイルス感染や Fitz-Hugh-Curtis 症候群を疑う場合に）
  - 飲酒歴は過少申告される場合が多い！
  - 未成年の性交渉歴を問診する際には，まず保護者がいな

21

　　　い状況で確認
- 既往歴：肝炎ウイルス感染や慢性肝炎の既往および B 型肝炎予防接種歴，手術・輸血歴，検診歴，刺青および鍼治療の既往，内服薬（健康食品も）

■ 身体診察

- 眼球結膜や皮膚黄染の有無，表在リンパ節腫大の有無，甲状腺腫大の有無，心音・呼吸音，肝硬変を疑う皮膚所見（くも状血管腫・手掌紅斑・caput medusa）の有無，嘔気・嘔吐や腹痛と同様の腹部診察，下腿浮腫

■ 初期対応

- 随伴症状（低血圧，胸痛，痙攣，発熱など）の緊急性で鑑別疾患をまず挙げる
- 顕性黄疸か？不顕性黄疸（or 肝機能障害のみ）か？で画像検査の緊急性を検討する
  - 画像検査では US をまず行う
  - 顕性黄疸で CT を撮像する際には，結石や腫瘍の診断のため単純と造影（可能であれば 3 相）で行う
- 無症状でトランスアミナーゼが 200 IU/L 程度までであれば慢性肝障害の可能性が高く血液検査で原因疾患のスクリーニングを行う〔HBs 抗原，HBc 抗体（急性肝炎なら IgM-HBc 抗体），HBs 抗体，HCV 抗体，抗核抗体，抗ミトコンドリア抗体，抗ミトコンドリア M_2 抗体，TSH，FT_4〕
- 頻度を考えると，問診や診察で疑わない症例において A 型肝炎（IgM 抗体）・サイトメガロウイルス・Epstein-Barr（EB）ウイルスは必ずしも必要ではない

█ 肝硬変

- 原疾患により多少の差異はあるが栄養状態の改善・肝硬変の進展の抑制・合併症（肝性脳症・腹水・発癌）の制御が治療のメインとなる．
- ヒアルロン酸（＞210 mg/L），Ⅳ型コラーゲン（＞90 mg/L）も診断の補助になる[4]．
- A 型・B 型肝炎ワクチンを，その免疫がない患者に 強C [5]

- 進行した肝硬変の予後は悪い. 十分な説明と事前指示/ACP の話し合いが必要.
- Child-Pugh-Turcotte 分類は, 非術後症例でも予後予測に有用とされている[6,7].

Child-Pugh スコア	1点	2点	3点
腹水	なし	少量	大量・難治性
肝性脳症	なし	グレード1～2	グレード3, 4
ビリルビン	<2	2～3	>3
アルブミン	>3.5	2.8～3.5	<2.8
PT-INR	<1.7	1.8～2.3	>2.3

分類	A	B	C
総スコア	5～6	7～9	10～15
1年生存率	約100%	約80%	約45%

- 200 kcal 相当の就寝前エネルギー投与 弱B
- 禁酒を守らせるべきである 強C
- 生の海産物の摂食禁止. *Vibrio vulnificus* 感染予防のため. 海水曝露＋切創(調理を含む)を避ける.

■ 肝性脳症
- 合成二糖類(ラクツロース) 強B (Cochrane Database Syst Rev 2004 PMID 15106187) もしくは静注分岐鎖アミノ酸 BCAA 製剤(アミノレバン®EN・ヘパン ED®・リーバクト®) 弱C (Gastroenterology 1989 PMID: 2506095) の投与を行う.
- 上記治療に不応性な症例においては, 従来はネオマイシン経口 弱C (Gastroenterology 1977 PMID: 14049, Hepa-togastroenterology 1992 PMID: 1483668) を検討されていたが, 2016年より新しい肝性脳症治療としてリファキシミン(リフキシマ®)の使用が可能になった.
- 予防：経口 BCAA 製剤はルーチンでは推奨しない 弱C (Cochrane Database Syst Rev 2003 PMID: 12804416).

■ 腹水
- 腹水であれば可能な限り試験穿刺を施行する.
- →血清と腹水のアルブミン濃度差(serum-ascites albumin

21

gradient；SAAG)が有用

門脈圧亢進と関連 (SSAG≧1.1 mg/dL)	門脈圧亢進なし(SSAG＜1.1 mg/dL)
・肝硬変 ・急性肝炎 ・肝の悪性腫瘍末期 ・右心不全 ・Budd-Chiari 症候群 ・門脈血栓・脾静脈血栓 ・住血吸虫症	・腹膜炎(結核，内臓破裂など) ・腹膜癌症 ・膵炎 ・血管炎 ・低アルブミン(ネフローゼ，蛋白漏出) ・Meigs 症候群(卵巣腫瘍) ・術後リンパ液漏出

→腹膜炎の除外には腹水の細胞数・分画・グラム染色・培養
を提出する

- ・総多核白血球数＜250/μL，培養陰性：腹膜炎なし
- ・総多核白血球数≧250/μL，培養で1菌種：SBP特発性
  細菌性腹膜炎→抗菌薬：例 セフォタキシム2g静注8
  時間ごとを5日間＋アルブミン 強A (N Engl J Med 1999)
  (PMID: 10432325)
- ・総多核白血球数≧250/μL，培養で≧2菌種：二次性腹
  膜炎→試験開腹＋抗菌薬
- ・減塩食は有効であるが 強A，過度の制限は食欲低下によ
  る蛋白栄養不良状態をもたらすため推奨できない.
- ・利尿薬はスピロノラクトン：フロセミドを5：2の比で併
  用する 強B (Gut 2010 PMID:)
  (19570764).
- ・難治性腹水はまず大量腹水穿刺排液で対処するが 強A，
  大量(＞6L)穿刺排液の際にアルブミンを投与(8～10g/L)
  することで死亡・血圧低下・急性腎障害(肝腎症候群含む)
  が減少するが 強B (Hepatology 2012)
  (PMID: 22095893)，保険診療上の制限に
  注意.
- ・大量腹水穿刺排液・TIPSは腹水を減少させるが，予後を
  改善しない 弱B.

■ NASH/NAFLD
- ・近年，生活習慣の変化に伴い増加している(日本の有病
  率：29.7%)，非アルコール性脂肪性肝疾患に注目が集
  まっている.
- ・NAFLD (nonalcoholic fatty liver disease)はNAFLと肝
  臓の炎症を伴うNASH (nonalcoholic steatohepatitis)に
  区分される.

- 減量 強B, 生活習慣改善, 節酒 強A が最重要である.
- ビタミン E などの薬物治療は肝生検で証明された NASH 患者が生活習慣で改善しない場合のみに検討

▌胆道感染症

- Tokyo Guidelines 2018 (TG 18) を含んだ「急性胆管炎・胆嚢炎診療ガイドライン 2018」が, 胆管炎・胆嚢炎の診断・治療に広く用いられている.

【急性胆管炎】

■ 症状

- 腹痛・黄疸・発熱(Charcot 3 徴)が典型的であるとされていたが, 腹痛を呈さない症例も比較的多く, 現行の診断基準からは除外された 強B.

■ 検査

- 採血では WBC・CRP・肝胆道系酵素(ALP・γ-GTP・AST・ALT)の上昇を認める. 重症度判定のためにアルブミンや凝固系の測定も行う. 急性膵炎合併に注意する必要があり, 血中膵酵素(アミラーゼ・リパーゼ)も測定するべきである 強C.
- 画像検査では腹部超音波検査は全例で施行すべきである 強A.
- 治療前に胆管閉塞の原因となる結石や悪性腫瘍の存在を指摘することは重要であるが, 腹部超音波検査や CT による結石診断能には限界がある 弱C.

■ 治療

- 入院治療が原則であり, 絶食・補液管理とし可及的速やかに抗菌薬の投与を開始する 強A.
- 抗菌薬の選択は地域・施設における耐性菌の頻度・感受性パターンによって異なるが, 血液・胆汁培養の結果が出るまでは重症度や市中感染・医療関連感染の各々に応じたエンピリック治療が原則である 強B.
- 治療方法は胆道ドレナージが最も重要であるが, そのタイミングは重症度に応じて異なるため速やかなコンサルトが

必要である 強B .

- ドレナージ方法を検討するにあたって，腹部手術（特に胃・腸管の再建方法）の既往や抗血栓薬内服の有無，最終食事摂取時間が重要であり確認すべきである 強C .

【急性胆嚢炎】

■ 症状

- 発熱・右季肋部痛が典型的な症状である．Murphy's sign は特徴的な臨床徴候であり，特異度は高いが，感度は低い 強C .
- 発症からの時間経過や手術歴・抗血栓薬内服の有無・最終食事摂取時間は聴取すべきである 強C .

■ 検査

- 採血では炎症反応の上昇を認めるが，特異的な所見はない．急性胆管炎・胆石性膵炎の合併を認めることがあり肝胆道系酵素や膵酵素も測定すべきである 強C .
- 画像検査で胆嚢腫大・壁肥厚（長径8 cm・短径4 cm 以上，壁4 mm 以上）・胆嚢周囲への炎症波及が認められる．腹部超音波は全例で施行するべきであり，sonographic Murphy' sign が急性胆嚢炎の診断に有用である 強A .

■ 治療

- 絶食・補液管理とし可及的速やかに抗菌薬の投与を開始する．
- 抗菌薬の選択は急性胆管炎と同様であるが，軽症胆嚢炎で胆嚢摘出術が行われた場合，24 時間以内に抗菌薬を終了できることもある 強C .
- 治療の第一選択は早期の胆嚢摘出術だが，症状発生からの経過時間・重症度・患者の全身状態に応じて異なる．胆嚢摘出術が困難な場合，胆嚢ドレナージを検討する 強A .

▌ 急性膵炎

■ 症状

- 腹痛部位は上腹部，次いで腹部全体が多い．
- 飲酒歴・内服歴・胆道系疾患の既往歴を聴取する．

■ 診断
- 下記 3 項目中 2 項目以上を満たすもの
  - 上腹部に急性腹痛発作と圧痛がある.
  - 血中または尿中に膵酵素の上昇がある.
  - 超音波, CT または MRI で膵に急性膵炎に伴う異常所見がある.
- 膵酵素はリパーゼがアミラーゼより感度・特異度が高い 強B.
- 急性膵炎の診断に CT は有用であり, 重症度判定の際に重要となる膵壊死の診断およびその範囲の評価には造影 CT が必要である 強C.
- 診断後直ちに重症度判定を行い, 経時的に(特に 48 時間以内)重症度判定を繰り返すことが重要である 強C. 死亡率は全体では 2.6% であるが, 重症だと 10.1% であり, 重症だと予後が悪い.

■ 通常治療
- 胆石性膵炎が疑われる場合(血液検査で黄疸や肝胆道系酵素の上昇または画像検査で総胆管結石を認める)は ERCP の適応について消化器内科にコンサルトする 強A.
- 細胞外液補充液による十分な初期輸液を行う 強C.
  - ショック・脱水患者には 150〜600 mL/時. 脱水がなければ 130〜150 mL/時
  - 循環動態の安定(平均動脈圧≧65 mmHg), 尿量の確保(0.5〜1 mL/kg/時以上)が確保されたら輸液速度を下げる.
- 疼痛コントロールも重要である 強B.
- ブプレノルフィン, ペンタゾシン, フェンタニルなどを用いる.

■ 重症例に対する治療
- 抗菌薬の予防投与により感染性膵合併症の発生の低下し, 生命予後が改善する可能性がある 弱B.
  - 膵への組織移行性がよいメロペネム(イミペネム)を用いる.
- 蛋白分解酵素阻害薬による生命予後や合併症発生に対する明らかな改善効果は証明されていない(不十分)[8, 9].

21

- 早期からの経腸栄養は感染合併症の発生率を低下させる（弱A）.
- ED チューブを透視下に留置する，不可なら経鼻胃管でも可（弱B）
- 経腸栄養開始時には麻痺性イレウスに注意する．経腸栄養成分（エレンタール® など）を 20〜30 mL/時で開始し，数日かけて 100 mL/時まで増量する
- 膵動注療法の有用性は確立されていない（不十分）[10,11].

■ 参考文献

1 • Barkun AN, et al: International consensus recommendations on the management of patients with nonvariceal upper gastrointestinal bleeding. Ann Intern Med 2010; 152: 101 PMID: 20083829

2 • 特集：消化管疾患. Hospitalist 2014; 2: 611-849

3 • 日本消化器病学会（編）：肝硬変診療ガイドライン 2015，改訂 2 版．2015，南江堂

4 • Vilstrup H, et al: Hepatic encephalopathy in chronic liver disease: 2014 Practice Guideline by the American Association for the Study of Liver Diseases and the European Association for the Study of the Liver. Hepatology 2014; 60: 715-735 PMID: 25042402

5 • 日本消化器病学会（編）：NAFLD/NASH 診療ガイドライン 2014. 南江堂，2014

6 • 急性胆管炎・胆嚢炎診療ガイドライン改訂出版委員会（編）：急性胆管炎・胆嚢炎診療ガイドライン 2018，3 版．医学図書出版，2018

7 • 急性膵炎診療ガイドライン 2015 改訂出版委員会（編）：急性膵炎診療ガイドライン 2015，4 版．金原出版，2015

8 • 特集：急性膵炎. Intensivist 2011; 3: 591-731

（吉田尚子，中路聡）

第22章

腎・水・電解質

▌水・電解質

▌カリウム

■ 高 K 血症(hyperkalemia)
・定義：血中 K>5.5 mEq/L

機序	原因
偽性高 K 血症	溶血，白血球数増加，血小板数増加
細胞内外の移動	代謝性アシドーシス，糖尿病性ケトアシドーシス，高浸透圧血症，薬物(β遮断薬，スキサメトニウム，ジギタリス)，高 K 性周期性四肢麻痺，組織崩壊(横紋筋融解症，クラッシュ症候群，腫瘍崩壊症候群，溶血)
K 摂取量増加	食事性，薬剤(K 塩，ペニシリン G カリウムなど)
腎 K 排泄量低下	Ⅳ型尿細管性アシドーシス，急性・慢性腎不全，心不全・敗血症による腎灌流不全，副腎不全，薬剤(ヘパリン，ACE 阻害薬，ARB，K 保持性利尿薬，NSAIDs，ST 合剤，ペンタミジン，シクロスポリン)，HIV，先天性副腎過形成

・TTKG 尿細管間 K 勾配は，信頼性がないことが近年判明した．使用を推奨しない．
・追加の原因精査として，溶血の確認〔検査室に電話，再検(血ガスだと早い)〕，血液ガス，BUN・Cr，アルドステロン・レニンの測定を検討する．尿 K の1日量が有用なことは稀

◆治療
・治療は緊急性で考える．

> ・最も緊急：K>8 mEq/L または K>6.5 かつテント状

T波以外の心電図変化
・次に緊急：K>6.5 mEq/Lで心電図変化がないとき（心電図変化の感度は低い），脱力などの症状があるとき

	方法	用量	効果発現時間	コメント
①心臓への効果を打ち消す	グルコン酸Ca	850 mg/10 mL/1Aを2~3分かけて投与	1~3分	持続は30~60分細胞膜を安定化させる
②Kを細胞内へ押し込む	インスリン-グルコース療法(a) 強C	インスリン10単位+50%ブドウ糖50 mL	15分	持続は4時間K 0.8mEq/L低下
	重炭酸(b)	アシドーシス時，メイロン®8.4% 20 mEq/20 mL/1Aを1~3A静注	15~30分	単独では無効，持続は5~6時間K 0.5mEq/L低下
	β₂アドレナリン吸入 強C	サルブタモール10~20 mg吸入	30~90分	持続は2~6時間K 0.5mEq/L低下
③Kを体外へ排泄させる	利尿薬	フロセミド10~20 mg静注	30分	
	透析 弱C		数分	K 1 mEq/L低下
	イオン交換樹脂(c)，下剤		数時間	

(a)インスリン-グルコース療法の際の低血糖予防
・血糖値<300 mg/dL：50%ブドウ糖を50 mL投与（ブドウ糖液内にインスリン混）
・低血糖予防に10%ブドウ糖 50 mL/時 1時間投与．1時間ごと，血糖値を6時間フォロー
・血糖値>300 mg/dL：インスリンのみ投与．グルコース追加投与は不要
(b)重炭酸はアシドーシスがない場合，使用しない．

(c)イオン交換樹脂には，ポリスチレンスルホン酸 Ca（カリメート®，アーガメイト® ゼリー），ポリスチレンスルホン酸 Na（ケイキサレート®）がある．ジルコニウムシクロケイ酸 Na 水和物（ロケルマ®）も本邦で承認された．

■ 低 K 血症（hypokalemia）

機序	原因
細胞内外の移動	アルカローシス，糖尿病性ケトアシドーシス，薬物（βアゴニスト：昇圧薬，気管支拡張薬，インスリン，テオフィリン，ベラパミルなど），周期性四肢麻痺，巨赤芽球性貧血の加療，振戦，せん妄
腎性喪失	薬物（利尿薬，高用量ステロイド，フルドロコルチゾン，高用量ペニシリン，低 Mg 血症を生じる薬物：アムホテリシン B，アミノグリコシド，シスプラチン） 代謝性アルカローシス，低 Mg 血症，ミネラルコルチコイド過剰，尿細管性アシドーシス，Bartter 症候群，Gitelman 症候群，Liddle 症候群，急性骨髄球性白血病
消化管からの喪失	下痢，分泌性腫瘍，腸管バイパス・瘻孔

- 尿中 K（mEq/L）/尿中 Cr（mg/dL）は上記の鑑別に有用である．
  - ・≧0.13：腎性喪失
  - ・<0.13：細胞内外の移動，消化管からの喪失

◆治療（具体的な量は次頁の「電解質補正」の表参照）
- K は，緊急・重症・経口投与不可能以外は経口投与
- 静注の補正速度は 20 mEq/時以下とする．早すぎる補正は心停止のリスク．ワンショット静注は禁忌！
- K の経静脈投与濃度の上限は 40（末梢）〜100（中心静脈）mEq/L までだが，血管痛・血管炎が起こりやすい．
- 投与量も経口なら安全に大量投与できる．
- K を 200 mEq 投与すると血中濃度が 1.0 mEq/L 上昇するが，過剰投与を避けるため 1.0 mEq/L 上昇させるのに 100 mEq 投与と考えておく．
- 経静脈投与を要するような電解質異常は，採血で頻回にフォロー

22

- 低 K 血症の患者では Mg をチェック. 低 Mg 血症があれば, K 補充だけでは改善しない.
- 電解質異常は治療可能であり, 不整脈など予防可能だが致死的な合併症を伴う. 直ちに補正して preventable death は避ける!
- 電解質異常の原因精査をしているときでも並行して補正する.
- Na 以外の電解質は補正速度が速すぎることはない. 速やかに補正する.

◆ 電解質補正

低 K 血症

- K≧3.5 mEq/L が目標(利尿薬やジギタリス投与中・不整脈・DKA の患者などは≧4 mEq/L)
- K 補正の基本ルール(rule of thumb)は, K の血中濃度を 0.1 mEq/L 上げるのなら KCl 10 mEq, 1.0 mEq/L 上げるなら 100 mEq 経口投与.
- 1 回量は 40 mEq までではないと嘔吐するので, 必要であれば分けて投与
- 塩化 K(13.4 mEq/g)で処方する.
  (例 塩化 K 朝 3 g, 昼 3 g, 夕 3 g)
- 代謝性アルカローシスがあると, グルコン酸 K は塩化 K の 40 % しか吸収されない.
- 翌日もしくは翌々日に採血で補正後の K の値を確認する.
- 塩化 K 20 mEq+生食 500 mL を≧2 時間で投与(末梢静脈ライン), 塩化 K10 mEq+生食 100 mL を≧1 時間で投与(中心静脈ライン). 必要に応じてこれを繰り返す.
- 5% ブドウ糖に溶解してもよいが, インスリンが分泌され K が細胞内に移動し, 補正されにくい. 血管痛は少なくなる.

低 Mg 血症

- Mg≧2 mg/dL が目標
- 硫酸 Mg 補正液 1 mEq/mL 1A (20 mEq=2.46 g)を生食 50〜100 mL に混注して数時間かけて点滴静注

低 P 血症

- P≧2.0 mg/dL が目標
- リン酸内服液(リン酸ナトリウム)を 1 回量 32〜64 mEq(0.5〜1.0 g 相当)を 1 日 2 回から 3 回. 保険適用外だが 1 mEq が 0.8 円と安い. 翌日に P チェック.

(つづく)

(つづき)

・P<1 mg/dL の重症にのみ点滴静注(リン酸 Na 補正液®0.08〜 0.16 mmol/kg を希釈して 6 時間かけて投与)
・リン酸 1 mmol=0.5 mEq=31 mg

低 Ca 血症

・イオン化 Ca≧1 mmol/L が目標. イオン化 Ca が補正 Ca より正確.
・補正 Ca=0.8×(4−血清アルブミン値)+血中 Ca 値
・症状があるときのみに点滴静注で補正. グルコン酸 Ca(カルチコール®)850 mg/10 mL/1A 2A を 50〜100 mL に溶解して 10〜15 分かけて静注. その後 6A を 500 mL に溶解して 6 時間かけて持続投与. 溶液は生食でも 5% ブドウ糖でもよい(1 mg/mL).
・経口 Ca 製剤(アスパラ®-CA)や経口ビタミン D など原疾患に応じて.

▌ナトリウム

■ 低 Na 症(hyponatremia)
・定義:血中 Na<135 mEq/L

◆ 原因検索
・まず血漿浸透圧を測定し,偽性低 Na 血症を除外する.
・血清 Na は,高血糖時には補正が必要である. 100 mg/dL 以上の血糖値では,血糖値が 100 mg/dL 増加するごとに Na を 2.4 mEq ずつ加算する.
  ・今後進行するかの予測に張度 tonicity(=有効浸透圧)が参考になる.
  ・張度は細胞膜を自由に移動できない Na,K,糖などで形成され,自由水の移動に関与する.
尿中[Na]+[K]>血液中[Na]:自由水排泄障害あり,今後も進行する,積極的加療が必要.
尿中[Na]+[K]<血液中[Na]:自由水排泄あり,自然軽快する,逆に改善しすぎないように注意.

22

• 低 Na 血症の鑑別診断

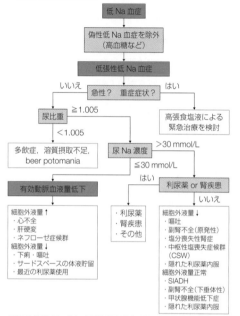

原著では尿比重ではなく尿浸透圧だが，時間外では尿浸透圧の測定結果が出ないので尿比重で代用する．尿浸透圧（概算）＝（尿比重下2桁）×25〜40．浸透圧を用いるのであれば 100mOsm/kg をカットオフとする．
(Spasovski G, et al: Clinical practice guideline on diagnosis and treatment of hyponatraemia. Eur J Endocrinol 2014; 170: G1-G47 PMID: 24569125 より作成)

◆治療

> • 血中 Na の補正上限は，入院後 24 時間≦10 mEq/L，その後 24 時間≦8 mEq/L
> ・加療速度・目標上昇濃度は，許容される「限界」と考えること．
> ・血中 Na≧130 mEq/L となれば補正を中止する．

・補正が過剰な場合は，Na を低下させる治療を行う（後述）．

• ODS（浸透圧性脱髄症候群）を防ぐため，過剰補正を避ける．

 ・ODS は，慢性低 Na 血症で脳が低 Na 血症に適応後に過剰補正で生じやすい．

 ・橋・視床・基底核などの脱髄で，意識変容・麻痺・構音障害をきたす．

• まず考えることは 2 点！ 緊急性が大事

> ①低 Na 血症での重症症状があるか？
> ・重症症状：嘔吐，ショック，痙攣，昏睡・覚醒障害
> ・中等度症状：悪心，頭痛，見当識障害
> ②急性か慢性か？ 2 日以上経過しているか（脳は適応したのか）？

• Na<125 mEq/L では症状が出やすくなる．逆に≧125 mEq/L では重症症状は少ない．

• 過去 2 日以内の採血で Na が正常と証明されていない場合は慢性の可能性があると考える．

• 低 Na 血症に共通する治療

 ・原因検索し，原疾患を治療する．

 ・低 Na 血症を増悪する要因をなくす（Na 濃度が低い輸液，サイアザイド・ACE 阻害薬・スピロノラクトンなどの薬剤，水多飲など）．

 ・低 K 血症があれば補充する．低 Na 血症の治療にもなる．

 ・軽度低 Na（血中 Na：130-135 mEq/L）は治療しない 弱C．

22

- 重症症状がある低 Na 血症の治療
  - 3% 高張食塩水 150 mL を 20 分かけて静注する 強C.
  - 血中 Na が最初の 1 時間で 5 mEq/L 上昇するか，症状の改善まで 2 回繰り返す.
  - 血中 Na 濃度フォロー
  - 高張食塩水投与中：20 分ごと
  - 高張食塩水終了後：6〜12 時間ごと
  - 補正上限は入院後 24 時間≦10 mEq/L，その後 24 時間≦8 mEq/L
  - 3% 高張食塩水 520 mL の作り方：生食 400 mL（500 mL から 100 mL を除く）に 10% 塩化ナトリウム 120 ml（20 mL を 6A）混入
- 中等度症状がある低 Na 血症の治療
  - 3% 高張食塩水 150 mL を 20 分かけて 1 回だけ静注する 弱C（原疾患の治療で改善が予想されない場合のみ）.
- 急性（重症症状なし，中等度症状なし）の低 Na 血症の治療
  - 3% 高張食塩水 150 mL を 20 分かけて静注する 弱C（急に Na が 10 mEq/L 低下し，原疾患の治療で改善が予想されない場合のみ）.
- 慢性の低 Na 血症の治療
  - 治療により ODS を生じやすいため，最も注意を要する！
  - 細胞外液量↑の低 Na 血症の治療
    - 無症状であれば，血中 Na ≧ 130 mEq/L は治療せずに許容する 強C.
    - 水分制限 弱C
    - バソプレシン拮抗薬（トルバプタンなど）の使用は推奨しない 強C.
  - ADH 分泌不適合症候群（sydrome of inappropriate secretion of ADH; SIADH）の治療
    - 水分制限 弱C
    - 塩化ナトリウム経口と低用量のループ利尿薬 弱C
    - （処方例 塩化ナトリウム 3〜6 g 分 3 内服または高塩分食＋フロセミド 10〜20 mg/日 内服）
    - バソプレシン拮抗薬やデメクロサイクリンの使用は推奨しない 強C.
  - 循環血液量↓（脱水）の低 Na 血症の治療

　　　細胞外液(リンゲル液など)0.5〜1.0 mL/kg/時の投与
・補正予測式
　・1 L の輸液での血中 Na 変化を予測して目標速度に応じた必要量を投与する.

$$\Delta Na(mEq/L) = \left(\frac{輸液中[Na] - 血中[Na]}{[体内総水分量+1]} \right)$$

※体内総水分量(TBW)＝体重×補正係数
　補正係数：小児および若年男性 0.6, 若年女性および高齢男性 0.5, 高齢女性 0.45
　[Na]濃度の単位は mEq/L

・補正予測式を過剰に信用しない. 74% で過剰補正になった報告あり
・低 Na 血症を過剰補正した際の対応
　・血中 Na 上昇が, 入院後 24 時間>10 mEq/L, その後 24 時間>8 mEq/L 上昇した場合は介入する 強C.
　・血中 Na を上げる治療はすべて中止する 強C.
　・5% ブドウ糖液 10 mL/kg を 1 時間で投与し 強C, 再検する.
　・デスモプレシン 2 μg 静注を検討する 強C. 繰り返す場合は≧8 時間空ける.
　・血中 Na 濃度を頻回にフォローする.

■ 高 Na 血症(hypernatremia)

・定義：血中 Na≧145 mEq/L
・圧倒的に脱水(細胞外液量↓)が多い.
・高 Na 血症では血漿浸透圧(張度)が高く, 血清浸透圧>280 mOsm/L 以上で ADH 分泌刺激, >295 mOsm/L 以上では口渇を生じる. 高 Na 血症を発症するには, 自由水の摂取不足および ADH 作用低下の両方が必要であり, 臨床的には飲水できない状態が背景にあることが多い(人工呼吸器管理, 意識障害, その他高齢者など). その他は不十分な輸液など医原性が多い.
・血清 Na は, 高血糖時には補正が必要(☞ 303 頁)

22

◆治療

• 高 Na 血症の治療は循環血液量の補充が中心であり，循環血液量が正常になるまでは細胞外液（高 Na 血症でも塩類の多い輸液を負荷する）で行い，その後維持液やブドウ糖液に変更する．

$$自由水欠乏 (L) = TBW \times \frac{血中[Na] - 140}{140}$$

※TBW は 307 頁参照

[Na] 濃度は mEq/L

ただし，これには現在喪失中の自由水の量は含まれていないことに注意．

• 脳浮腫を避けるため，Na 補正速度にも注意する．発症時期不明または慢性の場合 0.5 mEq/L/時，10〜12 mEq/日を超えて Na が低下しないように注意する．急性または症候性の場合，1 mEq/h まで増加可能．不足の半分を 24 時間で加療し，残り半分を 48 時間かけて加療する．

• 1 L の輸液で低下する血中 Na（Δ [Na]）

$$\Delta [Na] = \frac{血中[Na] - 輸液中[Na]}{体内総水分量 TBW + 1}$$

※TBW は 307 頁参照

• 臨床の現場では，予測される Na 低下量よりも余裕をもった補正を行い，数時間おきに再評価することが望ましい．

■ カルシウム

■ 高 Ca 血症(hypercalcemia)

◆診断

悪性腫瘍	骨髄腫, 乳癌, 頭頸部癌, 腎癌, 膀胱癌
副甲状腺機能亢進症	原発性(腺腫, MEN), 慢性腎不全
ビタミンD 過剰	ビタミンD 内服, 肉芽腫性疾患, リンパ腫
骨格筋からの移動	長期臥床, 多発骨折
薬剤	サイアザイド, リチウム, ビタミンA, 抗酸薬(ミルクアルカリ症候群)
その他	褐色細胞腫, 副腎不全, 甲状腺機能亢進症, 腎不全を伴う横紋筋融解症, 偽性高 Ca 血症

◆治療(補正血清 Ca>14 mg/dL または症状があるとき)

① 生食負荷 500 mL/時から開始. 適時減量. ＋2 L 程度のバランスとする.

② 細胞外液量低下の回復後は生食 100〜200 mL/時にて輸液. 200 mL/時以上の尿量を得る(電解質異常出現注意).

③ 上記が心不全・腎不全で施行不能であれば, 透析を行う.
①〜③ をまず行う. 重篤な高 Ca 血症であれば, ④と⑤の併用を考慮

④ カルシトニン製剤 エルシトニン® 40 単位 筋注 1日2回(3日間)

⑤ ビスホスホネート製剤 強C 🖥 : 例, アレディア®(パミドロン酸)60 mg を生食 500 mL に溶解 4 時間かけて投与

⑥ ステロイド(悪性疾患や肉芽腫性疾患で有効) 弱B 🖥 : 例 プレドニン®20〜40 mg/日 内服

⑦ デノスマブ 弱C 🖥 : 腎不全などでビスホスホネート製剤が使用できない場合, 悪性疾患による高 Ca 血症に使用

22

・フロセミドの有効性は疑問視されている

■ 輸液の基本
◆ ポイント
・体液の比率　細胞外液（血漿：間質＝1：3）：細胞内液＝1：2

	TBW	ICF	ECF	IF	IVF
体重に対する割合	60%	40%	20%	15%	5%
TBWに対する割合		67%	33%	25%	8%
細胞外コンパートメントに対する割合				75%	25%
体重50 kgの例（L）	36 L	24 L	12 L	9 L	3 L

※血液＝血漿＋赤血球などの血球成分であり，男性で体重の8%（体重60 kgで4.8 L），女性で7%（体重60 kgで4.2 L）程度となる

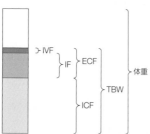

TBW＝total body water 体内総水分量
ECF ＝extracellular fluid 細胞外液
ICF ＝intracellular fluid 細胞内液
IF ＝interstitial（extravascular）fluid 間質液
IVF＝intravascular fluid 血管内液（血漿）

・細胞外液製剤と細胞内液製剤：輸液製剤はすべてこの2つの組み合わせである．
・細胞外液製剤（生食）は細胞外液に分布するため，その1/4が血漿増加作用あり．
・細胞内液製剤〔5% ブドウ糖液（以下，D5W）〕は体液全体

に分布し，2/3 が細胞内液に分布し，1/12 が血漿増加作用あり（細胞内外の分布は約 30 分で完成する）.

- 各種溶液の電解質濃度 🖥
- 成人の輸液スペース 🖥

◆ 体液量の評価

- 基本的に難しいため，病歴での判断を重要視. 身体所見・検査所見を合わせて考える.
- 重症患者では，輸液に対する反応が重要. 細胞外液製剤 500 mL を 30 分で投与，循環動態の改善を確認. 輸液が少ない状態の遷延（→多臓器不全/死亡）と過剰な輸液（→浮腫・心不全や溢水，腎不全時の体液過剰）とでは，加療しやすいのは後者. 体液量の評価が難しく循環動態が悪そうなときは輸液を.
- 脱水が疑われる患者への細胞外液は，生食ではなくリンゲル液を推奨する. 急性腎障害が 1% 程度減少する可能性が示唆されている (SALT-ED 研究 NEJM 2018 PMID: 29485926). 例外 高 K 血症.

◆ 輸液必要量の評価式

- 水電解質輸液は維持輸液，欠乏量輸液に分類される. 欠乏量輸液量は状況に応じて決定される. 欠乏量輸液では，欠乏分を 1 日で補わずに安全係数をかけることが多い.

> 輸液量＝水分欠乏量×安全係数（1/2～1/3）＋維持水分量－経口摂取水分量

- 維持輸液＝尿量＋不感蒸泄＋便の水分－代謝水
  不感蒸泄量＝15 mL/kg 体重/日. 体温 1℃ の上昇で不感蒸泄は 100 mL/日増加する
  便の水分＝100 mL/日
  代謝水＝5 mL/kg 体重/日
  （体重 60 kg の男性で絶飲食時，予測尿量（前日尿量で代用）＋700 mL となる）

◆ 維持輸液

（水：1,500～2,000 mL，Na：約 4.5 g，K：約 40 mEq）
- 絶食にした健常人で必要な量.

22

- 重症患者に必要ない(重症例は，体液の生理学が崩れており，正常人の必要量の適応が困難).
- 医原性低 Na 血症の誘因に．Na<138 mEq/L(自由水貯留傾向)の患者ではなるべく使用しない．
- 病状安定している患者ではなるべく使用しない(例外 経口摂取不良や腸管安静を要する患者)

◆尿電解質検査

- 尿化学検査を用いて，現在の体液の状態での腎臓の反応を知る．
- 検査は蓄尿にするのか？　随時尿にするのか？
  - 随時尿：今現在の体液異常に対してどのように反応しているのか知りたい場合．
  - 蓄尿：1 日やある時間間隔での in-out バランスを知りたい場合．

▌腎臓

■ 血尿(hematuria)

- 血尿の頻度は非常に高く，健診結果では 20〜30%
- 定義：尿沈渣で毎視野赤血球 5 個/HPF 以上
- 検出には試験紙法(感度 99%，特異度 90%)を用いる．

◆血尿へのアプローチ

- 血尿患者では，病歴と身体所見から腎疾患，泌尿器悪性腫瘍，婦人科疾患および非悪性の泌尿器疾患のリスクファクターを評価することが重要である．
- 中間尿採取が原則．試験紙法で陽性の場合，尿沈渣を調べる(赤血球 5 個/HPF 以上で血尿)．沈渣で赤血球が陰性の場合，ヘモグロビン尿，ミオグロビン尿を考慮
- 抗凝固薬のみでは通常，血尿は生じない．
- 尿細胞診は特に膀胱がんに対する感度が低く，ルーティン評価として推奨しない(感度 66%，特異度 95%)．
  - 画像所見が正常でも，膀胱がんを除外する膀胱鏡目的で泌尿器科紹介を検討する．
- 凝血塊があるときは，非糸球体性であることが多い．
- 糸球体性血尿を疑う場合の採血は，血算，生化，免疫グロ

ブリン，補体などを調べる．
• 赤血球円柱・変形赤血球は，糸球体腎炎を示唆する．

■ 顕微鏡的血尿へのアプローチ

低リスク （すべてに合致）	中リスク （1つ以上合致）	高リスク （1つ以上に合致）
・女性＜50歳 男性＜40歳 ・喫煙歴なし or ＜10 pack-years ・1回の尿検査で 3～10/HPF	・女性50～59歳 男性40～59歳 ・10-30 pack- years ・1回の尿検査で 11～25/HPF ・低リスクだが尿検 査で3～10/HPF を反復	・男女ともに60歳 以上 ・30 pack-years ・1回の尿検査で ＞25/HPF ・肉眼的血尿
6か月以内の再検査 or 膀胱鏡と腎エコー	膀胱鏡と腎エコー	膀胱鏡と尿路系CT またはMRI

(Barocas DA, at al: Microhematuria: AUA/SUFU Guideline. J Urol 2020; 204: 778-786 PMID: 32698717 を改変して転載)

■ 蛋白尿(proteinuria)
• 定義：24時間あたり150 mg以上の尿蛋白排泄．
• 蛋白尿の検出には試験紙法が用いられる（尿蛋白量が10～20 mg以上で陽性，アルブミン以外の蛋白への反応性は低い）．
• 蛋白尿の定量には，24時間蓄尿検査もしくは尿蛋白(mg/dL)/尿Cr(mg/dL)比が用いられる．
• 尿の微量アルブミン検査を用いると，微量のアルブミン尿も定量化できる．

◆尿蛋白へのアプローチ
• 持続性蛋白尿には種々の成因があるが，頻度が高いのは糸球体疾患である．
• 鑑別では，まず生理的蛋白尿（発熱や運動後など）および起立性蛋白尿（成人の5%，30歳以上では稀）を除外しなければならない．
• 病的蛋白尿を疑う場合の採血では，血算，生化学，免疫グロブリン，補体，ASO，抗核抗体，糖尿病，肝炎の有無

などを調べる.

- 画像評価は超音波検査もしくは CT 検査にて構造的異常による腎疾患（逆流性腎症や多発性囊胞腎など）の鑑別と, 腎の大きさ（萎縮・腫脹の有無）を評価できる.

■ 蛋白尿へのアプローチ

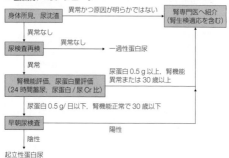

◆ 蛋白尿鑑別

- 単独蛋白尿：腎疾患や全身疾患なし
  - 生理的蛋白尿：機能性（発熱, 運動など）, 一過性（小児や若年成人に多い）, 起立性（安静時には陰性）
  - 持続性単独蛋白尿：起立時も安静時も蛋白尿陽性.
- 病的蛋白尿：腎疾患や全身疾患によるもの
  - 糸球体性蛋白尿：糸球体腎炎, 2 次性（糖尿病, 全身性エリテマトーデス, 全身性アミロイドーシス）
  - 尿細管性蛋白尿：尿細管障害, 間質障害
  - オーバーフロー蛋白尿：多発性骨髄腫など
- 糸球体疾患を考えるときは, ①臨床経過（数日, 週, 月, 年単位）, ②臨床症候分類（急性腎炎症候群, 急速進行性糸球体腎炎, 慢性腎炎症候群, 持続性蛋白尿・血尿, ネフローゼ症候群）, ③病理分類（管内増殖性腎炎, 半月体形成性腎炎, メサンギウム増殖性腎炎, 膜性増殖性腎炎, 膜性腎症, 巣状分節性糸球体硬化症, 微小変化型ネフローゼ症候群）の組み合わせで考える. 蛋白尿および血尿の有無で,

おおむね以下のように分類できる.

尿蛋白	血尿なし	血尿あり
3.5 g/日以上	微小変化型ネフローゼ 膜性腎症 アミロイド腎症 巣状糸球体硬化症 糖尿病性腎症	膜性増殖性腎炎 メサンギウム増殖性腎炎 IgA 腎症 ループス腎炎 紫斑病性腎炎
1.0〜3.5 g/日	膜性腎症 アミロイド腎症 糖尿病性腎症 巣状糸球体硬化症	メサンギウム増殖性腎炎 IgA 腎症 半月体形成性腎炎 管内増殖性腎炎 膜性増殖性腎炎 紫斑病性腎炎 Alport 症候群
0.5〜1.0 g/日	膜性腎症 アミロイド腎症 糖尿病性腎症	メサンギウム増殖性腎炎 IgA 腎症 基底膜菲薄病 Alport 症候群

以上の場合は原因を明らかにするために腎生検を行うことを勧めます.

〔今井裕一,他(編).腎・尿路系コア・カリキュラムテキスト.文光堂,2008 より転載〕

■ 浮腫（edema）

• まず全身性浮腫か局所性浮腫を鑑別する（下表を参照）.

◆ 浮腫の原因

片側下肢浮腫	顔面浮腫
・深部静脈血栓症 ・蜂窩織炎 ・血腫	・全身性浮腫を呈する疾患 ・上大静脈症候群 ・血管性浮腫 ・旋毛虫症
片側上肢の浮腫	全身の浮腫あるいは両側下肢浮腫
・リンパ管閉塞（乳癌の転移, 　放射線治療後など） ・反射性交感神経性ジストロ 　フィー（外傷, 脳梗塞後な 　ど） ・虫刺され ・上大静脈症候群 ・胸郭出口症候群 ・中心静脈カテーテルによる 　血栓症 ・透析患者のシャントトラブ 　ル（静脈高血圧など）	・アナフィラキシー ・毛細管漏出症候群 ・心不全 ・肝疾患 ・腎疾患（後述） ・肺高血圧 ・薬剤（カルシウムチャネル 　拮抗薬, NSAIDs, ステロ 　イド, β遮断薬, 甘草, イ 　ンスリン, カルバマゼピン 　など） ・甲状腺疾患 ・Cushing 症候群 ・骨盤や後腹膜の腫瘍や線維 　症
両側手足の浮腫	
・好酸球性血管浮腫 ・ウイルス性関節炎（パルボ 　ウイルス B19, 風疹など） ・関節リウマチ ・リウマチ性多発筋痛症 ・初期皮膚硬化症 ・痛風, 偽痛風	

• 全身性浮腫の三大原因は心不全, 肝硬変, 腎疾患
• 大原則は「稀な疾患の典型的症状と考えるよりも, ありふ
  れた疾患の非典型的症状と考えよ」
• 例えば, 両側の下肢浮腫であっても深部静脈血栓症は念頭
  におかなければならない.
• 腎疾患ではネフローゼ症候群（後述）, 急性腎障害（後述）を
  見逃さないこと

■ ネフローゼ症候群（nephrotic syndrome）

• 大量の蛋白尿により, 低蛋白血症となり引き起こされる病態

診断基準：①，② は必須条件，③，④ は必須条件ではない．
① 蛋白尿：3.5 g/日以上が持続する（随時尿において尿蛋白/尿クレアチニン比が 3.5 g/gCr 以上の場合もこれに準ずる）．
② 低アルブミン血症：血清アルブミン値 3.0 g/dL 以下
③ 浮腫
④ 脂質異常症（高 LDL コレステロール血症）
注：血清総蛋白量 6.0 g/dL 以下も参考所見となるが，必須ではない．

■ 急性腎障害（acute kidney injury；AKI）

AKI という概念は，従来の急性腎不全（acute renal failure：ARF）より早期・軽症の段階で見つけ，最も治療に反応しやすい時期に対応するために提案された概念である．下記に現在最も用いられる KDIGO 分類を提示する．

◆ AKI の定義とステージ分類

定義	1. 血清 Cr≧0.3 mg/dL（48 時間以内） 2. 血清 Cr の基礎値から 1.5 倍上昇（7 日以内） 3. 尿量 0.5 mL/kg/時以下が 6 時間以上持続	
	血清 Cr 基準	尿量基準
ステージ 1	Δ 血清 Cr≧0.3 mg/dL の増加 or 血清 Cr 1.5 倍〜1.9 倍上昇	0.5 mL/kg/時未満 6 時間以上
ステージ 2	血清 Cr 2 倍〜2.9 倍上昇	0.5 mL/kg/時未満 12 時間以上
ステージ 3	血清 Cr 3 倍上昇 or 血清 Cr≧4.0 mg/dL の増加 or 腎代替療法の開始	0.3 mL/kg/時未満 24 時間以上持続 or 無尿が 12 時間以上

22

（KDIGO Clinical Practice Guideline for Acute Kidney Injury. Kidney Int Supple 2012; 2: 1-138. PMID: 25018915 より改変して転載）

※定義 1〜3 の 1 つを満たせば AKI と診断する．血清 Cr と尿量による重症度分類では重症度の高いほうを採用する．

◆AKIへのアプローチ

• AKI診断のアルゴリズム

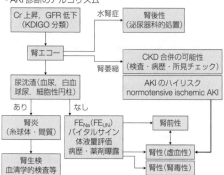

◆AKIの診断がなされれば

• その原因が腎前性，腎性，腎後性のどこにあるのか鑑別を進める．

• まずエコーにて腎サイズを評価

• 水腎症があれば腎後性腎不全が疑われ，閉塞機転の解除が必要となり，泌尿器科コンサルト

• 萎縮があればCKDをベースとする慢性腎不全の急性増悪として対処

• 次に尿沈渣を評価し，血尿，白血球尿，蛋白尿，細胞性円柱などを認めれば腎炎が疑わしく，腎生検を含めた検索が必要となるため，腎臓内科へコンサルト

• これらが除外されれば，腎前性，その他の腎性（虚血，薬剤性）の鑑別に進む．

> AKI診断のポイント：AKIには原因がある．腎前性，腎性，腎後性に分類．また，下記のように発生場所で大まかな予測もつく．

◆次に腎性か腎前性かを鑑別

- 病歴聴取が基本. 脱水をきたすようなエピソードがなかったか? →あれば腎前性を疑う. しかし腎性も時間が経てば腎性になる. また正常血圧性虚血性腎症(normotensive ischemic AKI)に注意する. 体液量が減少すると血圧が低下することが多いが, 動脈硬化の強い高齢者や CKD, 敗血症, NSAIDs 使用中の患者では, 正常血圧でも重篤な GFR の低下を認めることがある. これらの患者は AKI の high risk と考えて対処する.
- FE_{Na}, FE_{UN} を計算する. 利尿薬使用中であれば FE_{Na} ではなく FE_{UN} を用いる.
- FE_{Na} ナトリウム排泄分画(%)=(尿中 Na/血中 Na)/(尿中 Cr/血中 Cr)×100
  <1%:腎前性, 造影剤, 肝腎症候群, 糸球体腎炎など
  >2%:ATN 急性尿細管壊死
- FE_{UN} 尿素窒素排泄分画(%)=(尿中 UN/血中 UN)/(尿中 Cr/血中 Cr)×100
  <35%:腎前性

◆緊急透析の適応(AIUEO で覚える)

- Acid:治療抵抗性のアシドーシス
- Intoxication:メタノール, エチレングリコール, メトホルミン, リチウム, バルプロ酸, サリチル酸, バルビタール, テオフィリン, タリウムなど
- Uremia:尿毒症(脳症, 心外膜炎, 出血)
- Electrolyte:電解質異常. 高 K 血症が多いが, 稀に高 Ca 血症, 腫瘍崩壊症候群
- Overload:溢水(肺水腫)
- ※上記かつ薬物治療に反応しない状態が適応

◆まとめ

- 治療で最初にすべきことは, 尿毒症・高 K・心不全・高度アシドーシスなど緊急事態への対応
- これらがマネージされていれば, 診断のプロセスと同時進行で対策を立てる. つまり, 腎後性や腎炎の除外がなさ

22

れ，それらが存在すれば，それぞれに特異的な治療を立てる．これらがなければ，腎前性や腎炎以外の腎性となるが，いずれも体液量の維持，血圧の維持，腎毒性物質の中止や回避という3つのポイントが重要

- もし，これらが十分に管理されていても腎機能が回復しない場合は必要に応じて血液浄化を行い，腎機能が回復するまで栄養管理を含めた全身管理をしながら待つしかない．

■ 横紋筋融解症(rhabdomyolysis) 🖥

◆原因

- さまざまな原因から骨格筋が障害され，筋細胞内物質が漏出する（電解質，ミオグロビン，その他 CK/アルドラーゼなど筋小胞体物質）．筋細胞内の ATP が枯渇し，細胞内 Ca の調節が不可能となり，最終的に細胞内 Ca 濃度が上昇し，筋細胞が分解され横紋筋融解症を発症する．
- 症状：筋痛，脱力，褐色尿など．半数以上は筋症状を訴えない報告が多い．
- 身体所見：筋の圧痛，腫脹，脱力．四肢硬化，皮膚変色や水疱形成．
- 合併症：急性腎不全が重要．ミオグロビン由来物質が腎内血管を収縮させ，腎虚血，尿細管の直接障害，尿細管閉塞を来たし，腎不全となる．

◆検査

- CK 上昇．ただし，心筋梗塞や脳梗塞など心・脳由来の CK 上昇でないか確認しておくこと．CK>5000 IU/L の場合，AKI や死亡率が高いという報告が多い．
- ミオグロビンは尿検査試薬でオルトトリジン試薬に陽性となるため，尿検査では潜血陽性だが，尿中赤血球は陰性となる．
- ミオグロビンは CK より半減期が短く，横紋筋融解症の検出感度は低い．血清ミオグロビン>1.5 mg/dL となれば，褐色尿を呈する．ミオグロビンは筋崩壊後，すみやかに分泌され，半減期は 2〜3 時間，血清ミオグロビン濃度は 6〜8 時間で正常化する．CK は筋崩壊後，数時間で上昇する．CK 半減期は 1.5 日
- DIC を合併することがあり，凝固機能も検査する．

・以下に初期評価検査値を示す.

検査値	横紋筋融解症としての異常値	コメント
CK	>500	横紋筋融解症の診断：5000 IU/Lの場合腎不全のリスクが高い
K	>6.0 mEq/L	筋障害や腎不全の重症度マーカー
	<2.0 mEq/L	横紋筋融解症の原因となりうる
P	>6.0 mg/dL	筋障害や腎不全の重症度マーカー
	<2.0 mg/dL	横紋筋融解症の原因となりうる
Ca	低п(<8.0 mg/dL)	障害された筋における沈着
Cr	上昇	腎機能低下のマーカー
BUN:Cr	<10：1 稀に<6：1	筋クレアチンのクレアチニンへの転換
Anion gap	上昇	筋障害や腎不全での有機酸増大
尿試験紙法	陽性	尿沈渣で赤血球陰性ならミオグロビン尿を検出

(Zimmerman JL, et al. Rhabdomyolysis. Chest 2013; 144: 1058-1065 PMID: 24008958 より改変)

◆ 治療法

・原因除去と腎不全の予防・治療目的に積極的補液，電解質補正を中心に行う.

・積極的補液：確立された方法はないが，最初の24時間が特に重要．尿量は3 mL/kg/時または200～300 mL/時を目標に生食400 mL/時程度（状況や重症度に応じて200～1000 mL/時程度）で投与開始する．最初の24時間での目標投与量は6～10 Lとの報告がある．4時間おきにCKおよび電解質（特にK）を採血フォローし，CKが増悪するなら補液量を増やす．CK<5000となり，ピークアウト傾向で尿潜血反応も陰性なら補液量を減量する.

・AKIとなり溢水，高K血症，内科的に管理のつかない代謝性アシドーシスなどがあれば腎代替療法を検討する.

・低Ca血症は，テタニーや心電図変化を伴う高K血症などの症状がなければ，治療を推奨しない．障害された筋肉では細胞内Ca濃度が高いため.

- 理論的には，尿 pH<6.5 の場合，尿細管内でのミオグロビン-Tamm Horsfall 蛋白結合による円柱が形成される。尿 pH<6.5 なら尿のアルカリ化を検討してもよいが，臨床的なエビデンスは確立されていない 弱C．例 5% ブドウ糖 1 L＋メイロン® 8.4% 100 mL を混注．尿 pH>6.5 となるまで投与．
- ループ利尿薬やマンニトールの効果は確立されていない．

■ 造影剤腎症（contrast induced nephropathy；CIN）
◆ 定義
　一般的には造影後 72 時間以内に血清 Cr 値が前値より 0.5 mg/dL 以上または 25% 以上増加した場合

◆ リスク
　CKD，加齢，CKD を伴う糖尿病．その他脱水，うっ血性心不全，腎毒性物質（NSAIDs など）．これらのリスクファクターはそれぞれ相加的に作用する．透析を受けていない PCI 施行患者において，CIN のリスクスコアの有用性が報告されているが，前向き研究ではなく参考に留まる．

◆ 造影剤の種類と量
- 造影剤投与量は，CIN 発症のリスクファクターの 1 つであり，投与量は必要最小限にする 強B．造影剤の静脈内投与について，Weisbord らは，421 例の造影 CT における検討の結果，造影剤投与量が 100 mL を超えた場合には CIN 発症のリスクが高くなることを報告している〔OR 3.3（95% CI 1.0〜11.5）〕．(Clin J Am Soc Nephrol 2008) (PMID: 18463172)
- CIN 発症のハイリスク症例では，高浸透圧造影剤と比較して腎障害を惹起しにくい低浸透圧や等浸透圧造影剤の使用を推奨する．本邦では高浸透圧造影剤に血管内投与の適応はない．なお，造影剤の浸透圧は高浸透圧造影剤＞低浸透圧造影剤＞等浸透圧造影剤の順であり，低浸透圧造影剤の生食に対する浸透圧比（2〜4 程度）は等浸透圧造影剤（浸透圧比 1）より高いことに注意．

◆ 予防法
- CIN のリスクが高い CKD 患者では CIN を予防するため，

生食などの等張性輸液製剤を造影検査の前後に経静脈的投与をすることを推奨する 強B. Nアセチルシステイン投与の有効性は確立されていない.

- CINの予防効果は，低張性輸液 0.45% 食塩水よりは等張性輸液である 0.9% 食塩水（生食）が優れるため，等張性輸液を使用することを推奨する 強B. 重炭酸は生食に比較して CIN を予防せず，使用を推奨しない 弱B.

- 血液透析は造影剤の除去が可能であるが，造影剤使用後の血液透析により，CIN 発症のリスクは不変であったという報告が大半でありエビデンスがなく推奨されない 強B.

輸液例 (Prevention of contrast-induced nephropathy.)
(Up To Date より一部改変)
①生食 1 mL/kg を検査前後 6〜12 時間投与
②生食 3 mL/kg を検査前 1 時間から投与し，検査後は 1 mL/kg に減量して 6 時間継続

◆ 治療法
- ループ利尿薬や低用量ドパミン，hANP（心房性ナトリウム利尿ペプチド）は CIN 発症後の腎機能障害の進行を抑制しない.
- 急性腎不全の予防および治療として輸液療法が重要であるが，CIN 発症後の過剰な体液量の増加は腎機能障害の進行を抑制せず，死亡率を上昇させる危険性があるため，輸液量は体液量を慎重に評価したうえで決定する.
- CIN 発症後に急性血液浄化療法を施行することで，腎機能予後を改善するというエビデンスはないが，種々の原因によって生じる AKI 患者と同様に，乏尿を伴う全身状態不良な CIN 患者では，早期の急性血液浄化療法導入が死亡率もしくは腎機能障害を含む主要合併症を減少させる可能性があり，推奨する 強B.

■ 慢性腎臓病（chronic kidney disease；CKD）
◆ 定義
①尿異常，画像診断，血液，病理で腎障害の存在が明らか．特に 0.15 g/gCr 以上の蛋白尿（30 mg/gCr 以上のアルブミン尿の存在が重要）
②GFR＜60 mL/分/1.73 m²
　①，②のいずれか，または両方が 3 か月以上存在する.

22

◆CKD の重症度分類

• 原因（Cause：C），腎機能（GFR：G），蛋白尿（アルブミン尿：A）による GCA 分類で評価する．

原疾患	尿蛋白区分			A1	A2	A3
糖尿病	尿アルブミン定量（mg/日） 尿アルブミン/Cr 比（mg/gCr）			正常	微量アルブミン尿	顕性アルブミン尿
				30 未満	30〜299	300 以上
高血圧 腎炎 多発性囊胞腎 移植腎 不明 その他	尿蛋白定量（g/日） 尿蛋白/Cr 比（g/gCr）			正常	軽度蛋白尿	高度蛋白尿
				0.15 未満	0.15〜0.49	0.50 以上
GFR 区分 （mL/分/ 1.73 m²）	G1	正常または 高値	≧90			
	G2	正常または 軽度低下	60〜89			
	G3a	軽度〜中 等度低下	45〜59			
	G3b	中等度〜 高度低下	30〜44			
	G4	高度低下	15〜29			
	G5	末期腎不全 （ESKD）	<15			

重症度は原疾患・GFR 区分・尿蛋白区分を合わせたステージにより評価する．CKD の重症度は死亡，末期腎不全，心血管死亡発症のリスクを □ のステージを基準に，▨・▨・▨ の順にステージが上昇するほどリスクは上昇する．
（KDIGO CKD guideline 2012 を日本人用に改変）
〔日本腎臓学会（編）：CKD 診療ガイド 2012．東京医学社，2012，p3，表 2 より転載〕

• 推定 GFR（eGFR）は下記推定式で算出する（eGFRcreat）が，るい痩や下肢切断など筋肉量の少ない場合には血清シスタチン C の推算式が適切である．

男性：eGFRcreat（mL/分/1.73 m²）＝194×Cr$^{-1.094}$×
年齢$^{-0.287}$
eGFRcys（mL/分/1.73 m²）＝104×Cys-C$^{-1.019}$
×0.996^{年齢}－8

女性：eGFRcreat（mL/分/1.73 m²）＝194×Cr$^{-1.094}$×
年齢$^{-0.287}$×0.739
eGFRcys（mL/分/1.73 m²）＝104×Cys-C$^{-1.019}$
×0.996^{年齢}×0.929）－8

◆CKD 治療のまとめ

（https://cdn.jsn.or.jp/guideline/pdf/CKDguide2012_2.pdf
参照）

- CKD は心血管疾患，末期腎不全発症の重要なリスクファクターであり，CKD の早期のステージから積極的な治療管理が必要である（血圧コントロール，原疾患・合併症治療など）．
- 低蛋白食：ステージ G3a：0.8～1.0 g/kg 標準体重/日，ステージ G3b 以降：0.6～0.8 g/kg 標準体重/日 強 B
- 食塩摂取量＜6 g/日を推奨 強 C
- CKD 患者の血圧管理目標は，糖尿病合併例で 130/80 mmHg 未満，糖尿病非合併例では 140/90 mmHg を目標に降圧し，尿蛋白量に応じて 130/80 mmHg 未満へと降圧する．高齢者では 150/90 mmHg を目標に降圧し，腎機能悪化や臓器の虚血症状がみられないことを確認し，140/90 mmHg 以下に慎重に降圧する．
- ACE 阻害薬・ARB：投与を検討する（高血圧合併は 強 B）．例外 血圧正常かつ蛋白尿がない CKD．禁忌：高 K 血症，両側腎動脈狭窄，妊娠など
- スタチン：LDL＜120 mg を目標に投与を検討する 弱 B
- 主に G4 以降の CKD 患者で
  - 貧血：腎性貧血に対し，Hb 11～13 g/dL を目標にエリスロポエチン製剤を投与．鉄欠乏がないことも確認する（フェリチン＜100 μg/L や鉄飽和度＜20%）．
  - アシドーシス：HCO₃⁻ が＜21 であれば，重炭酸 Na（重曹）1.5 g/日 強 B
  - 高 K 血症：K 制限食，必要に応じてイオン交換樹脂

22

・Ca, P, PTH のチェック：高 P 血症でリン吸着薬 弱C,
　PTH 高値ならビタミン D を検討 弱C
・腎臓専門医への紹介のタイミング
　以下のいずれかがあれば紹介が望ましい

1)蛋白尿 0.50 g/gCr 以上または検尿試験紙で尿蛋白 2
　＋以上
2)蛋白尿と血尿がともに陽性(1＋以上)
3)40 歳未満　　　　　　　GFR 60 ml/分/1.73 m² 未満
　40 歳以上 70 歳未満　　GFR 50 ml/分/1.73 m² 未満
　70 歳以上　　　　　　　GFR 40 ml/分/1.73 m² 未満

■ 参考文献

1 • Bosch X, et al. Rhabdomyolisis and acute kidney failure. N
　Engl J Med 2009; 361: 67-72 PMID: 19571284
2 • Zimmerman JL, et al. Rhabdomyolysis. Chest 2013; 144:
　1058-1065 PMID: 24008958
3 • 日本腎臓学会, 日本医学放射線学会, 日本循環器学会(編),
　腎障害患者におけるヨード造影剤使用に関するガイドライン
　2018, 東京医学社, 2018
4 • 日本腎臓学会(編)：腎障害患者におけるガドリニウム造影剤
　使用に関するガイドライン, 第 2 版
　https://cdn.jsn.or.jp/jsn_new/news/guideline_nsf_090902.pdf
5 • Spasovski G, et al. Clinical practice guideline on diagnosis
　and treatment of hyponatraemia. Eur J Endocrinol 2014;
　170: G1-47 PMID: 24569125
6 • Adrogué HJ, et al. Hypernatremia. N Engl J Med 2000;
　342: 1493-1499 PMID: 10816188
7 • Minisola S, et al. The diagnosis and management of hy-
　percalcaemia. BMJ 2015; 350: h2723 PMID: 26037642
8 • Nielsen M, et al. Hematuria as a marker of occult urinary
　tract cancer: Advise for high-value care from the American
　college of physician. Ann Intern Med 2016; 167: 488-497
　PMID: 26810935
9 • 日本腎臓学会(編). エビデンスに基づく CKD 診療ガイドラ
　イン 2018. 東京医学社, 2018

（藤原香織, 小原まみ子）

第23章

内分泌疾患（糖尿病を含む）

▌糖尿病 diabetes mellitus

▌診断

■ 診断基準（ADA）

> ① 空腹時血糖[注1]≧126 mg/dL
> ② 75 g 経口ブドウ糖負荷試験で 2 時間値≧200 mg/dL
> ③ HbA1c≧6.5%（NGSP）[注2]
> ④ 糖尿病症状[注3] かつ 随時血糖≧200 mg/dL

上記 4 つのいずれかを満たした場合，糖尿病と診断する．

注1：最低 8 時間カロリー摂取のない状態での血糖
注2：HbA1c（NGSP）2012 年 4 月より使用されている
　　　HbA1c の国際標準．通常域で JDS 値＋0.4%
注3：多尿・多飲，説明不能な体重減少など
注4：どの基準でも，診断が確実でない場合は，後日再検査
　　　が必要

◆75g OGTT の検査手順

> ① 前夜 21 時以後絶食とし，朝まで空腹とする．
> ② 空腹のまま採血し，血糖値を測定する．次にブドウ糖（トレーラン G®）を 5 分以内で服用する．この検査を午前 9 時頃に開始することが好ましい．
> ③ 服用開始後 30 分，1 時間，2 時間に採血し血糖値を測定する．
> ④ 判定基準に従い，正常型，境界型，糖尿病型のいずれかに判定する．
> ⑤ 検査終了までの喫煙，運動は控える．

23

▍病歴聴取のポイント

① 年齢,発症・診断時の特徴(例 DKA,健診で指摘),② 食習慣,運動習慣,栄養状態,体重歴,③ 糖尿病教育歴,④ 今までの糖尿病治療とその反応性(HbA1c の推移),⑤ 現在の糖尿病治療(処方内容,アドヒアランス),⑥ 行動変容のしやすさ,⑦ 血糖の推移,⑧ DKA の頻度,重症度,原因,⑨ 低血糖のエピソード(症状,頻度,原因),⑩ 糖尿病合併症歴〔細小血管障害(網膜症,腎症,神経障害),大血管障害(心不全,脳血管障害,末梢血管疾患),その他(心理社会的問題,歯科疾患)〕

▍身体診察

① 身長,体重,BMI,② 血圧(立位/臥位),③ 甲状腺の触診,④ 皮膚(黒色表皮症,インスリン注射部位の確認),⑤ 下肢(視診,足背・後脛骨動脈の触知,膝蓋腱・アキレス腱反射,位置覚,振動覚,モノフィラメントテスト)

▍合併症検索のための検査

① 網膜症評価(眼底検査,眼科受診),② 腎症評価:尿中アルブミン,尿蛋白,eGFR,③ 空腹時の脂質(LDL-C,HDL-C,中性脂肪),④ TSH,⑤ 心電図,⑥ 肝機能,⑦ ABI,⑧ 歯周病検索(歯科受診),⑨ うつ病評価(必要時,心療内科受診)

▍管理目標

① 血糖:HbA1c 7.0% 未満,② 血圧:140/90 mmHg 未満,③ 脂質:スタチン内服推奨

　血糖の管理目標は HbA1c 6.5% 未満(若年者,冠動脈疾患を持たない場合など),HbA1c 8.0% 未満(重症低血糖の既往あり,生命予後が短いと推測される場合など)の場合もある.

▌食事療法

■ エネルギー摂取量の指示

• エネルギー摂取量＝標準体重[注1]×身体活動量[注2]

注1：標準体重(kg)＝身長(m)×身長(m)×22

注2：身体活動量は体を動かす程度によって決まるエネルギー必要量(kcal/kg 標準体重)．ただし肥満者の場合には 20～25 kcal/kg 標準体重として体重の減少を目指す．

＊身体活動量の目安

① 軽労作(デスクワークが多い職業など)：25～30 kcal/kg 標準体重

② 普通の労作(立ち仕事が多い職業など)：30～35 kcal/kg 標準体重

③ 重い労作(力仕事が多い職業など)：>35 kcal/kg 標準体重

■ 食品構成

• 指示されたエネルギー摂取量内で，炭水化物，蛋白質，脂質のバランスをとる．ただし，炭水化物，蛋白質，脂質の理想的な内訳について確立されたエビデンスはない．

• 血糖コントロールのために炭水化物摂取量をモニタリングすることが重要である．

• 糖尿病性腎症を有している場合も蛋白質摂取量を普通量以下に減じる必要性はない．

• 脂質の理想的な摂取量については結論が得られていない．

23

▌運動療法

• 最大心拍数の 50～75％ 程度の負荷がかかる有酸素運動を週 3 日以上，少なくとも合計 150 分/週以上，これを 2 日以上運動しない日が続かないように行う A．

• 以下のような禁忌がなければ週 2 回以上負荷トレーニングを行う A．

＊運動療法に注意が必要な状態：① コントロール不良の高血圧，② 不安定な増殖性網膜症(眼底出血のリスク)，③ 重症末梢神経障害(怪我，靴に注意)，④ 自律神経障

害(怪我の増加, 冠動脈疾患のリスク)

経口血糖降下薬

■ 適応
- インスリン非依存状態で十分な食事, 運動療法を行っても目標の血糖値(HbA1c)に達しない場合

■ 経口血糖降下薬の選択方法
- 禁忌がなければ臨床アウトカム改善が証明されたメトホルミンが2型糖尿病に対する第1選択薬となる 強B.
- それでもコントロール不良のとき, 2剤目はSGLT2阻害薬かGLP-1受容体作動薬がADAガイドラインで推奨となった 弱B.
- 個々の薬物の特性や副作用を考慮に入れ, 患者の状態に合わせて薬剤を選択する.

■ 個々の経口血糖降下薬の特性
- ビグアナイド薬〔メトホルミン(メトグルコ®)など〕 強B
  - 作用:肝臓からの糖放出を抑制, 筋や脂肪など末梢組織でのインスリン感受性改善
  - 適応:(禁忌がなければ)すべての2型糖尿病患者に第一選択として推奨 強B
    総死亡率・心血管死亡率・心血管イベント等の臨床アウトカムの減少が示されている.
  - 投与法:メトグルコ® 250 mg 3錠 分3などから開始する. 2,250 mg/日まで増量可能
  - 副作用:消化器症状(嘔気, 下痢など), 乳酸アシドーシス(稀), 長期投与で Vit. B12欠乏と関連するとの報告あり.
  - 禁忌:腎障害(eGFR<30 mL/分/1.73 m²), アシドーシス, 低酸素血症, 脱水
  - 注意点:ヨード造影剤使用時は前後48時間の内服を中止する(eGFR<60 mL/分/1.73 m²のみ).
- DPP-4阻害薬〔シタグリプチン(ジャヌビア®)など〕
  - 作用:インクレチン血中濃度を高めることで血糖高値時にインスリン分泌を促進させ, グルカゴン濃度低下作用

を増強させる.
- 適応:不明. 臨床アウトカムは改善しない 弱A.
- 副作用:膵炎, 肝障害, 消化器症状, 低血糖(SU 薬との併用時), 関節痛
- 注意点:他の経口血糖降下薬やインスリンと併用できない薬剤があるため注意が必要
- スルホニル尿素(SU)薬〔グリメピリド(アマリール®)など〕
  - 作用:膵 Langerhans 島 β 細胞からのインスリン分泌を促進させる.
  - 適応:2 型糖尿病でインスリン分泌能がある程度保たれている場合. 臨床アウトカムはメトホルミンに劣る 弱B.
  - 投与法:最初は少量から開始. コントロール不十分時徐々に増量(低血糖のリスク高い)
  - 注意点:低血糖と体重増加
- グリニド薬〔レパグリニド(シュアポスト®)など〕
  - 作用:膵 Langerhans 島 β 細胞の SU 受容体に結合し, インスリン分泌を促進させる. SU 薬と比較し, 吸収および血中からの消失が速い.
  - 適応:食後高血糖, BOT(basal supported oral therapy). 臨床アウトカムの長期データなし 弱C.
  - 投与法:食直前に投与する.
  - 副作用:低血糖, 肝障害
- αグルコシダーゼ阻害薬〔ボグリボース(ベイスン®)など〕
  - 作用:消化管の糖の分解を抑制して, 消化・吸収を遅延させる.
  - 適応:食後高血糖. 臨床アウトカム改善は証明されていない 弱C.
  - 投与法:食直前に投与する.
  - 副作用:放屁, 腹満感, 便秘, 下痢, 重症肝不全(まれ)
- チアゾリジン薬〔ピオグリタゾン(アクトス®)〕
  - 作用:末梢組織でのインスリンの感受性改善. 肝臓からの糖放出を抑制
  - 適応:インスリン抵抗性. 臨床アウトカム改善は証明されていない 弱B.
  - 副作用:浮腫, 心不全, 体重増加, 骨折

23

・注意点：欧米では投与期間が長くなると膀胱癌のリスクがわずかながら増加する可能性を示す報告がある.
・SGLT2 阻害薬〔エンパグリフロジン(ジャディアンス®)など〕
 ・作用：腎臓近位尿細管で尿糖の再吸収を阻害して尿排泄を増加させる.
 ・適応：体重減少, 血圧低下, 臨床アウトカム改善が示されている 弱B .
 ・副作用：尿路感染症, 腟感染症, 多尿, 脱水, DKA, 下肢切断
・GLP-1 受容体作動薬〔リラグルチド(ビクトーザ®)など〕皮下注
 ・作用：GLP-1 受容体の活性化によりインスリン分泌増加, グルカゴン分泌減少
 ・適応：肥満, 体重減少, 臨床アウトカム改善が示されている 弱B .
 ・副作用：嘔気・嘔吐・下痢
・費用が高額である

▌インスリン療法

■ 適応
① 1 型糖尿病, ② 高血糖昏睡, ③ 重度の肝障害・腎障害, ④ 重篤な感染症・外傷・中等度以上の外科手術時, ⑤ 糖尿病合併妊娠, ⑥ 中心静脈栄養中の血糖コントロール, ⑦ 著明な高血糖, ⑧ 経口血糖降下薬でコントロール不十分, ⑨ 痩せ型で栄養状態不良, ⑩ 糖毒性を解除する場合

◆ インスリン製剤

分類名	発現	最大作用	持続
① 超速効型			
ノボラピッド®	10〜20 分	1〜3 時間	3〜5 時間
ヒューマログ®	15 分未満	0.5〜1.5 時間	3〜5 時間
アピドラ®	15 分未満	0.5〜1.5 時間	3〜5 時間

(つづく)

(つづき)

分類名	発現	最大作用	持続
② 速効型			
ノボリン®R	0.5 時間	1〜3 時間	約 8 時間
ヒューマリン®R	0.5〜1 時間	1〜3 時間	5〜7 時間
③ 中間型			
ノボリン®N	1.5 時間	4〜12 時間	約 24 時間
ヒューマログ®N	0.5〜1.5 時間	2〜6 時間	18〜24 時間
④ 持効型			
レベミル®	約 1 時間	3〜14 時間	約 24 時間
ランタス®	1〜2 時間	明らかなピークなし	約 24 時間

■ インスリン療法の実際

- 基本的には強化インスリン療法(インスリン頻回注射と自己血糖測定を組み合わせた方法)を行う.
- インスリン頻回注射の方法としては,基礎インスリン分泌を持効型インスリン(中間型インスリン)で行い,追加インスリン分泌を超速効型インスリン(速効型インスリン)で行う(各食前 3 回の超速効型インスリン投与と眠前の持効型インスリン投与)
- インスリン投与量の変更は,血糖値の目標に合わせて責任インスリン(その血糖値に最も影響を及ぼしているインスリン)の増減によって行う(例 昼食前血糖値→朝食前投与超速効型インスリン,夕食前血糖値→昼食前投与超速効型インスリン,早朝血糖値→眠前投与持効型インスリンなど).
- インスリン療法においては治療の理解が十分であり(インスリン投与法など),低血糖への対処ができることが条件
- 1 型糖尿病(インスリン依存状態)の患者ではいかなる場合にも,インスリン注射を中断してはならない.
- シックデイ(体調が悪いなどで食事ができない際)のインスリン投与ルールを指導する(例 持効型のみ継続,超速効型や速効型は中止).
- 進行した網膜症を有する患者では,急激な血糖降下により網膜症が悪化する可能性があるので注意を要する.
- 混合型,中間型,持効型インスリンは静注してはならない.

23

▌糖尿病性ケトアシドーシス diabetic ketoacidosis (DKA)と高浸透圧性高血糖状態 hyperosmolar hyperglycemic state (HHS)

■ 定義，特徴

- DKA：異常な高血糖に代謝性アシドーシス，ケトン血症が伴った状態
- HHS：異常な高血糖（ほとんどの場合血糖＞600 mg/dL）に血漿浸透圧上昇，脱水を伴うが著明なアシドーシスは認めない状態

■ 原因

① 感染症，② インスリンの中断，不適切なインスリン治療，③ 新たに発症した 1 型糖尿病，④ 急性の重症疾患（膵炎，心筋梗塞，脳血管障害など），⑤ 薬剤（ステロイド，高用量サイアザイド系利尿薬，交感神経作動薬，第 2 世代抗精神病薬），⑥ コカイン

■ 症状，身体所見

- 多尿，多飲，口渇，体重減少，脱力，嘔気・嘔吐，腹痛，精神症状（傾眠，昏迷，昏睡），神経症状（半盲，片麻痺，痙攣）
- ツルゴール低下，Kussmaul 呼吸，脱水，頻脈，低血圧，意識障害

■ 検査所見

	DKA			HHS
	軽症	中等症	重症	
血糖値(mg/dL)	＞250	＞250	＞250	＞600
動脈血 pH	7.25～7.30	7.00～7.24	＜7.00	＞7.30
HCO₃⁻(mEq/L)	15～18	10～<15	＜10	＞18
尿中ケトン体	陽性	陽性	陽性	少量
血中ケトン体	陽性	陽性	陽性	少量
血漿浸透圧(mOsm/kg)	さまざま	さまざま	さまざま	＞320
アニオンギャップ	＞10	＞12	＞12	さまざま
意識	覚醒	覚醒～傾眠	昏迷～昏睡	昏迷～昏睡

■ **治療：DKA または HHS と診断した際のマネジメント**

・輸液

① 生理食塩水 1 L/時で輸液開始（最初の 1 時間）

② 輸液開始後，体液量の評価

　・重度の脱水→生理食塩水 1 L/時継続

　・軽度の脱水→血清補正 Na の確認

　　　高値または正常→0.45% NaCl を 250～500 mL/時で投与（脱水の状態に合わせて）

　　　低値→生理食塩水を 250～500 mL/時で投与（脱水の状態に合わせて）

　・心原性ショック→循環動態モニタリング，場合によっては昇圧剤使用

③ 血糖値が 200 mg/dL 以下（DKA），300 mg/dL 以下（HHS）に達したら，3 号液（5% ブドウ糖液＋0.45% NaCl）に変更し，150～250 ml/時で輸液を継続

・インスリン：原則的に速効型インスリンを使用

　＊インスリン持続静注時：レギュラーインスリン 50 単位（ヒューマリン®R かノボリン®R 100 単位/1 mL バイアルを 0.5 mL）を生理食塩水 49.5 mL に混注してシリンジポンプにセットする.

① 以下の投与方法でインスリン投与を開始する（DKA，HHS）．ただし，HHS の場合インスリン持続静注を使用すると血糖が下がり過ぎることがあるため注意が必要

　・0.1 U/kg を経静脈的にボーラス投与した後に 0.1 U/kg/時で持続静注

　・0.14 U/kg/時で持続静注

② 最初の 1 時間で血糖値が 10% 以上低下しなかった場合，0.14 U/kg をボーラス投与した後，もとの投与速度に戻して持続静注を継続

③ 血糖値が改善したら

　・DKA のとき：血糖値が 200 mg/dL 以下に達したら，速効型インスリンを 0.02～0.05 U/kg/時に減量する．または，超速効型インスリン 0.1 U/kg を 2 時間ごとに皮下注で投与する．アニオンギャップが正常化するまで，血糖値を 150～200 mg/dL で維持する.

　・HHS のとき：血糖値が 300 mg/dL 以下に達したら，速効型インスリンを 0.02～0.05 U/kg/時に減量する.

23

意識状態が改善するまで血糖値を 200～300 mg/dL で維持する.

・インスリン持続静注から皮下注に移行する際, インスリンの血中濃度が十分になるまでの時間を考慮し, 皮下注後 1～2 時間してから持続静注を終了する.

・カリウム（K）補正

① 腎機能の評価

尿量は 50 mL/時以上となるよう維持する.

② K 値の評価

・K＜3.3 mEq/L のとき, インスリン持続投与を中止し, K＞3.3 mEq/L になるまで K 20～30 mEq/時で投与を開始する.

・K：3.3～5.2 mEq/L のとき, 輸液 1 L ごとに K 20～30 mEq を投与する. K：4～5 mEq/L を維持する.

・K＞5.2 mEq/L のとき, K の投与は行わず, 2 時間ごとに血清 K を確認する.

・重炭酸：pH＜6.9 のときに投与する

水 400 mL 中に 100 mmol の重炭酸 Na を入れ, 20 mEq の KCl を加える. これを 2 時間で投与する. pH≧7.0 になるまで重炭酸の投与を継続する. 重炭酸投与中は血清 K 値を 2 時間ごとに確認する.

▌ 低血糖 hypoglycemia

■ 診断

・① 低血糖による症状が存在し, ② 症状出現時の血糖値が低下しており, ③ 血糖値が上昇した際に症状が改善する, という Whipple の三徴が知られている. 実際低血糖症状を生じる血糖値は年齢や性別, その他さまざまな因子によって異なる.

・糖尿病患者の場合, 血糖値が 70 mg/dL を下回った場合は低血糖の可能性に留意する.

■ 原因

① 薬剤（インスリン, インスリン分泌促進薬, シベンゾリン, ガチフロキサシン, ペンタミジン, インドメタシン）, ② アルコール, ③ 肝不全, 腎不全, 心不全, 敗血症などの

重症疾患，④ ホルモン(コルチゾール，グルカゴン，アドレナリン)欠乏，⑤ 非膵島細胞腫瘍，⑥ 内因性高インスリン症(インスリノーマなど)

■ 症状と徴候

- 動悸，振戦，不安，発汗，空腹感，異常感覚，行動変化，錯乱，疲労，痙攣発作，意識消失，蒼白，心拍数上昇，収縮期血圧上昇，(多くの場合)一過性の局所神経脱落症状

■ 治療

- 経口摂取が可能な場合はブドウ糖 20 g を経口投与，経口摂取が不可能な場合はブドウ糖液 25 g を静注する．通常は内服でも 15〜20 分以内に症状の改善がみられるが，血糖上昇効果は一過性であるため，ブドウ糖投与が追加で必要になることが多い．
- (特に 1 型糖尿病患者に対しては)グルカゴン 1.0 mg の皮下注や筋注も行われる．
- SU 剤が原因の場合は低血糖が遷延しやすいため，薬物作用時間の間は経過観察とする．

23

甲状腺疾患

甲状腺疾患を疑うポイント

① 臨床症状，身体所見

甲状腺機能亢進症	甲状腺機能低下症
頻脈（動悸）	徐脈
暑がり	寒がり
皮膚浸潤（発汗過多）	皮膚乾燥
活動的，振戦	言語や動作が緩慢
躁状態	無気力（うつ状態）
神経過敏（イライラ）	嗜眠，記憶力低下
体重減少（食欲は旺盛）	体重増加
便通促進，下痢	便秘
希少月経	過多月経
眼症状（眼瞼後退）	眼瞼浮腫
腱反射亢進	腱反射低下
	アキレス腱反射の弛緩相の遅延

共通症状
倦怠感，易疲労感，下腿浮腫，脱毛

② 血液検査異常

甲状腺機能亢進症	甲状腺機能低下症
コレステロール低下	コレステロール上昇
肝逸脱酵素上昇	肝逸脱酵素上昇
ALP 上昇	CK 上昇
（食後）高血糖	貧血（正球性）
	低 Na 血症

甲状腺機能亢進症

- TSH 低値，遊離 T_3・遊離 T_4 高値→主に以下の疾患を想定する．
  - バセドウ病，亜急性甲状腺炎，無痛性甲状腺炎
- TSH 低値，遊離 T_3・遊離 T_4 正常→潜在性甲状腺機能亢進症

■ 鑑別のポイント

	バセドウ病	亜急性甲状腺炎	無痛性甲状腺炎
甲状腺の所見	びまん性腫脹	有痛性の甲状腺腫大	疼痛のない甲状腺腫大
抗体	TRAb(＋)		TRAb(－)，TPO-Ab(＋)
超音波	びまん性増大血流増加	圧痛/硬結部位に一致した低・無エコー領域	慢性甲状腺炎＋亜急性甲状腺炎のような像
シンチグラフィー	甲状腺への集積増大	甲状腺への集積低下	甲状腺への集積低下
治療	抗甲状腺薬など	経過観察，対症療法	経過観察，対症療法

＊TRAb：抗 TSH 受容体抗体，TPO-Ab：抗ペルオキシダーゼ抗体

▌バセドウ病(グレーブス病)
Basedow disease (Graves disease)

■ 診断ガイドライン(日本甲状腺学会，2013)

a)臨床所見
  1. 頻脈，体重減少，手指振戦，発汗増加等の甲状腺中毒症所見
  2. びまん性甲状腺腫大
  3. 眼球突出または特有の眼症状

b)検査所見
  1. 遊離 T_4，遊離 T_3 のいずれか一方または両方高値
  2. TSH 低値(0.1 μIU/mL 以下)
  3. 抗 TSH 受容体抗体(TRAb，TBII)陽性，または刺激抗体(TSAb)陽性
  4. 放射性ヨード(またはテクネシウム)甲状腺摂取率高値，シンチグラフィでびまん性

1)バセドウ病：a)の 1 つ以上に加えて，b)の 4 つを有するもの.
2)確からしいバセドウ病：a)の 1 つ以上に加えて，b)の 1，2，3 を有するもの.
3)バセドウ病の疑い：a)の 1 つ以上に加えて，b)の 1

23

と 2 を有し,遊離 T_4・遊離 T_3 高値が 3 ヶ月以上続くもの.

【付記】
1. コレステロール低値,アルカリフォスファターゼ高値を示すことが多い.
2. 遊離 T_4 正常で遊離 T_3 のみが高値の場合が稀にある.
3. 眼症状があり TRAb または TSAb 陽性であるが,遊離 T_4 および TSH が正常の例は euthyroid Graves' disease または euthyroid ophthalmopathy といわれる.
4. 高齢者の場合,臨床症状が乏しく,甲状腺腫が明らかでないことが多いので注意をする.
5. 小児では学力低下,身長促進,落ち着きの無さ等を認める.
6. 遊離 T_3(pg/mL)/遊離 T_4(ng/dL)比は無痛性甲状腺炎の除外に参考となる.
7. 甲状腺血流測定・尿中ヨウ素の測定が無痛性甲状腺炎との鑑別に有用である.

〔日本甲状腺学会:甲状腺診断ガイドライン 2013.バセドウ病の診断ガイドラインより転載〕

＊TBII:TSH 結合阻害免疫グロブリン

■ 治療

• 治療法には ① 抗甲状腺薬,② 手術,③ 放射性ヨード療法の 3 種類がある.
• 抗甲状腺薬内服が第一選択であり,その効果,副作用,施設の特性により手術,放射性ヨード療法が行われている.
① 抗甲状腺薬
• MMI(メルカゾール®) 強 B
• PTU(チウラジール®) 弱 C
• 効果,副作用,コンプライアンスの点から,MMI が第一選択(＊妊娠初期は PTU)
• MMI は 1 日 1 回投与が可能,PTU は分割投与が必要.
• 副作用 (N Engl J Med 2005)(PMID: 15745981)
  • 注意するのは無顆粒球症(頻度 0.1~0.5%.多くは内服開始後 90 日以内に起こる.主な症状は発熱と咽頭痛)
  • その他:皮疹(4~6%),肝障害(0.1~0.2%),関節痛(1~5%),消化器症状(1~5%),ANCA 関連血管炎(稀)など
• 初期治療:軽症~中等症では MMI 15 mg/日,重症(治療

前遊離 T_4 が測定範囲以上)では MMI 30 mg/日から開始することが望ましい.

- 副作用のチェックのため治療開始後少なくとも 3 か月間は, 原則として 2〜3 週間ごとに診察する. 特に最初の 2 か月間は 2 週間ごとに診察することが望ましい.
- 遊離 T_4 が TSH より先に正常化するので, 遊離 T_3・遊離 T_4 が正常化すれば MMI 15→10 mg に減量する.
- 1 か月ごとに遊離 T_4・TSH を測定し, TSH 正常範囲内を目標に投与量の調整を行う.
- 維持量になったら(TSH が正常範囲内で安定したら)2〜3 か月ごとにフォローする.
- 頻脈などに対してはプロプラノロール(インデラル®)1 錠 10 mg(など)内服 **強C**. 例 1 回 1〜2 錠 1 日 3 回
  *注:喘息や心不全の既往を確認する.
② 放射性ヨード療法(^{131}I) **強B**:抗甲状腺薬で寛解に入らないときに考慮される. 甲状腺機能亢進症に対して確実な治療効果が得られるが, 甲状腺機能低下症になる可能性が高い.
③ 外科的治療 **強B**:巨大甲状腺腫, 内服治療抵抗性, 抗甲状腺薬に対して副作用あり, 早期寛解希望, 腫瘍の合併のときに適応あり.

▌ 亜急性甲状腺炎 subacute thyroiditis

■ 診断ガイドライン(日本甲状腺学会, 2013)

a)臨床所見
　有痛性甲状腺腫
b)検査所見
　1. CRP または赤沈高値
　2. 遊離 T_4 高値, TSH 低値(0.1 μIU/mL 以下)
　3. 甲状腺超音波検査で疼痛部に一致した低エコー域
1)亜急性甲状腺炎:a)および b)の全てを有するもの.
2)亜急性甲状腺炎の疑い:a)と b)の 1 および 2
除外規定:橋本病の急性増悪, 嚢胞への出血, 急性化膿性甲状腺炎, 未分化癌

23

【付記】
1. 上気道感染症状の前駆症状をしばしば伴い，高熱をみることも稀でない.
2. 甲状腺の疼痛はしばしば反対側にも移動する.
3. 抗甲状腺自己抗体は高感度法で測定すると未治療時から陽性になることもある.
4. 細胞診で多核巨細胞を認めるが，腫瘍細胞や橋本病に特異的な所見を認めない.
5. 急性期は放射性ヨード（またはテクネシウム）甲状腺摂取率の低下を認める.

〔日本甲状腺学会：甲状腺診断ガイドライン 2013．亜急性甲状腺炎（急性期）の診断ガイドラインより転載〕

- 主訴が咽頭痛であることもある.
- 甲状腺中毒症 → 甲状腺機能低下 → 2〜4 か月後には eu-thyroid になる経過をとることが多い.

■ 無痛性甲状腺炎 painless thyroiditis

■ 無痛性甲状腺炎の診断ガイドライン（日本甲状腺学会，2013）

a)臨床所見
   1. 甲状腺痛を伴わない甲状腺中毒症
   2. 甲状腺中毒症の自然改善（通常 3 ヶ月以内）
b)検査所見
   1. 遊離 T_4 高値
   2. TSH 低値（0.1 μIU/mL 以下）
   3. 抗 TSH 受容体抗体陰性
   4. 放射性ヨード（またはテクネシウム）甲状腺摂取率低値
1)無痛性甲状腺炎：a)および b)のすべてを有するもの.
2)無痛性甲状腺炎の疑い：a)のすべてと b)の 1〜3 を有するもの.
   除外規定：甲状腺ホルモンの過剰摂取例を除く.
【付記】
1. 慢性甲状腺炎（橋本病）や寛解バセドウ病の経過中発症するものである.

2. 出産後数ヶ月でしばしば発症する.
3. 甲状腺中毒症状は軽度の場合が多い.
4. 病初期の甲状腺中毒症が見逃され, その後一過性の甲状腺機能低下症で気付かれることがある.
5. 抗 TSH 受容体抗体陽性例が稀にある.

(日本甲状腺学会:甲状腺診断ガイドライン 2013. 無痛性甲状腺炎の診断ガイドラインより転載)

- 甲状腺中毒症状は 3 か月以内に改善し, 一過性の甲状腺機能低下症を経て euthyroid になる.
- 誘因:出産, ステロイド中断, 胸腺腫術後, インターフェロン, LHRH, アミオダロン, リチウムなど

▌亜急性・無痛性甲状腺炎の治療方針

- 基本的には経過観察
- 甲状腺中毒症状(動悸)が強いときは β 遮断薬(プロプラノロール(インデラル®)投与 強C
- 亜急性甲状腺炎には, ① 発熱, 疼痛に対しては NSAIDs 投与 強C, ② 高熱が続く, あるいは全身倦怠感が強い場合はステロイド投与〔PSL(プレドニゾロン)20 mg/日で開始し, 5~7 日で 5 mg ずつ漸減する〕 強C

▌甲状腺クリーゼ thyroid storm

■ 原因

- 抗甲状腺薬の服用不規則や中断, 手術(甲状腺以外の場合も), 甲状腺アイソトープ治療, 過度の甲状腺触診や細胞診, 甲状腺ホルモン剤の大量服用, 感染症, 外傷, 妊娠・分娩, 副腎皮質機能不全, 糖尿病性ケトアシドーシス, ヨウ素造影剤投与, 脳血管障害, 肺血栓塞栓症, 虚血性心疾患, 抜歯, 強い情動ストレスや激しい運動など

■ 症状, 身体所見

① 中枢神経症状(不穏, せん妄, 精神異常, 傾眠, 痙攣, 昏睡), ② 発熱(38℃以上), ③ 頻脈(130 回/分以上, 心房細動などの不整脈では心拍数で評価), ④ 心不全症状(肺水腫,

23

心原性ショックなど），⑤ 消化器症状（嘔気，嘔吐，下痢，黄疸（T-Bil＞3 mg/dL）

■ 診断（甲状腺クリーゼの診断基準第 2 版より）

- 必須項目（遊離 T_3 および遊離 T_4 の少なくともいずれか一方の高値）および以下を満たす.
  - 中枢神経症状＋他の症状項目 1 つ以上
  - 中枢神経症状以外の症状項目 3 つ以上

■ 治療

◆ 致死率が 10～30％ と高く，治療にあたっては迅速な対応を要する.

- β遮断薬 強C：頻脈，循環不全に対して
  - $β_1$ 選択性を有する β遮断薬を第一選択とし，静注製剤ではランジオロール塩酸塩もしくはエスモロール塩酸塩を，経口製剤ではビソプロロールフマル酸塩を推奨.
  - $β_1$ 選択性を有さないプロプラノロール塩酸塩の使用は禁忌とまでは言えないが，推奨しない.
- 抗甲状腺薬 強C：新たな甲状腺ホルモン産生を抑制
  - MMI（メルカゾール®）30 mg/日 点滴静注または MMI 60 mg/日 内服または PTU（チウラジール®）600 mg/日 内服
- ヨード 強C：甲状腺ホルモンの放出を抑制
  - ヨウ化カリウム：200 mg/日または内服用ルゴール液で同等量．ヨード自体に有機化抑制作用があるため重症患者では速やかに投与すべきである.
- グルココルチコイド 強C：$T_4 → T_3$ への転換を抑える
  - ヒドロコルチゾン（ソル・コーテフ®）：100 mg を 8 時間ごとに静注

▌甲状腺機能低下症 hypothyroidism

■ 原発性甲状腺機能低下症の診断ガイドライン（日本甲状腺学会，2013）

a)臨床所見
　無気力，易疲労感，眼瞼浮腫，寒がり，体重増加，動作緩慢，嗜眠，記憶力低下，便秘，嗄声等いずれかの

　症状
b)検査所見
　遊離 T₄ 低値および TSH 高値
原発性甲状腺機能低下症：a)およびb)を有するもの
【付記】
1. 慢性甲状腺炎（橋本病）が原因の場合，抗マイクロゾーム（または TPO）抗体または抗サイログロブリン抗体陽性となる．
2. 阻害型抗 TSH 受容体抗体により本症が発生することがある．
3. コレステロール高値，クレアチンフォスフォキナーゼ高値を示すことが多い．
4. 出産後やヨード摂取過多などの場合は一過性甲状腺機能低下症の可能性が高い．

（日本甲状腺学会：甲状腺診断ガイドライン 2013. 原発性甲状腺機能低下症の診断ガイドラインより転載）

• 遊離 T₄ 低値で TSH が低値～正常な場合は中枢性甲状腺機能低下症を考える（稀）．
　除外規定：甲状腺中毒症の回復期，重症疾患合併例，TSH を低下させる薬剤の服用例
• 視床下部性甲状腺機能低下症の一部では TSH 値が 10 μU/mL くらいまで逆に高値を示すことがある．
• 中枢性甲状腺機能低下症の診断では下垂体ホルモン分泌刺激試験が必要なので，専門医への紹介が望ましい．

■ 慢性甲状腺炎（橋本病）の診断ガイドライン（日本甲状腺学会，2013）

a)臨床所見
　1. びまん性甲状腺腫大
　　　但しバセドウ病など他の原因が認められないもの
b)検査所見
　1. 抗甲状腺マイクロゾーム（または TPO）抗体陽性
　2. 抗サイログロブリン抗体陽性
　3. 細胞診でリンパ球浸潤を認める
1)慢性甲状腺炎（橋本病）：a)およびb)の１つ以上を有するもの
【付記】
1. 他の原因が認められない原発性甲状腺機能低下症は慢性甲

状腺炎（橋本病）の疑いとする.
2. 甲状腺機能異常も甲状腺腫大も認めないが抗マイクロゾーム抗体およびまたは抗サイログロブリン抗体陽性の場合は慢性甲状腺炎（橋本病）の疑いとする.
3. 自己抗体陽性の甲状腺腫瘍は慢性甲状腺炎（橋本病）の疑いと腫瘍の合併と考える.
4. 甲状腺超音波検査で内部エコー低下や不均一を認めるものは慢性甲状腺炎（橋本病）の可能性が強い.

〔日本甲状腺学会：甲状腺診断ガイドライン 2013. 慢性甲状腺炎（橋本病）の診断ガイドラインより転載〕

■ 治療

- レボチロキシンナトリウム 強B 25 μg/日で治療開始. 以後 TSH を指標に 2〜4 週間ごとに 25〜50 μg ずつ増量する.
- 遊離 T_4 は TSH より先に回復する. 遊離 T_4 が正常値に入れば, 同量で 4〜6 週間継続し TSH の推移をみる（最終目標は TSH が正常範囲に入ること）.
  - 急速に甲状腺ホルモン濃度を上げるのが危険な場合
    ① 虚血性心疾患, 高齢者（60 歳以上）, 粘液水腫（昏睡を除く）：少量（12.5〜25 μg/日）で開始し, 約 2 週間経過観察し 12.5〜25 μg ずつ増量する.
    ② 副腎不全がある場合：甲状腺治療を先に開始するとショックになることがある. まず副腎皮質ホルモンから先に補充する.
- 維持量に達したら約 6 か月〜1 年に 1 度の検査で管理する.
- レボチロキシンナトリウムは空腹時に内服したほうが吸収が安定する.

▌ 潜在性甲状腺機能亢進・低下症の治療

- 治療するかは議論が分かれるところである.

■ 潜在性甲状腺機能亢進症

- 遊離 T_4 が正常でも TSH<0.1 μIU/mL かつ
  ① 60 歳以上, ② 心疾患あり, ③ 骨粗鬆症のいずれかで

あれば治療適応を検討する.

■ 潜在性甲状腺機能低下症

• 遊離 T$_4$ 正常でも
① TSH>10 μIU/mL, ② 甲状腺腫, ③ 機能低下症状,
④ 脂質異常症, ⑤ 妊婦(挙児希望)のいずれかであれば治療適応を検討する.
• 不妊症, 流・早産, 胎児の知能・発達障害が増加するとされている. このため妊婦または挙児希望者では TSH2.5 以下を目標に積極的に治療する.
• 1～2 か月ごとに TSH を測定し, 安定した場合は 3～6 か月ごとに TSH を測定し経過をみる.
• 治療しない場合は 6～12 か月ごとにフォローアップする.

▌副腎疾患

▌クッシング症候群 Cushing syndrome

• クッシング症候群とはコルチゾール分泌過剰症である.

■ 血中コルチゾール濃度の正常範囲

• 早朝に高く, 夜間入眠後に最低値をとる.

午前 6 時頃	午後 4 時頃	夜間(入眠 1 時間後)
10～20 μg/dL	3～10 μg/dL	5 μg/dL 未満

■ クッシング症候群を疑う臨床症状・検査所見

• 中心性肥満, 満月様顔貌, 野牛肩, 皮膚線条, 座瘡, 多毛, 筋萎縮(近位筋優位), 皮膚色素沈着(ACTH 過剰時), 希発月経, 精神症状, 血栓塞栓症, 高血圧, 骨粗鬆症, 高 K 血症, 耐糖能異常

■ クッシング症候群を疑ったときに行うこと

① 外因性のグルココルチコイド曝露を除外する.
② 以下の中から 1 つの検査を行う.
• 24 時間尿中遊離コルチゾール測定(2 回以上)
• 低用量一晩デキサメタゾン抑制試験(または 2 日間法デキサメタゾン抑制試験)

・深夜唾液中コルチゾール測定（2 回以上）[本邦では保険診療で測定認可されていない]

③ ② で異常があればクッシング症候群以外のコルチゾール過剰症を除外する．

④ 内分泌内科医にコンサルトする．

◆ デキサメタゾン抑制試験

・低用量一晩デキサメタゾン抑制試験
  ・23〜24 時にデキサメタゾン 1 mg（デカドロン® 0.5 mg　2 錠）を内服し，翌朝 8 時に血清コルチゾールを測定
  ・血清コルチゾール＞1.8 μg/dL でコルチゾールの自動的産生ありと判断[陽性]

■ クッシング症候群以外でコルチゾール過剰となりうる状態

・妊娠，うつ状態や他の精神疾患，アルコール依存，グルココルチコイド耐性，病的肥満，コントロール不良の糖尿病，ストレス（入院，手術，疼痛），栄養障害，神経性食思不振症，継続的な運動，視床下部性無月経，コルチコステロイド結合グロブリン過剰

原発性アルドステロン症 primary aldosteronism

■ ポイント

・原発性アルドステロン症は高血圧患者の 10％ 以上を占めるという報告がある．
・原発性アルドステロン症の患者のうち，低 K 血症は 9〜37％ を占めるに過ぎない．

■ 原発性アルドステロン症を疑う臨床症状・検査所見

・高血圧＋以下のいずれかの条件を満たすとき
① 収縮期＞160 mmHg，拡張期＞100 mmHg，② 薬剤抵抗性，③ 低 K 血症，④ 副腎偶発腫，⑤ 若年発症の高血圧または 40 歳未満の脳血管障害の家族歴，⑥ 近親者が原発性アルドステロン症

■ 原発性アルドステロン症を疑ったときに行う検査

① アルドステロン濃度(PAC)(pg/mL)/血漿レニン活性
(PRA)(ng/mL/時)比:ARR

→ARR>200で陽性とみなす. PAC>100も満たすと特
異度が上がる.

② 機能確認検査(以下のうちどれか1つ)

- 経口食塩負荷試験, 生理食塩水負荷試験, フルドロコル
チゾン抑制試験, カプトプリル負荷試験

③ 局在・病型診断

- まず副腎CTを施行し, 腫瘍の有無を確認
- 副腎静脈サンプリングを施行し, 腫瘍が一側性か両側性
かを確認

■ 検査中に投与可能な降圧薬

＊血中アルドステロン濃度に影響を与える薬剤を投与中に
検査を行うと, 真の結果が出ない可能性がある. 以下に
挙げる降圧薬は検査に与える影響が最小にとどめられる
と考えられる.

- ベラパミル, ヒドララジン, プラゾシン, ドキサゾシン,
テラゾシン

▌副腎不全 adrenal insufficiency

■ 原因

① 原発性副腎機能低下症〔自己免疫性, 結核・真菌・HIV・
CMVなどの感染, 腫瘍の転移, 副腎出血や梗塞, 副腎摘
出後, 薬剤(ケトコナゾール, フルコナゾール, リファン
ピシン, フェニトイン, バルビツールなど)〕

② 続発性副腎機能低下症(下垂体機能低下症など, 下垂体か
らのACTH分泌不全)

■ 副腎不全を疑う臨床症状, 検査所見

- 脱水, 低血圧, ショック, 発熱(時に低体温), 悪心, 嘔
吐, 腹痛, 体重減少, 食思不振, 易疲労感, 皮膚色素沈
着, 白斑, 低血糖, 低Na血症, 高K血症, BUN高値,
高Ca血症, 好酸球上昇

23

■ **内分泌的検査**

• 迅速 ACTH 負荷試験

　・注射前少なくとも 30 分は安静としたあと前採血(0 分)を行う. 合成 ACTH であるテトラコサクチド(コートロシン®)(0.25 mg/1 A)を静注し, 30 分後, 60 分後に血清コルチゾールを測定する.

　・判定:正常反応を示すとき, 負荷後≧18 μg/dL となる.

　・迅速 ACTH 負荷試験では原発性か二次性かは鑑別できない. 併せて ACTH レベルも測定する.

　・相対的副腎不全:敗血症性ショックなどの重症疾患時, 通常では体内のコルチゾール産生が亢進するが, 迅速 ACTH 負荷試験で相対的副腎不全を診断する意義はあまりないとされている.

■ **治療**

• 初期治療

　・2〜3 L の急速輸液を施行し, 電解質や血糖補正などを同時に行う(必要時).

　・副腎クリーゼが疑われた場合:
　　　ヒドロコルチゾン(ハイドロコートン)100 mg 静注, その後 50 mg を 6 時間毎に投与 **強B**
　　　デキサメタゾン(デカドロン®)4 mg(副腎不全の診断がついていない場合. 投与が ACTH 負荷試験に影響しない)

　・慢性副腎不全:
　　　糖質コルチコイド治療を推奨 **強A**
　　　ヒドロコルチゾン 15〜25 mg/日 **弱C** またはプレドニゾロン 3〜5 mg/日 **弱C**
　　　鉱質コルチコイド(フルドロコルチゾン 0.05〜0.2 mg/日)はアルドステロン低下症がある原発性副腎不全患者には推奨するが **強A**, 下垂体性副腎不全の患者には不要

• 状態安定後

　・輸液を徐々に減量する.

　・ステロイド投与量を漸減させていく.

　・副腎不全の原因となった治療可能な疾患があれば, その治療を行う.

▌褐色細胞腫 pheochromocytoma

■ 褐色細胞腫を疑うとき

① 安静時の動悸，多汗，頭痛，振戦，蒼白，② 治療抵抗性の高血圧，若年発症の高血圧（<20 歳），③ カテコールアミン分泌腫瘍の家族歴（MEN2A/2B，von Hippel-Lindau 病，神経線維腫症），④ 副腎偶発腫，⑤ 高血圧と新規発症または非典型的な糖尿病，⑥ 麻酔や手術，血管造影中の昇圧反応，⑦ 特発性拡張型心筋症，⑧ 胃間質腫瘍または肺軟骨腫の既往

■ 褐色細胞腫を疑ったときに行う生化学検査

- スクリーニングとして 24 時間尿中メタネフリンとメタネフリン測定が推奨される（24 時間蓄尿は塩酸蓄尿）. 結果が正常範囲内であれば追加の検査は必要ない.
- 血漿遊離メタネフリン，ノルメタネフリンも優れた検査で，2020 年から測定可能となった.
- 24 時間尿中メタネフリンが異常高値を示したときは，CT や MRI を施行する.

▌副腎偶発腫 adrenal incidentaloma

■ 概要

- 腹部 CT を受けた患者の約 0.4〜4.4% に発見される.
- 画像上，1 cm を超える腫瘍のことを言う（1 cm を超える副腎腫瘤を有する患者には診断的評価を行う必要がある）.

■ 治療方針の検討 （N Engl J Med 2007）（PMID: 17287480）

①病歴，身体所見と下記ホルモン検査でスクリーニングを行う
- 一晩デキサメタゾン抑制試験
- 24 時間蓄尿メタネフリンとノルメタネフリン，または血漿遊離メタネフリンとノルメタネフリン
- （高血圧があるときは）血漿アルドステロン濃度およびレニン活性
②スクリーニング陽性であれば，機能確認検査を行う
③スクリーニング陰性であれば，CT 画像から良性／悪性の

23

可能性を検討する

④CT 画像で良性／悪性を示唆する所見

- 良性の可能性高い：非造影 CT 値≦10HU，CT での造影剤洗い出し（10 分後）≧50%
- 悪性の可能性あり：非造影 CT 値>10HU，CT での造影剤洗い出し（10 分後）<50%

⑤機能確認検査と CT 画像の所見から，手術加療とするか，ホルモン検査や画像検査のフォローアップのタイミングを判断する

脂質異常症

■ **動脈硬化性疾患予防ガイドライン 2017 年版（JAS2017）を用いる.**

- 日本人における冠動脈疾患の発症率（10 年間）をみた吹田研究に基づく吹田スコアを採用している.
  - 年齢，性別，喫煙，糖尿病，血圧，総コレステロール（TC）または LDL-コレステロール（LDL-C），HDL-コレステロール（HDL-C），CKD，早発性冠動脈疾患家族歴（男性<55 歳，女性<65 歳）の因子から予測する.
  - 吹田スコアには脳卒中や末梢動脈疾患の発症率は含まれていないことに注意
  - 日本人での冠動脈疾患の発症率は米国より低く，本邦での診療には上記ガイドラインを採用した.

■ **スクリーニング**

- JAS2017 ガイドラインは毎年の脂質スクリーニング，USPSTF は 35 歳以上の男性と 45 歳以上の女性，および心血管リスクが高い 20 歳以上の男女に脂質スクリーニングを推奨している.
- 空腹時採血で，LDL-C，HDL-C，中性脂肪，TC を測定する. 10 時間以上の絶食を「空腹時」とする.
- Non HDL-C とは，TC－HDL-C である（亀田総合病院では自動的に報告される）.
- 大事なものは LDL-C. LDL-C を 39 mg/dL 低下させると心筋梗塞，脳梗塞などの血管疾患を 21% 減少させる（Lancet 2005 PMID: 16214597）.

- 高LDL-C血症は≧140 mg/dL, 境界域高コレステロール血症は120～139 mg/dL である.
- LDL-C 直接測定法は以前より正確性が上がってきており, Friedewald式(TC−HDL−C−中性脂肪/5)の代用可能である.
- 続発性脂質異常症(甲状腺機能低下症, ネフローゼ症候群, 腎不全・尿毒症, PBC, 閉塞性黄疸, 糖尿病, クッシング症候群, 肥満, アルコール, 自己免疫疾患(SLEなど), 薬剤性(ステロイド薬, 利尿薬など), 妊娠など)を病歴・身体所見・検査(必要であれば)で除外する.

■ LDL-C 目標値設定
- 冠動脈疾患の既往があれば, 二次予防の対象となり, LDL-C<100 mg/dL を目標とする.
- 糖尿病(耐糖能異常は含まない), 慢性腎臓病(CKD), 非心原性脳梗塞, 末梢動脈疾患(PAD)の4つは単独で高リスクとなる病態となり, LDL-C<120 mg/dL を目標とする.
- 上記がなければ吹田スコアの計算を行う. 計算は煩雑であり, 冠動脈疾患発症予測・脂質管理目標値設定ツールWeb版(http://www.j-athero.org/publications/gl2017_app.html)もしくは同アプリを用いる.
- 治療開始のフローチャート

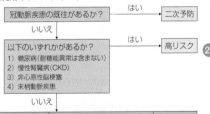

吹田スコアの得点	予想される10年間の 冠動脈疾患発症リスク	分類
～40	2%未満	低リスク
41～55	2～8%	中リスク
56～	9%以上	高リスク

23

・リスク区分別　脂質管理　目標値

	管理区分	目標LDL-C(mg/dL)
一次予防	低リスク	<160
	中リスク	<140
	高リスク	<120
二次予防	冠動脈疾患の既往	<100(<70)*

※例外として，LDL-C≧180 mg/dL の場合は高リスク
　とし，薬物治療を考慮する

※まず LDL-C の管理目標値を達成し，その後 non-HDL
　管理目標値(LDL-C 管理目標値に 30 mg/dL 追加した
　値)の達成を目指す

＊家族性高コレステロール血症，急性冠症候群，糖尿病
　合併の場合

■ 治療
・目標値より高ければ TLC(therapeutic lifestyle change)
　を開始
・食事・運動療法を行う．
　・中等度以上の有酸素運動を推奨する(毎日合計 30 分以
　　上，少なくとも週 3 回，ややきつい程度の運動)．
　・総エネルギー摂取量(kcal/日)は，一般に標準体重×身
　　体活動量(軽い労作で 25〜30，普通の労作で 30〜35，
　　重い労作で 35〜)とする．
　・脂質エネルギー比率を 20〜25%，飽和脂肪酸を 4.5〜
　　7.5%(肉，乳製品など)，コレステロール摂取量を 200
　　mg/日未満に抑える(国際的にはコレステロール制限は
　　推奨されなくなった)．
　・n-3 系多価不飽和脂肪酸の摂取を増やす(EPA，DHA，
　　青魚など)．
　・トランス脂肪酸の摂取を控える(乳製品，肉，マーガリ
　　ンなど)．
　・炭水化物比は 50〜60% とし，食物繊維の摂取を増や
　　す．
　・食塩の摂取は 6 g/日未満目標
　・アルコールの摂取を 25 g/日以下に抑える．

- 薬物療法：
  - 一次予防の高リスクにおいて生活習慣の改善による効果が期待できない場合には早期に薬物療法の併用を考慮すべき 強C.
  - 二次予防では発症後早期からの積極的な LDL 低下療法を推奨する 強A.

◆脂質異常症治療薬
① HMG-CoA 還元酵素阻害薬(スタチン)：脂質異常症の第一選択薬
  - スタチン投与で動脈硬化性疾患発症は減少する 強A.
  - アトルバスタチン 5〜40 mg, ロスバスタチン(クレストール®)2.5〜20 mg, プラバスタチン 5〜20 mg など
  - 副作用：横紋筋融解症, 筋肉痛, 肝障害
  - 禁忌：活動性肝疾患, 妊婦
  - 注意：フィブラート系, 抗真菌薬, シクロスポリン, マクロライドとの併用
② エゼチミブ(ゼチーア®)10 mg/日
  - LDL-C 低下作用増強のため, スタチンと併用 弱A.
  - 副作用：スタチンとの併用で肝障害リスク上昇
② PCSK9 阻害薬：エボロクマブ, アリロクマブ
  - 家族性高コレステロール血症で最大耐用量のスタチンでも効果不十分の場合 弱A.
  - 副作用：皮下注射部位の局所反応, 鼻咽頭炎, 胃腸炎
  - 非常に高価
③ フィブラート系 弱B.
  - 腎排泄型なので腎機能障害, 高齢者注意
  - スタチンとの併用注意(横紋筋融解)
④ ニコチン酸(ユベラ N® カプセル) 弱B.
  - 副作用：顔面紅潮
⑤ 多価不飽和脂肪酸：イコサペント酸エチル EPA, オメガ3脂肪酸エチル 弱B.
  - 副作用：下痢, 出血傾向

■ 高中性脂肪血症の治療
- 中性脂肪：150〜499 mg/dL のとき
  - 目標 LDL-C を第一の目標とする.

23

- ・non HDL-C を目標 LDL-C＋30 mg/dL とすることを次の目標とする 弱C.
  - ・LDL-C 降下薬を増量するか，ニコチン酸またはフィブラート系を追加する.
- ・中性脂肪≧500 mg/dL のとき
  - ・急性膵炎の trigger になるため，LDL-C よりも優先してフィブラート系薬剤を考慮

■ 参考文献

1 • American Diabetes Association. Standards of Medical Care in Diabetes-2018. Diabetes Care 2018; 41: S1-S159

2 • Hyperglycemic crises in adult patients with diabetes. Diabetes Care 2009; 32: 1335-1343

3 • Evaluation and management of adult hypoglycemic disorders: an Endocrine Society Clinical Practice Guideline. J Clin Endocrinol Metab 2009; 94: 709-728

4 • Hypoglycemia and diabetes: a report of a workgroup of the American Diabetes Association and the Endocrine Society. J Clin Endocrinol Metab 2013; 98: 1845-1859

5 • The diagnosis of Cushing's syndrome: an Endocrine Society Clinical Practice Guideline. J Clin Endocrinol Metab 2008; 93: 1526-1540

6 • The Management of Primary Aldosteronism: Case Detection, Diagnosis, and Treatment: An Endocrine Society Clinical Practice Guideline. J Clin Endocrinol Metab 2016; 101: 1889-1916.

7 • Diagnosis and Treatment of Primary Adrenal Insufficiency: An Endocrine Society Clinical Practice Guideline J Clin Endocrinol Metab 2016; 101: 364-389

8 • Pheochromocytoma and paraganglioma: an endocrine society clinical practice guideline. J Clin Endocrinol Metab 2014; 99: 1915

9 • 動脈硬化性疾患予防ガイドライン 2017 年版. 日本動脈硬化学会. 2017

（吉田明人，桝澤政広）

第 24 章

血液

■ 汎血球減少 pancytopenia

- 原因のほとんどは骨髄機能不全である．他には血液過剰破壊があるが，汎血球減少をきたすことは劇症の敗血症のとき以外はあまりない．
- 骨髄機能不全以外の原因で起こる病態を除外する
  - 薬剤性，アルコール多飲（葉酸欠乏），胃全摘の既往（ビタミン B_12 欠乏），癌の既往（放射線療法後），職業歴（ベンゼンなどの有機溶媒曝露歴），家族歴（先天性疾患）
  - リンパ節腫脹（リンパ系造血器腫瘍など）や脾腫〔全身性エリテマトーデス（SLE），血球貪食症候群など〕はないか
  - 血算，末梢血塗抹像，網状赤血球，PT/APTT，肝機能，B_12，葉酸
    必要に応じ：銅，HIV/EB/CMV 抗体，抗核抗体，CD55/59，直接/間接 Coombs 試験，D-dimer，フィブリノゲン

■ 汎血球減少をきたす疾患

● 骨髄検査で診断できない疾患

1. 脾機能亢進症：肝硬変，特発性門脈圧亢進症など
2. 感染症：粟粒結核，全身性真菌症，重症敗血症，マラリアなど．このうち粟粒結核，全身性真菌症は骨髄生検で肉芽腫と特殊染色で真菌が検出されるときもある．
3. SLE（特徴的な骨髄所見はない）
4. DIC（臨床診断，末梢血塗抹標本，凝固異常から診断，どちらかというと赤血球と血小板の低下のみのことが多い）
5. PNH（溶血発作，末梢血の CD55↓，CD59↓が診断的）
6. HIV（骨髄低形成のみ，あるいは軽度異型性のみとなることがある）

24

• 骨髄検査が診断に有用な疾患

1. 再生不良性貧血
2. 白血病（aleukemic leukemia は末梢血で白血病細胞が見えなくても除外できない）
3. 骨髄異形成症候群（骨髄は必ずしも低形成ではなく無効造血のため過形成になっているときもある）
4. 骨髄の他の細胞による置換：癌の骨髄転移，多発性骨髄腫，悪性リンパ腫，骨髄線維症，悪性組織球症，Gaucher 病，Niemann-Pick 病，サルコイドーシスなど肉芽腫性疾患など
5. 巨赤芽球性貧血（実際には末梢血のビタミン B$_{12}$ や葉酸の値で診断することが多い）

▌貧血 anemia

• 貧血の鑑別はまず，平均赤血球容積（mean corpuscular volume；MCV），末梢血塗抹所見，網状赤血球数に注目する．
• 加齢は貧血の原因ではない．
• 診断：男性で Hb＜14 g/dL，女性で Hb＜12 g/dL．

■ MCV による貧血の鑑別

小球性貧血 （MCV＜80）	正球性貧血 （80≦MCV＜100）	大球性貧血 （MCV≧100）
慢性的出血（消化管の悪性腫瘍で少量持続的出血など） 鉄欠乏性貧血 慢性疾患に伴う貧血 鉄芽球性貧血 サラセミア 無トランスフェリン血症	急性出血 溶血性貧血 腎性貧血 内分泌疾患に伴う貧血 再生不良性貧血 赤芽球癆 白血病，骨髄異形成症候群	再生不良性貧血 慢性肝疾患 アルコール 巨赤芽球性貧血 　ビタミン B$_{12}$ 欠乏 　葉酸欠乏 白血病，骨髄異形成症候群 溶血性貧血（網状赤血球が増えるため）

■ 末梢血塗抹所見による貧血の鑑別

タイプ	特徴	関連疾患
多染性赤血球	灰白色の色調をした赤血球	網状赤血球症
破砕赤血球	赤血球の破片	DIC, TTP
低色素性細胞	中央部の蒼白部分が直径の1/3以上	鉄欠乏, サラセミア
好塩基性斑点	好塩基性封入体	鉛中毒, サラセミア
Howell-Jolly 小体	単一の小さな好塩基性封入体	脾臓摘出後, 鎌状赤血球貧血
球状赤血球	中央部の蒼白部分が欠如	遺伝性球状赤血球症
涙滴赤血球	涙滴のような形	骨髄線維症
標的赤血球	標的のような形	肝臓病, サラセミア

■ 網状赤血球数による貧血の鑑別

	疾患
増加	出血, 溶血, 貧血からの回復期
減少	再生不良性貧血, 赤芽球癆, 鉄欠乏, ビタミン B_{12} 欠乏, 葉酸欠乏, 腎不全, 内分泌疾患(甲状腺機能低下症など), 慢性炎症に伴う貧血, 何らかの原因による骨髄機能不全

• 網状赤血球数 5 万/μL 以上は貧血に対する適切な反応と考える.

▌鉄欠乏性貧血 iron deficiency anemia (IDA)

■ ポイント
• 鉄欠乏の原因検索を忘れない. 成人で多いのは隠された悪性腫瘍からの出血

■ 診断
• 小球性貧血, 低色素性細胞, 網状赤血球増加なし.
• 血清鉄(基準値 60～150 μg/dL)↓, TIBC↑, フェリチン(基準値 40～200 μg/mL)↓
• 鉄飽和度 Fe/TIBC<0.15 のときにも鉄欠乏を疑う.

24

- 男性および閉経後の女性では消化管出血, 閉経前の女性では消化管出血や月経に伴う出血が最も多い原因である.

■ 鑑別疾患
- 慢性疾患に伴う貧血, 鉄芽球性貧血, サラセミア.
- 上記疾患はフェリチンが基準値内か, または増加している. しかし鉄欠乏と慢性炎症が合併している場合, フェリチンは正常のときがある.

■ 治療
- 原則として経口鉄剤で治療する 強B [1].
  (例外 吸収不良, 消化性潰瘍, 胃腸炎, 経口薬での副作用が強く出る場合など)
- 経口鉄剤は制酸薬との併用で吸収が阻害されるが, 治療効果に大きく影響することは少ない.
- 経口鉄剤は他の薬剤の吸収に影響することがあるので, その都度確認する(抗菌薬, 甲状腺ホルモンなど).
- 経口鉄剤の副作用として悪心, 便秘, 下痢などの消化器症状がある. 形態の変更(錠剤, カプセル, 散剤), ビタミンC製剤との内服, 内服のタイミング(就寝前)で軽減することがある.
- フェリチンが正常化するまで治療を継続する.
- 治療失敗時:出血が持続, 吸収不良, 診断の誤り, コンプライアンスが悪い.

▌巨赤芽球性貧血 megaloblastic anemia

■ 原因
- ビタミン B_{12} や葉酸欠乏などによる DNA 合成障害が原因.
- ビタミン B_{12} 欠乏
  - 吸収不良:悪性貧血, Zollinger-Ellison 症候群, 胃全摘, 回腸切除, *H. pylori* 感染, クローン病
  - 摂食不足:菜食主義者
- 葉酸欠乏:慢性アルコール中毒など
- 急性巨赤芽球性貧血:笑気吸入, 大量輸液, 透析, 完全静脈栄養
- 薬剤性:フェニトイン, トリメトプリム, メトトレキサー

ト，メトホルミンなど

■ 診断
- 大球性貧血（MCV＞100）
- 末梢血では，著明な赤血球大小不同，変形赤血球増加，大卵形赤血球がみられる．
  好中球過分葉（5 分葉以上）は特徴的で，貧血を呈する前の時点でも認められ，早期診断の指標の 1 つとなる．
- 網状赤血球数低値
- 骨髄は赤血球系の過形成，著明な巨赤芽球性変化
- 無効造血：LDH↑，総ビリルビン↑
- ビタミン B_{12} 欠乏では脊髄後索や末梢神経の脱髄が起こることがあるが，葉酸欠乏では神経障害は起こらない．
- ビタミン B_{12} 欠乏：血清ビタミン B_{12}↓（＜200 pg/mL は診断的．200〜350 pg/mL は除外できず追加検査必要，＞350 pg/mL で除外可能），空腹時総ホモシステイン↑（＞21 nmol/mL，感度 96％，葉酸欠乏でも上昇），メチルマロン酸↑（自費予約検査で 33000 円と高価，感度 98％，葉酸欠乏では正常），血清抗胃壁細胞抗体（悪性貧血で感度 80％，特異度は低い，自費検査 12000 円），血清抗内因子抗体（悪性貧血で感度 50％，特異度 100％，自費検査 22000 円）[2]
- 葉酸欠乏：血清葉酸↓（4 ng/mL 以下）

■ 治療
- ビタミン B_{12} 欠乏：筋注/静注（例メコバラミン 500 µg 週 3 回を最初の 8 週間，その後 1〜3 か月に 1 回）（吸収不良・神経症がある際），他の場合は内服でも効果は同等 **強 B**[3]（例メコバラミン 1 回 500 µg 1 日 3 回）
- 悪性貧血は胃癌の発生率が 2 倍なので，定期的な経過観察が必要である．
- 葉酸欠乏：葉酸 1〜5 mg を連日内服する．

▌溶血性貧血 hemolytic anemia

■ ポイント
- 網状赤血球増加を伴う貧血では，まず出血を疑う（出血の

24

頻度が圧倒的に高い).

- 後天性疾患では自己免疫性溶血性貧血，先天性疾患では遺伝性球状赤血球症の頻度が高い.
- 自己免疫性溶血性貧血のなかでは，温式自己抗体型が最も頻度が高く，鑑別として，冷式抗体による寒冷凝集素症や，発作性寒冷ヘモグロビン尿症(Donath-Landsteiner抗体)がある.
- ウイルス(パルボウイルス B19)，DIC や血栓性血小板減少性紫斑 thrombotic thrombocytopenic purpura (TTP)/溶血性尿毒症症候群 hemolytic uremic syndrome (HUS)，脾機能亢進も原因となる.

■ 診断

- 正球性貧血～大球性貧血：網状赤血球数↑.
- 末梢血では球状赤血球(遺伝性球状赤血球症，自己免疫性溶血性貧血)，破砕赤血球(TTP/HUS)，有棘赤血球(肝不全患者)など.
- 正球性貧血：ハプトグロビン↓，間接ビリルビン↑，LDH↑
- 自己免疫性溶血性貧血：直接 Coombs 試験陽性
- 発作性夜間ヘモグロビン尿症(PNH)：CD55，CD59↓↓

■ 治療

- 自己免疫性溶血性貧血：ステロイド 強B 4)，脾摘・リツキシマブ・免疫抑制薬 弱B 5)

▌再生不良性貧血 aplastic anemia

■ ポイント

- 細胞傷害性 T 細胞を介した免疫学的機序による造血幹細胞の傷害が原因

■ 診断

- 正球性～大球性貧血，網状赤血球数↓
- 汎血球減少
- 骨髄は著明な低形成，骨髄腔は脂肪で占められる.
- 薬剤性，ウイルス性，膠原病なども後天性再生不良性貧血

の原因となる.

▍多血症 polycythemia

■ ポイント
• 真性,二次性,相対的多血症を見分ける.

■ 診断
• 赤血球数≧600万/μL,Hb≧18.0 g/dL,ヘマトクリット≧54%
• 頭痛,脱力,瘙痒感(入浴後),めまいなどの症状
• 血清エリスロポエチン値は,真性多血症では低値,二次性多血症では高値,相対的多血症では正常
• 真性多血症では骨髄での3系統の過形成がみられる.
• また真性多血症では95%以上の症例で *JAK2* 遺伝子の変異が認められ,診断的価値が高い.

■ 多血症の分類
• 真性多血症
• 二次性多血症
  ・心肺疾患(弁膜症,COPD など)
  ・睡眠時無呼吸症候群
  ・エリスロポエチン産生腫瘍(腎・肝・脳腫瘍)
  ・喫煙者(一酸化炭素ヘモグロビン過剰)
  ・高地居住
• 相対的多血症
  ・脱水
  ・ストレス多血症:肥満のある喫煙者に多い.

▍出血傾向 bleeding tendency

■ ポイント
• 出血傾向は,血小板,血管壁,または凝固線溶系因子の異常により,止血が困難であるか(血栓ができづらい),または一度できた血栓が脆弱な(溶解しやすい)ために生じる.
• 原因は,血小板または血管壁の異常と凝固線溶系の異常に二大別される.

■ 診断

- まず出血の部位と重症度を見て，緊急輸血が必要かどうか判断する．

- 片側の鼻出血など局所的な出血だけの場合は，出血傾向ではなく，局所の異常（外傷，炎症，縫合不全）を疑う．

- 身体所見では，皮膚，粘膜の紫斑（purpura）〔点状出血（petechiae：1～2 mm 以下）と，斑状出血または溢血斑（ecchymosis：それ以上の大きさ）〕をよく観察する．

- 血小板または血管壁の異常では点状出血が，凝固系蛋白の異常では深部出血（筋肉・関節内出血）が特徴的である．

- 病歴では，いつから出血傾向がみられるのか（急性か慢性），また先天性か後天性か鑑別するためにこれまで止血困難なことがなかったか，親族に出血傾向（血友病）がみられないか確認する．なぜならば特異的な治療（凝固因子）や病態（インヒビターなど）があるためである．

- 基礎疾患および合併症の有無，薬剤投与歴についても確認する（特にアスピリン，NSAIDs，クロピドグレル，チクロピジン，ワルファリンを含む抗凝固薬は重要）．

- 最初に行うスクリーニング検査は，血小板数と凝固系検査（プロトロンビン時間：PT，活性化部分トロンボプラスチン時間：APTT）で十分である．

- 血小板数正常で血小板機能異常の状態には，頻度の多い順に，アスピリンなどの上記の血小板機能異常をきたす薬剤，尿毒症，von Willebrand 病などがある．

- PT，APTT が正常で出血するまれな原因は線溶亢進である．その原因として α_2 プラスミンインヒビター欠乏症，プラスミノゲンアクチベーター欠乏症，前立腺癌による出血と線溶（頻度は稀），AL アミロイドーシスなどがある．

- また第XIII因子欠乏も PT，APTT が正常の出血傾向の稀な原因の1つである．

- 播種性血管内凝固 disseminated intravascular coagulation（DIC）が疑われる場合は，さらにフィブリノゲン，FDP（フィブリン分解産物），D-dimer を測定する．

- PT や APTT の延長がある場合は凝固異常症の鑑別となる．PT や APTT はそれぞれ関わる凝固因子がはっきりしている（☞ 368 頁）．

- PT や APTT が延長していたら次にそれぞれの凝固因子活

性を測定する．それによって，どの因子が欠乏しているか鑑別をする．通常複数の因子が欠乏しているのは肝不全，DICなどで，その他は稀．出血していないときはループスアンチコアグラント(LAC)が疑われる．

- 一方，PTあるいはAPTTが延長しているのに出血傾向を認めない場合は，LACの存在を疑い，混合補正試験を行う．もしLACで出血したら血小板減少かプロトロンビン欠乏症が併存する可能性がある．

■ 治療

- 血小板数≦1万/μL(以下，万と略)，1万～3万でも生命を脅かす重篤な出血(脳出血，大量の消化管出血，性器出血など)に対しては直ちに血小板輸血を行う．
- 出血している場合，血小板数を≧5万に上昇させる．これ以上に上昇させても止血されない場合は血小板低下による出血ではない．
- TTPでは通常出血することは少ないが，もし出血しているときは，血小板輸血は出血が止まる最小限にすべきである(血小板輸血は，TTPによる血栓症を悪化させる可能性がきわめて高い)．
- DICが強く疑われ，出血しているとき(基礎疾患，血小板低下，PT/APTTの延長，破砕赤血球，臓器不全の徴候)は新鮮凍結血漿(すべての凝固因子と凝固阻止因子が含まれる)と血小板を直ちに輸注する．それと同時に基礎疾患の治療をする．
- トロンボモジュリン：DIC患者の臨床試験で生存率に有意差なし 弱B[6]
- 先天的凝固異常の既往，肝不全，ワルファリン投与，DICがないときは多くの場合後天性凝固因子欠乏である．通常単一の因子に対するインヒビターであることがほとんど．そのうちで最も頻度が高いのは第Ⅷ因子に対する自己抗体である(後天性血友病)．治療には，バイパス止血療法として，遺伝子組換え活性型第Ⅶ因子製剤(rFⅦa)もしくは，活性型プロトロンビン複合体製剤(APCC)を第一選択とする．第Ⅷ因子製剤は無効であることが多い．また，免疫療法として，ステロイドの投与を行う．ガンマグロブリン製剤の効果は乏しい．

24

・出血凝固線溶系の異常が疑われるが，どの因子の異常か特定できない場合には，とりあえず新鮮凍結血漿を輸注し，減少している凝固因子を特定する.

▌血小板減少症 thrombocytopenia

■ ポイント

・外来患者では特発性血小板減少症，入院患者では薬剤性，DIC が原因として多い.
・原因を，① 産生低下，② 消費亢進，③ 分布異常（脾腫など），に分けて考える.

■ 診断

・血小板数 15 万/μL 以下.
・偽性血小板減少症の鑑別：末梢血での血小板凝集（EDTAによる）の有無，ヘパリン入り採血管での再検

■ 血小板減少症の原因

1. 血小板産生低下
   ・再生不良性貧血，悪性貧血，白血病，骨髄異形成症候群，骨髄癌腫症，Fanconi 貧血，巨赤芽球性貧血，PNH，化学療法や放射線照射による骨髄抑制，ウイルス感染症，SLE，薬剤性血小板減少症（さまざまな薬剤）など.
2. 血小板の消費亢進
   ・ITP，TTP/HUS，DIC，敗血症，SLE，薬剤性血小板減少症（アムホテリシン B，シクロスポリン，タクロリムス，シロリムス）など.
   ・*H. pylori* 感染が原因で血小板の免疫学的破壊亢進がみられることがある.
   ・HIT.
3. 分布異常（脾臓での貯蔵）
   ・肝硬変，特発性門脈亢進症.

■ **ヘパリン誘発性血小板減少症 heparin induced thrombocytopenia（HIT）**
・non-immune：ヘパリン開始数日以内に出現する．血小板減少は軽度であり，治療継続でも血小板減少が進行することはなく，治療終了後速やかに回復する．
・immune：ヘパリンと血小板第IV因子複合体に対する抗体に起因し，典型的な経過はヘパリン開始後5〜10日で血小板が低下しはじめ，血小板減少が進行する．
・モニタリングは，ヘパリン開始4日後から2〜3日おきに血小板数をチェック，対応としては，ヘパリン中止 強B ，血栓検索，代替抗凝固療法の開始 強C
・HIT抗体（血小板第IV因子・ヘパリン複合体抗体）も診断の確認となる．

血小板増加症 thrombocytosis

■ **ポイント**
・反応性と原発性を見分ける．

■ **診断**
・血小板数の基準値（15万〜45万/μL）以上の血小板数

■ **血小板増加症の原因**

1. 原発性血小板増加症
　・本態性血小板血症（ET），他の骨髄増殖性疾患（真性多血症，慢性骨髄性増殖症，骨髄線維症）．
2. 反応性血小板増加症
　・急性失血，鉄欠乏，溶血性貧血，急性および慢性感染症（結核，骨髄炎），炎症性疾患（関節リウマチ，血管炎，炎症性腸疾患），悪性腫瘍，外傷，ストレス，手術，脾摘後，無脾症，血小板減少症からの回復期，薬物に対する反応（アドレナリン，サイトカイン，ビンクリスチン，ATRA）

・ETの合併症は出血と血栓症

24

▌凝固異常 coagulopathy

■ 凝固異常症の分類

	APTT 正常	APTT 延長
PT 正常	出血傾向ありなら ・血小板異常（数，機能） ・von Willebrand 病 ・第XIII因子欠損症 ・血管異常	先天性 ・vWF，第VIII・IX・XI・XII因子，プレカリクレイン，高分子キニノーゲン欠損症 後天性 ・ヘパリン，トロンビンインヒビター ・ループスアンチコアグラント ・vWF，第VIII・IX・XI・XII因子インヒビター
PT 延長	先天性 ・第VII因子欠損症 後天性 ・ビタミンK欠乏症 ・ワルファリン ・肝疾患 ・第VII因子インヒビター（非常に稀）	先天性 ・プロトロンビン，フィブリノゲン，第V・X因子欠損症 ・複合因子欠損症（第V・VIII因子） 後天性 ・肝疾患 ・DIC ・ヘパリン，ワルファリン過量投与 ・プロトロンビン，フィブリノゲン，第V・X因子インヒビター

▌リンパ節腫大

■ ポイント

- 病歴と身体所見から局所性または全身性，感染・炎症または悪性腫瘍を鑑別
- 初診外来では，リンパ節腫大の原因が悪性疾患である確率は 1.1%
- 触診上長径≧1 cm，顎上リンパ節は＞0.5 cm，鎖骨上・腸骨・膝窩リンパ節は触知すれば腫大
- 鼠径リンパ節は正常でも 1.5 cm までは触知することがある.

- 所見では部位，大きさ，熱感，硬さ，可動性，圧痛の有無が重要
- ほとんどのリンパ節では CT 上短径＞10 mm が腫大となる[7]．長径/短径≦2 は悪性を示唆

■ リンパ節腫大をきたす疾患：MIAMI（括弧内は重要な病歴）

- **Malignancy**：リンパ腫（B 症状），白血病，皮膚がん，Kaposi 肉腫，がん・肉腫の転移
- **Infection**：HIV/LGV/梅毒（性交渉），CMV，伝染性単核球症，溶連菌咽頭炎，結核，肝炎，猫ひっかき病（猫曝露），ブルセラ症/野兎病（動物曝露），風疹，チフス（海外渡航），化膿性リンパ節炎，感染，反応性
- **Autoimmune**：SLE，RA，皮膚筋炎，Sjögren 症候群
- **Miscellaneous**：川崎病，サルコイドーシス，Castleman 病，菊池病，塵肺，ライソゾーム病
- **Iatrogenic**：血清病，薬剤（アロプリノール，カルバマゼピンなど）

■ 精査

- 血算と分画，胸部 X 線（疑う症例では QFT），HIV 抗体，RPR，ANA，EBV/CMV 抗体，IgG4
- SIL-2R（可溶性 IL-2 受容体）：≧1500 U/L で悪性リンパ腫に対する感度 48%，特異度 77%[8]．過信しない．
- 体表超音波：リンパ節であることの確認，サイズ確認，血流の位置
- PETCT：リンパ腫・転移では感度が高い．SUV 値が高い部位を生検部位とする．
- リンパ腫・転移・結核性リンパ節炎を強く疑う場合は即生検
- そうでない場合は 4 週間経過観察して，軽快しなければ精査・リンパ節生検
- 悪性リンパ腫を疑った場合は，穿刺吸引細胞診では診断がつかないこともあり，リンパ節（切除）生検を行う．

▌輸血 blood transfusion

■ 赤血球輸血

- 日本での RCC2 単位輸血は欧米での 1 単位と等しい.
- 慢性貧血の場合には Hb 値 7 g/dL が輸血を行う目安とされているが, 状態によって個々に検討する.
- Hb 値 7 g/dL で十分. 10 g/dL 以上にする必要はない 強A 9).
- 鉄欠乏, ビタミン欠乏など, 輸血以外の方法で治療可能である疾患には原則として輸血は行わない.
- 予測上昇 Hb 値(g/dL)＝投与 Hb 量(g)/循環血液量(dL)
  循環血液量＝70 mL/kg であるため, 体重 50 kg の成人に赤血球 2 単位輸血することにより, Hb 値は約 1.5 g/dL 上昇する.
- 副作用:発熱・蕁麻疹(1/10〜1/100), TRALI(1/2000), 遅発性溶血(1/3000), 循環血液量増加に伴う容量負荷 TACO(1/5000), アナフィラキシーショック(1/1 万), 急性溶血(1/20 万), 高 K 血症, 鉄の過剰負荷(長期投与), 感染は最多で HBV 感染(1/10 万)と相対的に少ない.
- 2 単位 280 mL 17,726 円(2016 年 2 月調査)

■ 血小板輸血

- 血小板数 2〜5 万/μL では, 止血困難な場合には血小板輸血が必要となる.
- 血小板数 1 万/μL 未満ではしばしば重篤な出血をみることがあるため, 血小板輸血を必要とする.
- 血小板数 5 万/μL 以上では, 血小板輸血が必要となることはない.
- 血小板輸血直後の予測血小板増加数(/μL)
  ＝(輸血血小板総数/循環血液量 ml×10³)×2/3
  (ただし, 循環血液量＝70 mL/kg)
- 10 単位 200 mL 79478 円(2016 年 2 月調査)

■ 新鮮凍結血漿

- 凝固因子の補充
  - PT 延長および APTT 延長〔① PT は(ⅰ)INR2.0 以上
    (ⅱ)30% 以下, ② APTT は(ⅰ)各施設基準の上限 2 倍

　　　　以上（ⅱ）25% 以下〕
- 肝障害（複数の凝固因子活性が低下，出血傾向のある場合に適応）
- 低フィブリノゲン血症（100 mg/dL 未満）の場合
- 生理的な止血効果を期待するための凝固因子の最小の血中活性値は，正常の 20～30% 程度である．
- 副作用：クエン酸中毒（低 Ca 血症）による手指の痺れ，嘔気
- 2 単位 240 mL 17912 円（2016 年 2 月調査）

■ アルブミン製剤

- 出血性ショック（循環血液量の 50% 以上の多量の出血が疑われる場合や血清アルブミン濃度が 3.0 g/dL 未満の場合には等張アルブミン製剤を併用考慮）
- 肝硬変に伴う難治性腹水に対する治療
- SBP の治療
- 日本での保険診療上は月に 3 日まで

■ 参考文献

1 • Holbrook A, et al: Evidence-based management of antico-agulant therapy: Antithrombotic Therapy and Prevention of Thrombosis, 9th ed: American College of Chest Physician Evidence-Based Clinical Practice Guidelines. Chest 2012; 141（2_suppl）: e152S-e184S PMID: 22315259
2 • NCCN Clinical Practice Guidelines in Oncology: Prevention and Treatment of Cancer related Infections
3 • Freifeld AG, et al: Clinical practice guideline for the use of antimicrobial agents in neutropenic patients with cancer: 2010 update by the Infectious Disease Society of America Clin Infect Dis 2011; 52: e56-e93 PMID: 21258094
4 • Bazemore AW, et al: Lymphadenopathy and malignancy. Am Fam Physician 2002; 66: 2103-2110 PMID: 12484692
5 • 厚生労働省輸血療法の実施に関する指針及び血液製剤の使用指針（平成 26 年 11 月一部改正）

■ 引用文献 🖥

　　　　　　　　　　　　　　　　　（與語葵，竹内正美）

24

第25章

腫瘍

▌疫学

- がんは1981年より日本人の死因のトップ. 生涯のうちに男性の2人に1人, 女性の3人に1人ががんになると推測されている.

■ 死亡者数
◆ 部位別がん死亡数（2018年）

- 男性

順位	部位	死亡者数(人)
1	肺	52401
2	胃	28843
3	大腸	27098
4	膵臓	17938
5	肝臓	17032
6	前立腺	12250
7	胆嚢・胆管	9384
8	食道	9358
9	悪性リンパ腫	7172
10	白血病	5270

- 女性

順位	部位	死亡者数(人)
1	大腸	23560
2	肺	21927
3	膵臓	17452
4	胃	15349
5	乳房	14653
6	肝臓	8893
7	胆嚢・胆管	8853
8	子宮	6800
9	悪性リンパ腫	5658
10	卵巣	4784

〔出典：国立がん研究センターがん情報サービス「がん登録・統計」（人口動態統計）〕

■ 罹患率

◆ 部位別がん罹患率（2017 年）

・男性　　　　　　　　　　　　　　　　　　・女性

順位	部位	罹患率（人口 10 万人対）	順位	部位	罹患率（人口 10 万人対）
1	前立腺	147.9	1	乳房	140.8
2	胃	144.9	2	大腸	101.7
3	大腸	141.1	3	肺	64.0
4	肺	134.3	4	胃	61.7
5	肝臓	43.1	5	子宮	43..3
6	膵臓	34.4	6	膵臓	30.4
7	食道	34.3	7	悪性リンパ腫	24.7
8	腎など	32.5	8	甲状腺	20.7
9	悪性リンパ腫	30.0	9	肝臓	19.7
10	膀胱	28.0	10	胆囊・胆管	16.3

〔出典：国立がん研究センターがん情報サービス「がん登録・統計」（人口動態統計）〕

▌病歴聴取

・非がん患者を診るときに加え，がん患者特有の鑑別診断も考える．特に，① 悪性腫瘍の種類，② 病期と腫瘍が存在する体の部位（原発巣と転移部位），③ 治療歴（手術の有無，化学療法，放射線療法）・抗癌剤の最終投与日，使用中の薬剤を必ず把握する．

■ 最低限のチェックリスト

・悪性腫瘍の種類と合併症：がんごとに頻度の高い合併症が存在する．脳転移が頭痛とは限らず，不定愁訴で来院することもある．合併症の頻度を考慮し，鑑別を考える．
　・脳転移が多い腫瘍：肺がん，乳がん，腎細胞癌，悪性黒色腫，精巣がん
　・骨転移が多い腫瘍：肺がん，乳がん，前立腺がん，甲状

腺がん, 腎細胞がん
- 出血が多い疾患(腫瘍内や転移部位からの出血. 生検するときに注意):腎細胞がん, 甲状腺がん, 悪性黒色腫, 下垂体腺腫, 肝細胞がん
- 血栓症が多い疾患:膵がん, 胃がん, 前立腺がん, 子宮がん, 腎細胞がん, 肺がん
- このほか, 発症頻度の高い消化器がんも, 脳転移, 骨転移をみる機会は多い. 腫瘍からの出血も多い.
- 病期・進展度:がんがある場所で事件は起こる. どこに, どのようにがんが存在しているか正確に把握し, 起こりうる合併症を想像する.
  - 原発巣:手術の有無, 原発巣が残存しているか否かが重要. 原発巣→感染(膿瘍), 出血, 腫瘍による脈管・腸管閉塞
  - 播種・転移病変:後腹膜播種→尿管閉塞, 腹膜播種→腸閉塞, 悪性胆道狭窄など. 骨・肝・脳転移の合併症
  - 体内留置物(異物)があるかチェック:CV ポートカテーテル, ステント→感染・閉塞
- 治療歴(手術, 化学療法, 放射線療法の内容と時期):詳細な治療内容を聴取し, 治療による合併症を考える.
- 化学療法による合併症

合併症 部位	間質性肺炎	出血・穿孔・DVT	心毒性	皮膚炎
胃	免疫チェックポイント阻害薬, トラスツズマブ デルクステカン	ラムシルマブ	トラスツズマブ	—
肺	ゲフチニブ, エルロチニブ, オシメルチニブ, 免疫チェックポイント阻害薬, ゲムシタビン	ベバシズマブ, ラムシルマブ	—	ゲフチニブ, エルロチニブ

(つづく)

(つづき)

合併症／部位	間質性肺炎	出血・穿孔・DVT	心毒性	皮膚炎
乳房	トラスツズマブ デルクステカン，免疫チェックポイント阻害薬，エベロリムス	ベバシズマブ	トラスツズマブ，ペルツズマブ，T-DM1，ラパチニブ，トラスツズマブ デルクステカン	
大腸	セツキシマブ，パニツムマブ	ベバシズマブ，ラムシルマブ，アフリベルセプト，レゴラフェニブ	—	セツキシマブ，パニツムマブ，レゴラフェニブ

- nadir*の大まかな予想法：次の抗癌剤を投与するおよそ1週間前が nadir. 例えば3週間ごとに投与するコースでは，およそ2週間後に nadir になると予想する. 化学療法試行後7〜14日で nadir になる場合が多い.
  *nadir：化学療法後に白血球や血小板数が最低値になっている状態. 英語では「ネイダー」と読むが，日本では「ナディア」と言う人が多い.
- 免疫チェックポイント阻害薬には抗 PD-1 抗体（ニボルマブ，ペムブロリズマブ），抗 PD-L1 抗体（アテゾリズマブ，アベルマブ，デュルバルマブ），抗 CTLA-4 抗体（イピリムマブ）などがある.
- 上記の免疫関連副作用（irAE）として，皮膚炎・下痢・肝障害・内分泌疾患（Ⅰ型糖尿病，副腎不全，甲状腺機能障害，下垂体炎など）・急性腎障害・膵炎・神経障害（重症筋無力症，脳炎，髄膜炎など）・間質性肺障害・心筋炎などに注意する. 重症例ではステロイド薬も適応となり，専門医に相談する.
- 放射線療法による合併症
  - 放射線肺臓炎，心外膜炎，気管食道瘻，放射性皮膚炎，病的骨折，胸膜炎，気胸，腸炎，潰瘍など. 時期，部

25

位，線量を把握する.
  ・放射線肺臓炎：25 Gy 以上で生じ，発生率は 30 Gy 以上で 70%，40 Gy 以上では 90% とされる. 照射後，早期では通常 2〜3 か月後(range 1〜6 か月)，晩期では 6〜12 か月後に生じる.

■ 症状から「がん」合併症を疑う

・頭痛・嘔気：脳転移，癌性髄膜炎，頭蓋内圧亢進，薬剤性
・食思不振・倦怠感：脳転移，高 Ca 血症，低 Na 血症，尿毒症，甲状腺機能低下症，副腎不全，消化管通過障害/便秘，腹水，薬剤性
・息切れ・頻呼吸：がん性心嚢水，肺塞栓，がん性リンパ管症，間質性肺病変，気道閉塞，多量胸水/腹水，貧血，感染症，脳転移，不安・抑うつ
・頻脈：肺塞栓症，感染症，心不全
・血圧低下：肺塞栓症，感染症，副腎不全
・頸静脈怒張：がん性心嚢水，上大静脈症候群
・非対称性の四肢浮腫：静脈血栓症，腫瘍による静脈・リンパ管の閉塞

▌検査

■ 採血・採尿

・推奨項目：血算・白血球分画，肝機能，腎機能，Na，K，Cl，Ca，P，Mg，尿酸，総蛋白，アルブミン，LDH，CRP，d-dimer，血糖
・選択項目：凝固，血液ガス，尿沈渣，各種培養，コルチゾル，TSH/FT$_4$，画像検査

■ がんを疑ったときの体液検査

・胸水
  ・細胞診：60 mL(できれば 150 mL)≦採取. cell block で感度↑，複数提出しても感度→
  ・CEA，CYFRA21-1，CA15-3，NSE：単体で感度 50% 程度，特異度＞90%. 複数マーカーで感度↑
  ・ヒアルロン酸(中皮腫)：100 mg/L≦で感度 62%，特異度 98%

- ・注意：無気肺，リンパ管閉塞が合併すると滲出性を漏出性と間違えやすい
- 腹水
  - ・細胞診：3セットで感度97%（1セット≧50 mL），cell blockも提出
  - ・細胞数：75%で≧500 cells/mm^3
  - ・蛋白：95%で≧2.5 g/dL
  - ・CEA：≧2.5 mg/dLで感度45%，特異度100% → 卵巣，子宮，大腸，膵，胃がん
  - ・LDH：≧200 U/L 感度85%，特異度89%
- 髄液
  - ・白血球：50～60%で上昇，多くはリンパ球優位
  - ・圧：初圧16 cmH$_2$O以上が一般的
  - ・蛋白：60～80%で上昇
  - ・糖：30%で低下（血中の6割未満）
  - ・細胞診：感度80～95%，特異度は高く偽陽性はきわめて稀（10 mL≦採取し，速固定する．一晩置いておくことは不可，推奨サンプル数は不明（慣習としては3回），cell blockも提出
  - ・腫瘍マーカー：髄液濃度≧血中濃度であればがん性髄膜炎を強く示唆する．

■ 生検

- ・がんの確定診断は基本的に病理診断が必要になる
- ・リンパ節生検
  - ・リンパ節生検を考慮する因子：年齢＞40歳，リンパ節径＞2 cm，鎖骨上リンパ節，持続時間1か月以上
  - ・zone score：年齢＞40歳（＋5），圧痛あり（－5），最大のリンパ節面積［＜1.0 cm^2（0），1.0～3.99 cm^2（4），4.0～8.99 cm^2（8），≧9 cm^2（12）］，全身掻痒感（＋4），鎖骨上リンパ節腫大（＋3），硬さ：Hard（＋2）→7点以上で生検推奨

■ 臓器別腫瘍マーカー

- ・早期診断のための使用には推奨はなく，主に進行がん治療判定には使用される．偽陽性，偽陰性があることを理解したうえで測定する．

腫瘍	腫瘍マーカー
食道がん	SCC
肺がん 　肺がん 　扁平上皮がん 　小細胞がん・神経内分泌がん	 CEA CYFRA，SCC NSE，Pro GRP
肝細胞がん	AFP，PIVKA-II
胆道がん	CA19-9，CEA
前立腺がん	PSA
甲状腺髄様がん	カルシトニン，CEA
乳がん	CA15-3，CEA
胃がん	CEA，CA19-9
膵がん	CA19-9，CEA
大腸がん	CEA，CA19-9
子宮頸部がん	マーカーなし
子宮体部がん	マーカーなし
卵巣がん	CA125，CEA
精巣がん，胚細胞腫瘍	総 HCG，AFP，LDH

がん救急

- がん救急(oncologic emergencies)とは，がんやがん治療に関連した原因により，直ちに適切な治療をしないと生命の危険や重篤な後遺症を生ずる状態を示す.
  - 中枢神経：脳転移，意識障害，脊髄圧迫
  - 呼吸器：気道狭窄，大量胸水/血胸，気胸，がん性リンパ管症，無気肺
  - 循環器：心タンポナーデ，上大静脈症候群，肺塞栓症
  - 消化器：腸閉塞，消化管出血，消化管穿孔，胆管炎
  - 腎臓：尿管閉塞，尿閉，尿路結石，腫瘍崩壊症候群
  - 電解質：高 Ca 血症，低 Na 血症/SIADH
  - 感染症：発熱性好中球減少症(FN)，免疫不全患者の感染症

- 血液：血栓性微小血管障害症，DIC，出血傾向，血球貪食症候群，過粘稠度症候群，血栓症
- 精神：せん妄，アカシジア，自殺企図
- 脊髄圧迫症状
  - 症状：頸部痛，背部痛，脱力，膀胱直腸障害，感覚低下
  - 原因：骨転移頻度の高い，肺がん・乳がん・前立腺がんに多い．肝がん，前立腺がん，腎がん，リンパ腫，多発性骨髄腫など
  - 診断：緊急全脊椎 MRI（圧迫だけの診断であれば単純でもよい．造影すると腫瘍に関する情報量が増える）
  - 治療：デキサメタゾン 10 mg 静注，その後 4 mg を 6 時間ごとに内服・点滴 弱C．緊急放射線療法，緊急手術を考慮し，鎮痛には麻薬性鎮痛薬を使用する．
- 腫瘍崩壊症候群
  - 急速に増殖している腫瘍に対して，感受性の高い化学療法や放射線療法により，急速に腫瘍が短時間で死滅して生じる症候群
  - 原因：主に血液腫瘍であり，固形がんは稀
  - 症状：倦怠感，悪心・嘔吐
  - 検査：K↑，尿酸↑，P↑，Ca↓，代謝性アシドーシス，BUN/Cre↑→多臓器不全
  - 治療：ラスブリカーゼ 強B，フェブキソスタット＋大量輸液負荷，電解質補正

予後

- 予後はがんの種類，病期，患者の PS により主に決まる．患者の予後を理解し，それに応じて適切な医療を提供する．一般にほとんどの進行がんの予後は厳しいが，一部例外がある．

比較的予後のよい進行がん

- 根治の可能性がある（全例ではない）：精巣がん・胚細胞腫瘍，血液悪性腫瘍，頭頸部がん，乳がん，卵巣がん・原発性腹膜がん，切除可能な転移病変をもつ大腸がん
- 長期生存可能：低悪性度リンパ腫，分化型甲状腺がん，前立腺がん

25

- 比較的長期生存可能：ドライバー遺伝子変異陽性肺がん（*EGFR, ALK, ROS1, BRAF, MET*），*ALK* 融合遺伝子肺腺がん，ホルモン受容体陽性乳がん，*HER2* 陽性乳がん，大腸がん，腎がん

■ performance status（PS）- Eastern Cooperative Oncology Group（ECOG）の分類

0	無症状	化学療法適応あり
1	症状はあるが日常生活は可能	
2	日中の 50% 以上起居	
3	日中の 50% は就床	化学療法不適応
4	終日就床	

- PS は全身状態の評価法であり予後と強い相関がある．一般的な固形がんでは PS0 または 1 が化学療法のよい適応であり，2 は症例ごとの検討，PS3 以上では化学療法は一般的には推奨されない．
- 血液腫瘍や胚細胞腫瘍，卵巣がんなど化学療法が著効する一部のがんや，その他のがんでも例外的症例には，PS が不良でも化学療法を行うことがある．
- PS の程度で正確な予後予測はできないが，PS 不良（一般的には 3 と 4）では治療的介入で改善しない場合，予後は数か月以内のことが多い．しかし個別の症例の判断が必要

■ 各種悪性腫瘍の病期別 5 年生存率(%)

部位＼病期	I	II	III	IV
食道	79.9	52.8	29.0	12.7
胃	88.0	60.1	44.1	6.1
大腸	90.6	81.7	77.7	21.5
肝	56.6	36.2	12.9	2.6
胆嚢・胆道	51.1	26.8	18.7	2.3
膵	43.9	17.8	6.8	1.7

（つづく）

（つづき）

部位＼病期	I	II	III	IV
喉頭	85.5	82.3	71.3	43.8
肺腺	83.3	53.8	29.3	8.8
肺扁平上皮	58.9	44.7	19.5	2.2
肺小細胞	56.8	30.4	17.9	1.8
乳（女性）	97.8	93.0	78.0	38.7
乳（男性）	94.1	85.3	76.9	50.0
子宮頸	92.1	77.4	64.1	24.7
子宮体	92.8	85.4	63.6	24.2
卵巣	92.0	74.8	46.9	33.0
前立腺	95.1	94.6	88.9	55.9
腎臓	89.5	72.3	63.5	15.3
膀胱	76.8	61.1	43.7	21.1
甲状腺	98.5	95.2	93.8	68.0

・結腸がん，直腸がんを合わせて大腸がんとした．
・肺がんは組織診断により腺がん，扁平上皮がん，遠隔小細胞がん
に分け集計した．
（資料：全がん協部位別臨床病期別 5 年実測生存率 2010-2012 年
診断症例）

・おおよそリンパ節転移があったら病期III，転移病変があっ
たら病期IVと考える．膵がんと前立腺がんをみても明らか
なように，がんの種類により予後は全く異なる．

■参考文献

1・ NCCN Clinical Practice Guidelines in Oncology™
日本語版：https://www.tri-kobe.org/nccn/
2・ Chemoregimen
欧米の標準的レジュメ：http://www.chemoregimen.com
3・ BC Cancer Agency
カナダ：http://bccancer.bc.ca/

（竹之内盛志，佐田竜一，大山優）

第 26 章

アレルギー

アレルギーの定義

- アレルギーとは，免疫反応に基づく生体に対する全身的または局所的障害である．つまり抗原提示細胞と提示された抗原を受け取る細胞(主に T 細胞)の相互作用を端緒とする反応である．しかし免疫反応を介さずに最終的症状がアレルギー反応と同じことが頻繁にみられる．これをアレルギー様反応というが，アレルギーと同等に扱うことが一般で，本章においてもそのような扱いをする．過敏症(hypersensitivity)とは，少量の物質に対して過大な症状を呈することであるが，過敏症にはアレルギー性と非アレルギー性がある．
- ここでは，アナフィラキシー，食物アレルギー，造影剤過敏症に関して述べるが，救急外来でしばしば遭遇するアナフィラキシーに重点をおいている．詳細は成書を参照．薬疹，蕁麻疹は第 28 章「皮膚」を参照(☞ 417 頁)．

アナフィラキシー anaphylaxis

- アナフィラキシーの定義は「重篤で致死的な広範あるいは全身性の過敏反応」および「急速に起こり，致死的な可能性がある重篤なアレルギー反応」である．
- 2011 年，アナフィラキシーに関する世界的なガイドラインである，世界アレルギー機構(World Allergy Organization: WAO)アナフィラキシーガイドラインが発表された．この項は WAO ガイドラインに基づいて記載した．
- 国際的な研究に基づいて推定されたアナフィラキシーの生涯有病率は 0.05〜2% とされ，地理的な差異はあるが，発病率の上昇傾向が認められる．
- 本邦におけるアナフィラキシーによる死亡者数は，2019 年の報告では年間 62 人である．原因はハチ刺傷と医薬品

によるものが多い.

■ ポイント

- 症状および徴候が突然生じるのが, アナフィラキシーの特徴である.
- 成人アナフィラキシーの原因の約 1/2 は食物(小麦, 甲殻類, 果物, そば, 魚貝類など), 次に薬物が多い. その他, ハチやアニサキスがある.
- アナフィラキシーの促進因子には, 激しい運動, 急性感染症, 精神的ストレス, 旅行などの非日常的な活動, 月経前状態がある.
- アナフィラキシーに対する初期治療の第一選択薬はアドレナリンの筋肉注射(肩ではなく大腿部!). アドレナリン投与の遅れはアナフィラキシー死の危険因子である.

■ 発症機序および誘因, 危険因子

- アナフィラキシーの機序は, ① IgE 依存性, ② IgE が関与しない免疫学的機序(IgE 非依存性), ③ 非免疫学的機序(肥満細胞を直接活性化する場合など), ④ 特発性アナフィラキシーに分類されるが, 複数の機序をもつ物質も存在するので注意する.
  - ・IgE が関与するアナフィラキシーの誘因には, 食物(牛乳や鶏卵など), 毒(ハチ, 昆虫など), 薬物(βラクタム系抗菌薬, 生物学的製剤など), ラテックス, 精液, 造影剤などがある.
  - ・IgE 非依存性アナフィラキシーの誘因として, 血液製剤, 生物学的製剤がある.
  - ・非免疫学的機序には, NSAIDs, 造影剤, 日光, 運動, 低温, 高温などがある.
- アナフィラキシーに関与する因子に, ① 年齢, ② 合併症, ③ 薬剤・アルコール・嗜好性薬物の使用, ④ アナフィラキシーを増幅させる促進因子がある.
- アトピー性疾患は IgE 抗体産生が亢進しており, 食物, 運動, ラテックスを誘因とするアナフィラキシーの危険因子である.
- 重度または致死的なアナフィラキシー発症リスクを上昇させる因子は, 年齢, 喘息およびそれ以外の慢性呼吸器疾患

26

などの合併症，心血管疾患，肥満細胞症などの疾患がある．

- β受容体遮断薬，ACE 阻害薬など一部の薬剤を併用した場合にも発症リスクが上昇する場合がある．
- アナフィラキシーは小児より成人で起こりやすく，薬物やラテックスによる反応は女性に多い．経口よりも経静脈投与のほうが重症化する

■ 診断および症状，検査所見

- アナフィラキシーの症状は，皮膚・粘膜，上・下気道，消化管，心血管系，中枢神経系のうち，2 つ以上の器官系に生じる．しかし，特定の状況では 1 臓器症状でもアナフィラキシーと診断できる場合がある（例アレルゲン免疫療法直後の全身性蕁麻疹）．
- アナフィラキシーの症状で最も多いのは皮膚・粘膜症状で，紅潮，蕁麻疹，血管浮腫などさまざまである．皮膚・粘膜症状はアナフィラキシー患者の 80〜90％ に認められる．気道症状は 70％（以下，各最大値）は，消化管症状は 45％，心血管系症状は 45％，中枢神経系症状は 15％ と報告されている．
- 喉頭浮腫による上気道閉塞が死亡の主要原因である．
- アナフィラキシーは，急性冠症候群（ACS）として発現する場合がある．
- 血液検査として，トリプターゼ，ヒスタミンが知られているが，利用価値は高くない．
- 特異的 IgE 値はアナフィラキシー発症の約 2〜4 週間後にピークとなる場合が多く，肥満細胞はアナフィラキシー発症でいったん脱顆粒してしまうため，原因検索の皮膚検査の実施は発症約 4 週間後が適切である．

■ 鑑別疾患

- 喘息発作，失神，不安発作・パニック発作，食後症候群，内因性ヒスタミン過剰症候群などがある．

■ 治療

- アナフィラキシーに対する初期治療は，以下の 10 ステップを系統的に行う．アナフィラキシー急性期の最初数分間

に治療を行えない場合，以降の治療がより困難になるおそれがある．

① アナフィラキシーを理解し，治療するための文書化された緊急時用プロトコールを習熟する．
② 曝露要因があれば取り除く（症状を誘発していると考えられる治療薬は中止する）．
③ 循環，気道，呼吸，意識状態，皮膚，体重を評価する．
以下の ④〜⑩ を速やかに並行して行う．
④ 助けを呼ぶ．可能なら院内の場合は蘇生チーム，地域では救急隊．
⑤ 大腿部中央の前外側部に 0.1% アドレナリン（1：1000；1 mg/mL）を筋肉注射する．最大量は成人 0.5 mg，小児 0.3 mg．投与時刻を記録し，必要に応じて 5〜15 分ごとに再投与する．多くの患者は 1〜2 回の投与で反応する（重症・中等症：強A，軽症：強B）．
⑥ 患者を仰臥位にして下肢挙上させる．嘔吐や呼吸障害がある場合は楽な体位にする．
⑦ 必要に応じて，フェイスマスクや経鼻エアウェイで高流量（6〜8 L/分）の酸素投与を行う．
⑧ 血管針またはカテーテル（内径 14〜16 G）を用いて静脈路を確保する．必要に応じて，生理食塩液を 1〜2 L 投与する（最初の 5〜10 分間で成人は 5〜10 mL/kg，小児なら 10 mL/kg）．
⑨ 必要なら胸骨圧迫法で心肺蘇生を行う．
⑩ 頻回かつ定期的に患者の血圧，脈拍，呼吸状態，酸素化を評価し，心電図をとる．

- アドレナリンは大腿部（大腿四頭筋）に筋肉注射！ C_{max} が他の部位より格段に高く，到達時間も皮下注射より筋肉注射のほうが早い．
- ノルアドレナリンではなくアドレナリンの臨床的意義は，① 血圧上昇によるショックの防止と緩和，② 上気道閉塞の軽減，③ 蕁麻疹および血管浮腫の軽減，④ 喘鳴（下気道閉塞）の軽減である．

26

- アナフィラキシーの第二選択薬に，H_1 受容体拮抗薬，グルココルチコイド，H_2 受容体拮抗薬がある．
- グルココルチコイドは遷延性アナフィラキシー症状を緩和し，二相性アナフィラキシーを防止する可能性がある．日米のガイドラインでも推奨されているが有効性の根拠は乏しい．ヒドロコルチゾンを成人で 200 mg，小児で最大量 100 mg，メチルプレドニゾロン成人で 50～100 mg，小児で最大 50 mg．
- 皮膚に存在するヒスタミン受容体の 1 割を H_2 が占めており，H_2 受容体拮抗薬は H_1 受容体拮抗薬と併用投与される場合が多いが，確立されたものではない．

▌薬物アレルギー

- 薬物投与時に期待された効果以外に起こる有害な反応を異常薬物反応（ADR）といい，予測可能な A 型，予測不可能な B 型に分類する．A 型は通常用量依存性で全体の約 80％ を占め，予測不可能な B 型に薬剤アレルギーおよびアレルギー様反応が含まれる．
- Gell & Coombs の分類の I～IV のすべての反応がみられるが，多くは I 型アレルギーと IV 型アレルギーである．
- すべての薬物がアレルギー反応またはアレルギー様反応を起こしうることに注意しなければならないが，このなかでも抗菌薬，NSAIDs は発生頻度が比較的高い．
- 薬物アレルギーが疑われるポイントは，①薬物投与後に症状が出現した，②薬物の投与中止で症状が改善した，③薬物の再投与で症状が再現された，の 3 点である．
- 診断には皮膚テスト（プリックテスト，パッチテスト），薬物負荷試験などがあるが，Stevens-Johnson 症候群（SJS）や中毒性表皮壊死症（TEN）の既往のある患者，あるいは特定薬剤による薬剤性過敏症候群（DIHS）などの患者には薬物負荷試験は実施しない．
- セフェム系抗菌薬アレルギーが疑われた場合では，側鎖を確認し，交差反応を生じる危険性があるかを検討する意味はある．

▋食物アレルギー 🖥

▋造影剤過敏症

- 複数の機序によりアナフィラキシーを起こしうる.
- ESUR（European Society of Urogenital Radiology）の European Guidelines on Contrast Media のガイドラインでは，投与後 1 時間以内に生じる副作用を即時型反応，1 時間後から 1 週間以内に生じた副作用を遅延型反応と定義した．遅延型反応の多くは，造影剤投与後 3 時間から 2 日後の間に生じる．即時型の機序として IgE 依存性/非依存性があるが，最近では 1：1 に近いとされる.
- 造影剤過敏症の頻度に関してはさまざまな報告があるが，ヨード造影剤では約 0.6〜3.1%，ガドリニウム造影剤では 0.07〜0.67% とされている.
- 世界中で最も広く利用されている ESUR，ACR（American College of Radiology）を参考に，亀田総合病院で以下のマニュアルを作成したが，2018 年度 ESUR と ACR では前処置に対してのレコメンデーションが異なる.
- 造影剤副作用歴がある患者に対する造影検査の注意事項

・ステロイドなどの前処置に関して
【予定検査】(ACR の前投薬レジメより)
前日および 3 時間前のステロイドの前投与および 1 時間前の H₁ 受容体拮抗薬投与.
1）プレドニゾン 30 mg を造影剤投与 12 時間前および 3 時間前に経口投与.
〔当院の採用薬剤では，プレドニン® 錠（5 mg）×6 錠〕
2）造影剤投与 1 時間前にジフェンヒドラミン 50 mg を筋注または静注あるいは経口投与.
〔当院の採用薬剤では，
ネオレスタール® 注 10 mg 筋注または静注＋ガスター® 注 20 mg を静注．もしくは
レスタミン錠®（10 mg）×5 錠＋ガスター® D 錠（20 mg）を経口投与〕
【準緊急検査】
同意獲得後，速やかにステロイド投与開始し，1 時間前

に H₁ 受容体拮抗薬投与.

1)メチルプレドニゾロン 125 mg 静注を開始し，以後 4 時間ごとに反復投与.

（当院の採用薬剤では，ソル・メルコート® 注 125 mg を 1 時間かけて静注し，それを 4 時間ごとに繰り返す）

2)造影剤投与 1 時間前に，ネオレスタール® 注 10 mg ＋ガスター® 注 20 mg を静注.

【緊急検査】

造影剤投与直前に，H₁ 受容体拮抗薬投与，続いてステロイド投与.

1)ネオレスタール® 注 10 mg ＋ガスター® 注 20 mg を静注.

2)メチルプレドニゾロン 125 mg またはベタメタゾン 10 mg を 10 分程度で静注.

（当院の採用薬剤では，ソル・メルコート® 注 125 mg またはリンデロン® 注 10 mg）

※H₁ 受容体拮抗薬が投与された患者については，検査後の自動車運転を避けるように，ご注意願います.

- 原則は，① 中等度・重症の副作用歴のある患者に造影検査を施行しない，② 軽症の副作用歴の患者には当院のマニュアルに沿って検査を行う，③ 必ず依頼医師が立ち会うか，迅速に連絡・対応できる時間帯に検査を予約する.

- ESUR による造影剤副作用分類は，軽度(悪心・嘔吐，蕁麻疹，瘙痒感)，中等度(重度の嘔吐，著明な蕁麻疹，気管支攣縮，顔面・喉頭浮腫)，重症(低血圧ショック，呼吸停止，心停止，痙攣)である.

- 造影剤による副作用の既往歴がある，気管支喘息やアトピー性皮膚炎などのアレルギー疾患を有する場合は危険因子となるので注意が必要.

- 現在よく使用されているのは，比較的副作用の少ない非イオン性低浸透圧造影剤である.

■ 参考文献

1 • Simons FE, et al: World allergy organization guidelines for the assessment and management of anaphylaxis. World

Allergy Organ 2011; J 4: 13-37
2 • Ditto AM. Drug allergy, Part A: Introduction, epidemiology, classification of adverse reactions, immunochemical basis, risk factors, evaluation of patients with suspected drug allergy, patient management considerations, In: Patterson R, et al (eds) Patterson's Allergic Diseases, 6th ed. Lippincott Williams & Wilkins, Philadelphia, 2002
3 • 菅野秀一, 他：薬剤アレルギー. Medical Technology 2011; 39: 1271-1273

■ 引用文献 💻

（地畠暁, 中下珠緒）

第27章

リウマチ・膠原病

▌関節痛の OPQRST3A

- **発症(Onset)**：発症の仕方には，突然発症，急性発症，緩徐発症がある．例えば，リウマチ性多発筋痛症は突然発症し，発症の日時を覚えていることが多いが，関節リウマチのほとんどは急性もしくは緩徐発症である．
- **部位(Position)**：どこが痛いか具体的に示してもらう．特に股関節痛では，実際の疼痛部位は，腰部，臀部，鼠径部であることもあり，どこが痛いかを指で指してもらって初めて明確になることが多い．
- **性状(Quality)**：痺れや焼けるような痛みではニューロパチーを考慮する．坐骨神経痛や手根管症候群などでは各神経支配領域に一致して痛みが出現する．
- **放散痛(Radiation)**：デルマトームに沿った痛みや知覚障害，特定の動きによる増悪を認めれば，ニューロパチーを考慮する．痛む部位の上と下に放散痛の原因となる病変がないかをチェックする．
- **重症度(Severity)**：visual analogue scale（VAS），Health Assessment Questionnaire（HAQ）を用いて客観的に痛みの強さ，健康への影響を評価する．日常生活動作，仕事，趣味などができるかどうかは重症度と相関する．痛みが強いにもかかわらず，日常生活動作ができているケースでは心理的影響も考慮する．
- **時間(Time)**：いつ関節痛が現れ，どれだけ持続するかを明確にする．朝のこわばり(morning stiffness)やゲル現象(gel phenomenon)は，起床時や安静後に関節を動かした時の可動域制限や不快感を意味し，浮腫や関節炎により起こる．関節リウマチなどの炎症性疾患では朝のこわばりは30〜60分以上持続し，運動により改善する．これに対して，変形性関節症などの非炎症性疾患では30分以内に改善することが多い．

- **増悪・寛解因子(Aggravating and Alleviating factor)**：安静で軽快せず，労作で軽快する場合は，関節リウマチなど炎症性関節炎を考える．逆に，安静で改善し，労作で軽快しない場合は変形性関節症のような非炎症性(変性もしくは機械的)疾患を考慮する．
- **随伴症状(Associated symptoms)**：発熱や倦怠感，食欲不振，体重減少など非特異的な全身症状から，光線過敏やRaynaud現象，口内炎，皮疹など局所症状まで多岐にわたる．

▌リウマチ性疾患のスクリーニング(GALSスクリーニング)

- リウマチ性疾患のスクリーニングのための3つの簡単な質問
  1. 関節，筋肉，背部に，痛みやこわばりはないですか？
  2. 衣服を困難なく身につけることができますか？
  3. 階段の昇り降りをなんとかすることができますか？
  すべてYesであれば，重篤な筋骨格の炎症の可能性は低い．いずれかがNoであれば，歩行・上肢・下肢・脊椎の診察によるスクリーニングを行う

姿勢・運動	観察項目
歩行	姿勢の対称性・スムーズさ(脚・腕の振り・骨盤の傾き) 歩幅 足の着地(踵)〜接地〜つま先が離れるまで素早く振り返ることが可能か
背後からの観察	側彎 scoliosis の有無 傍脊柱筋の対称性 肩・臀部の筋肉(対称性，筋量) 腸骨稜は水平か 膝窩の腫脹の有無 後足面の変形・腫脹の有無
側面からの観察 「つま先に触ってください」	頸椎腰椎の後彎は正常か 胸椎の前彎は正常か 腰椎・臀部の前屈は正常か

(つづく)

27

(つづき)

前面からの観察	
脊柱	
「頭を肩につけてください」	頸椎の側屈は正常か
腕	
「頭の後ろに手を回してください」	関節窩上腕関節・胸鎖関節・肩鎖関節の運動
「腕をまっすぐ伸ばしてください」,「手を前に突き出してください」	肘関節の伸展は正常か
	手関節・指関節の腫脹・変形の有無
手の回内・回外運動	橈尺関節の運動
	手掌の腫脹・筋萎縮・紅斑の有無
「掌を合わせて下さい」	手指関節の変形・腫脹の有無
「握りこぶしを作って下さい」	握力は正常か
「親指で他の指の先に触れて下さい」	つまむ動作,指先の器用さは正常か
下肢	大腿四頭筋(対称性・筋量)
	膝関節の腫脹・変形の有無(内反・外反)
	前・中足部の変形の有無
	足のチアノーゼは正常か

(Doherty M, et al. The 'GALS' locomotor Screen. Ann Rheum Dis 1992; 51: 1165-1169 PMID: 1444632 より)

腰背部痛

・腰痛は外来でよく出会う主訴であるが,急性腰痛の大部分は保存的治療で軽快する.

・そのなかで稀だが重症なもの(血管系・馬尾症候群・坐骨神経痛など)を見逃さない.

腰痛をきたす疾患

・機械的腰痛 97%〔急性腰痛症(腰椎捻挫)70%,骨粗鬆症・圧迫骨折 4%,腰椎椎間板ヘルニア 4%,脊柱管狭窄症 3%,腰椎すべり症 3%〕

・内臓疾患 2%(大動脈解離,前立腺炎,子宮内膜症,慢性骨盤内炎症疾患,腎結石,腎盂腎炎,腎膿瘍,膵炎,胆囊

炎，消化性潰瘍穿孔）
- 非機械的脊椎疾患 1%（転移性腫瘍，骨髄腫，リンパ腫，白血病，脊髄腫瘍，後腹膜腫瘍，骨髄炎，敗血症性椎間板炎，傍脊椎・硬膜外膿瘍，帯状疱疹，脊椎関節炎，リウマチ性多発筋痛症）（NEJM 2001 PMID: 11172169）

■ 腰痛のレッドフラッグと考慮すべき疾患

初発年齢<20 歳	脊椎分離症，脊椎すべり症，感染，成長障害
初発年齢>50 歳	癌，骨折，腹部大動脈瘤
最近の外傷	椎体圧迫骨折
持続性，進行性，安静で改善なし	癌，強直性脊椎炎
胸部痛	大動脈解離
悪性腫瘍の既往	癌
骨粗鬆症のリスク	椎体圧迫骨折
免疫抑制状態	感染（骨髄炎，硬膜外膿瘍）
全身状態が悪い（発熱，体重減少など）	癌
進行性神経徴候（麻痺，しびれ，膀胱直腸障害など）	腰椎椎間板ヘルニア，馬尾症候群
構造上の変形	椎体圧迫骨折

（Hakim A, et al: Oxford Handbook of Rheumatology, 3rd ed. p527, Oxford University Press, Oxford, 2011 より）

27

■ 坐骨神経痛(坐骨神経は L4-S3 の神経根からなる)の神経学的特徴

椎間板	神経根	知覚障害	運動障害	反射異常
L3-4	L4	足内側	足背屈	膝
L4-5	L5	足背	母趾背屈	なし
L5-S1	S1	足外側	足底屈	アキレス腱

〔Firestein GS, et al (eds): Kelley's Textbook of Rheumatology, 9th ed. Saunders, Philadelphia, 2013 より〕

■ straight leg raising test (SLR test)

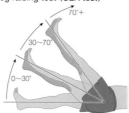

70°+
30~70°
0~30°

患肢を伸展したまま挙上し, 30~70° の範囲で坐骨神経に沿った痛みが誘発されれば陽性
〔Lawry GV, et al (eds): Fam's Musculoskeletal Examination and Joint Injection Techniques, 2nd ed. Mosby, St Luis, 2010 より〕

■ 画像をいつ撮影するか (Ann Intern Med 2008) (PMID: 18458275)

・4~6 週以内の腰痛:レッド・フラッグ・サインがある場合.

・6 週以上の腰痛:腰痛の改善がない場合.

骨粗鬆症 osteoporosis 🖵

・定義:骨強度の低下を特徴とし, 骨折のリスクが増大しやすくなる骨格疾患 (JAMA 2001) (PMID: 11176917)

■ どのような人に骨密度検査をするべきか

・USPSTF (2018):65 歳以上の女性(Grade B)もしくは

骨折リスクの高い 64 歳未満閉経後女性（Grade B），男性（Grade I）$\binom{JAMA2018}{PMID: 29946735}\binom{骨粗鬆症の予防と治療}{ガイドライン 2015 年版}$

■ WHO 骨密度診断診断カテゴリー[2]

カテゴリー	基準	T-score
正常骨量	若年成人の平均値からの低下が 1.0 SD 以下	−1.0 以上
骨量低下	若年成人の平均値からの低下が 1.0 SD より大きく，2.5 SD より小さい	−1.0〜−2.5
骨粗鬆症	若年成人の平均値からの低下が 2.5 SD 以上	−2.5 以下
重症骨粗鬆症	若年成人の平均値からの低下が 2.5 SD 以上かつ 1 か所以上の脆弱骨折	−2.5 以下

■ 治療

- T-score＜−2.5 と脆弱骨折・形態骨折があれば，骨粗鬆症に対する治療を行う
- T-score−1.0〜2.5 の治療適応は個別に考慮する；骨密度検査の再検は−1.0〜−1.5 では 15 年後，−1.5〜−2.0 では 5 年後，−2.0〜−2.5 では 1 年後に概ね検討する $\binom{NEJM\ 2012}{PMID: 22256806}$
- 非薬物療法：禁煙，飲酒制限，転倒防止，運動療法，Ca＋ビタミン D_3 の補充 強B〔$\binom{骨粗鬆症の予防と治療}{ガイドライン 2015 年版}$〕
- 薬物療法：骨吸収阻害剤〔ビスホスホネート製剤 強A 〔$\binom{骨粗鬆症の予防と治療}{ガイドライン 2015 年版}$〕，デノスマブ 強A 〔$\binom{骨粗鬆症の予防と治療}{ガイドライン 2015 年版}$〕〕，骨形成促進剤〔テリパラチド 強A 〔$\binom{骨粗鬆症の予防と治療}{ガイドライン 2015 年版}$〕〕

▍化膿性関節炎 septic arthritis

- 化膿性関節炎は内科的救急疾患である．迅速な治療を行わないと急速な関節破壊と，機能障害をもたらす．早急に必要な検体を採取し，抗菌薬の投与を開始する．
- 危険因子：関節リウマチ，結晶性関節炎，変形性関節炎，糖尿病，慢性腎不全，慢性肝疾患，悪性腫瘍，鎌状赤血

球，HIV 感染，低 γ グロブリン血症，補体欠損症，免疫抑制薬，年齢＞80 歳，化膿性関節炎の既往，膝および股関節の人工関節，最近の関節手術/関節内注射，心内膜炎，皮膚感染症

- 発熱，白血球増多を伴わない場合も存在する(pitfall)．
- 分布は，膝，足，股関節に多いが，胸鎖関節などにも起こることがある．
- 起炎菌は大きく淋菌性と非淋菌性に分類され，ほとんどが非淋菌性である．
- 成人における非淋菌性細菌性関節炎の大多数の原因菌は黄色ブドウ球菌で約 80% を占める．次に肺炎球菌，グラム陰性菌(*E. coli, Pseudomonas*)などが続く．
- 淋菌性化膿性関節炎は尿道，子宮頸部，直腸，咽頭粘膜に付着した淋菌が二次性に播種を起こしたもの．若年で性的活動の盛んな成人に多く，男女比は 1：4 である．特に月経中や妊娠中・産褥期または補体欠損症患者に発症しやすく，男性同性愛者にも多い．

■ 検査
- 血液検査：炎症反応は必ずしも上昇しない．
- 血液培養：化膿性関節炎は菌血症に由来することが多く，血液培養の陽性率は 40〜70% と高い．
- 関節液グラム染色：グラム染色の陽性率は 50〜60%，淋菌性では 25% 程度
- 関節培養：関節液培養の陽性率は 70〜90%，淋菌では 50% 未満．検体提出前に抗菌薬投与があると陽性率は著しく低下する．

■ 参考文献
1 • 松井和生：骨関節内科 実践編：リウマチ膠原病的アプローチ 感染症と骨関節．medicina 2017；54：2223-2227

■ 関節液の特徴

特徴	正常	Ⅰ群(非炎症性)*	Ⅱ群(炎症性)**	Ⅲ群(化膿性)***
色調	無色	黄色	黄色混濁	黄色・白濁
透明度	透明	透明	半透明	半透明
粘稠度	きわめて高い	高い	低い	さまざま
白血球数/μL	200	200〜2000	>2000 (<10000)	>50000
％ 多核球	<25%	<25%	≧50%	≧75%

* ：変形関節症，骨壊死，ヘモクロマトーシス，鎌状赤血球症
** ：結晶性関節炎，関節リウマチ，脊椎関節炎，全身性エリテマトーデス
*** ：化膿性関節炎(ブドウ球菌，淋菌，結核菌など)
関節液白血球数>50000/μL は，感染性もしくは結晶性関節炎に特異的である．
(García-De La Torre Ⅰ：Advances in the management of septic arthritis. Infect Dis Clin North Am 2006；20：773-788 PMID：17118290 より転載)

■ 治療

- 抗菌薬投与：患者背景，患者の状態，グラム染色所見など総合的に考えて抗菌薬を選択する．
- ドレナージ：多くの閉鎖腔内感染症と同様にドレナージは必要である

▌結晶性関節炎 crystal arthritis

- 常に鑑別に化膿性関節炎を考え，必ず関節液の培養，グラム染色を提出する．
- 診断は関節液の結晶の証明による．痛風では針状の尿酸塩結晶，偽痛風では桿状のピロリン酸カルシウム二水和物(CPP)結晶を認める．
- 偏光顕微鏡では尿酸結晶は負の複屈折(偏光顕微鏡の矢印マークと平行のときが黄色)，CPP 結晶は正の複屈折(偏光顕微鏡の矢印マークと平行のときが青色，ABC：Align Blue Calcium と覚える)

27

■ 痛風 gout/高尿酸血症 hyperuricemia 🖵

- 30～50歳の男性に多く, 閉経前の女性には稀であるが閉経後は女性でも起こりうる.
- 痛風患者のほとんどに高尿酸血症を認めるが, 発作時は尿酸値が正常のことも多い.
- 尿酸産生過剰型: 特発性, 遺伝性の酵素欠損症やプリン体過剰摂取, 骨髄増殖性疾患, 慢性溶血性貧血など.
- 尿酸排泄低下型: 特発性, 腎機能低下, 薬剤性〔利尿薬, アスピリン(<3g), タクロリムス, シクロスポリン, ピラジナミドなど〕.
- 下肢遠位単関節(多くが母趾 MTP, Podagra)の突然発症の激しい関節痛, 発赤, 腫れが特徴である.
- 再発作は通常, より激しく, 少～多関節を侵すことが多い. 無治療で放置すると, 慢性痛風性関節炎へと進行する(痛風結節や関節 X 線での骨破壊がみられる).
- 治療
  - ・NSAIDs: ナプロキセン(初回 400～600mg, その後 1回 200mg を 1 日 3 回または 300mg を 3 時間ごとに 3 回まで), インドメタシン(1 回 25mg を 1 日 2 回, 症状により 1 回 37.5mg を 1 日 2 回) 強 A
  - ・関節内ステロイド注射: 量は下記参照(感染の除外が必要) 弱 C
  - ・経口ステロイド: プレドニゾロン 20～30mg/日で開始し, 約 7 日かけて減量する(経口ステロイドは, 腎機能低下などで NSAIDs などが使用できないときに使用する. 感染の除外が必要) 強 A
  - ・治療目標: 尿酸値<6mg/dL, 慢性痛風の場合<5mg/dL 弱 C
  - ・非薬物療法: カロリー, 酒, 肉, 魚介類を控える (NEJM 2004 PMID: 15014182, Curr Opin Rheumatol 2008 PMID: 18349748)
  - ・薬物療法: 生涯 3 回以上の発作を繰り返している場合, 急性発作寛解後 1, 2 週間後に開始する 強 A.
    尿酸低下による誘発発作の防止のため, 少なくとも 6 か月間はコルヒチン(併用注意: スタチン)を併用する 弱 B
  - ・アロプリノール: 尿酸生成抑制薬. 腎代謝. 副作用としてアロプリノール過敏症症候群(AHS)により死に至る

こともある. eGFR>60 mL/分であれば, 100 mg を超えない量から開始し, 1 か月に 100 mg 以上増量しない. eGFR<30 mL/分, 心不全, 高齢者では 50 mg を超えない量から始める. AHS のリスクは女性, 高齢者, 腎不全, 利尿薬使用, 最近のアロプリノール開始である **強A** (Arthritis Rheum 2012; 64: 2029)・

- フェブキソスタット:尿酸生成抑制薬. 肝代謝. 10 mg から開始し, 漸増. 40~60 mg, 1 日 1 回 **強A**
- ベンズブロマロン:尿酸排泄促進. 20~100 mg. 腎機能障害(CrCl<30 mL/分)には使用できない. 代表的副作用として腎尿石があり尿のアルカリ化〔クエン酸(ウラリット®)〕や水分励行(1 日尿量 1~2 L)が必要. 重篤な肝障害が起こることがある **弱B**.

■ 偽痛風 pseudogout(ピロリン酸カルシウム二水和物結晶沈着症)

- 高齢者に多い. 副甲状腺機能亢進症, 低 Mg 血症, ヘモクロマトーシスなどにより二次性に発症する. 基礎疾患として変形性関節症が多い. 外傷, 手術, 感染も誘発因子となる.
- 高頻度に膝関節を侵す(50%). 軸関節に起こった場合, 頭痛, 頸部痛を伴う(crowned dens syndrome)
- 単純 X 線にて軟骨石灰化を認める(膝関節正面像, 手首の三角靱帯, 恥骨結合, 股関節)
- 治療:急性期の薬物治療としては, 急性痛風発作と同様.
- 関節注射処方例(成人)

関節部位	トリアムシノロン
膝関節	20~40 mg
足・肩・肘関節	10~40 mg
手関節	10~20 mg

27

■ 参考文献

1 • 高尿酸血症・痛風の治療ガイドライン第 3 版(2019 年改訂) https://minds.jcqhc.or.jp/docs/gl_pdf/G0001086/4/Clinical_Practice_Guidelines_of_Hyperuricemia_and_Gout.pdf
2 • Richette P, et al: 2016 updated EULAR evidence-based

recommendations for the management of gout. Ann
Rheum Dis 2017;76:26-42 PMID:27457514

▌変形性関節症 osteoarthritis (OA) 🖥

■ OA vs RA の鑑別

	変形性関節症(OA)	関節リウマチ(RA)
関節所見	滑膜炎を認めない:骨性隆起(Heberden・Bouchard 結節, 1st CMC squaring)	滑膜炎を認める:腫脹, 熱感, 発赤, 圧痛, 可動域制限
朝のこわばり	短い(30分未満)	長い(60分以上)
全身症状	なし	あり:発熱, 体重減少, 倦怠感
関節外症状	なし	リウマトイド結節, 強膜炎, 間質性肺炎
検査所見	炎症性マーカーは正常	ESR 亢進, CRP 上昇, 慢性炎症性貧血
関節液	白血球<2000/μL, 好中球<50%	白血球>2000/μL, 好中球≧50%
画像所見	非対称性関節裂隙狭小化:骨棘形成;軟骨下骨硬化('gull-wing')	対称性関節裂隙狭小化:骨びらん('marginal erosion')

■ IP 関節の X 線所見の比較

手指 OA	関節裂隙狭小化, 骨棘形成, 軟骨下骨硬化像, 小骨片
びらん性 OA	軟骨下骨硬化像, 中心骨びらん, 'gull-wing' erosion
乾癬性関節炎(PsA)	骨増殖のある辺縁骨びらん, 骨密度正常 or 増加
関節リウマチ(RA)	骨増殖のない辺縁骨びらん, 骨密度減少

(Zhang W, et al. EULAR evidence-based recommendations for
the diagnosis of hand osteoarthritis: report of a task force of
ESCISIT. Ann Rheum Dis 2009;68:8-17 PMID:18250111 よ
り)

■ **治療**
- 非薬物療法を核として，補助的に薬剤を使用する.
- 非薬物療法
  - ・局所の筋力増強と有酸素運動，減量(膝・股関節)
  - ・作業療法，装具(手指)
- 薬物療法
  - ・アセトアミノフェン＋NSAIDs 外用.
  - ・上記で効果がない場合，NSAIDs/COX-2 阻害薬/トラマドール経口の使用(NSAIDs/COX-2 阻害薬使用に当たっては，年齢，腎機能，消化管潰瘍リスク，心血管リスクを考慮する).
- 難治例で，疼痛，腎リスクが強いとき，弱オピオイド併用，外科的治療を考慮する.

■ **参考文献**

1 • NICE Clinical Guideline CG177
   https://www.nice.org.uk/guidance/cg177
2 • Hochberg MC, et al: American College of Rheumatology 2012 recommendations for the use of nonpharmacologic and pharmacologic therapies in osteoarthritis of the hand, hip, and knee. Arthritis Care Res 2012; 64: 465-474
   PMID: 22563589

▌**関節リウマチ rheumatoid arthritis (RA)** 🖥

■ **米国リウマチ学会/欧州リウマチ学会による 2010 年の関節リウマチ分類基準**
- 患者の要件：他の疾患では説明できない 1 カ所以上の滑膜炎(腫脹)がみられる.
- RA 確定例への分類には下記合計 6/10 点以上が必要(感度 82%，特異度 61%)

27

罹患関節	スコア	急性期反応物質	スコア
大関節 1 カ所	0	CRP 正常かつ ESR 正常	0
大関節 2〜10 カ所	1	CRP 異常または ESR 異常	1
小関節 1〜3 カ所	2	症状の持続期間	スコア
小関節 4〜10 カ所	3	6 週未満	0
11 カ所以上	5	6 週以上	1
血清学的検査	スコア	大関節：肩, 肘, 股, 膝, 足関節	
RF 陰 性 か つ ACPA 陰性	0	小関節：DIP, 第 1MTP, 第 1CMC は除く	
RF 低値 または ACPA 低値陽性	2	低値陽性：正常上限以上, 正常上限の 3 以下	
RF 高陽性 または ACPA 高値陽性	3	ACPA：抗 CCP 抗体	

(Aletaha D, et al. 2010 Rheumatoid arthritis classification crite-ria: an American College of Rheumatology/European League Against Rheumatism collaborative initiative. Arth Rheum 2010; 62: 2569-2581 PMID: 20872595 より)

■ 手 X 線のポイント

• AsBCD：A(Alignment：骨の配置は正常か), s(soft tis-sues：軟部組織の腫脹や石灰化), B(Bones：骨の密度は正常か), C(Cartilage：関節裂隙狭小化, 骨びらんや骨棘の形成), D(Distribution：罹患関節の分布)

■ 症状

• 関節破壊：スワンネック変形, ボタン穴変形, 尺側偏位, 母指 Z 字変形, 扁平三角変形(外反母趾, 槌趾変形, アーチ消失), 小顎症, 環軸椎亜脱臼, 下位頸椎亜脱臼, 手指伸筋腱断裂
• 関節外病変：Sjögren 症候群, 強膜炎・上強膜炎, 間質性肺炎, 皮膚潰瘍, リウマトイド結節, 多発単神経炎, 頸髄症(環軸椎亜脱臼による), Felty 症候群(RA, 好中球減少, 脾腫), 続発性アミロイドーシス

■ 治療

- RA の診断がつき次第，速やかに DMARDs（抗リウマチ薬；disease modifying anti-rheumatic drugs）による治療を開始する．
- あらゆる患者について，寛解または低疾患活動性の達成を目標に治療する．
- 活動性 RA では頻繁（1〜3 か月ごと）に診察し，治療開始3 か月後に改善がないか 6 か月後に治療目標が達成されない時には，治療を調整する．

脊椎関節炎 spondyloarthrriris（SpA）

- 脊椎関節炎は，仙腸関節炎，脊椎炎，付着部炎，指趾炎など共通する関節所見の特徴をもつ疾患をまとめて表現した診断名である．脊椎関節炎に含まれる疾患としては，強直性脊椎炎（AS），乾癬性関節炎（PsA），炎症性腸疾患に関連する関節炎，反応性関節炎（ReA），SAPHO 症候群（🖥），分類不能脊椎関節炎がある．

■ 症状

- 関節症状：炎症性背部痛，仙腸関節炎，下肢優位の非対称性末梢関節炎，付着部炎，指趾炎
- 関節外症状：急性前部ぶどう膜炎，皮疹（乾癬，掌蹠膿疱症），爪病変（点状陥凹，爪甲剥離），腸管病変

■ 診断

- 改訂ニューヨーク基準（Arthritis Rheum 1984 PMID: 6231933）では，単純 X 線で骨変化がなければ診断できないが，この異常所見が出るのには仙腸関節炎発症後約3〜7年かかると言われている．現在は ASAS（Assessment of Spondyloarthritis International Society）による軸関節の SpA 分類基準（Ann Rheum Dis 2009 PMID: 19297344）と末梢関節の SpA 分類基準（Ann Rheum Dis 2011 PMID: 21109520）が使用されている．

27

■ PsA の診断：CASPAR 基準（Arthritis Rheum. 2006 / PMID: 16871531）

炎症性関節病変（関節炎，脊椎炎，腱付着部炎）＋

1. 乾癬の病歴 乾癬皮膚病変　　　2点 もしくは乾癬家族歴（2 親等 以内）　　　　　　1点	2. 乾癬の爪病変	1点
	3. RF 陰性	1点
	4. 指趾炎（dactylitis）	1点
	5. 傍関節骨新生	1点

3点以上で基準を満たすと定義する．感度 91.4%，特異度 98.7%．

■ ReA に関連する微生物

発展途上国	先進国
・腸内細菌（男＝女）：*Salmo-nella* 属，赤痢菌，*Yersinia* 属，*Campylobacter* 属，*Clostridium difficile*	・尿道炎起炎菌（男＞＞女）：*Chlamydia trachomatis*，*Mycoplasma* 属 ・上気道炎起炎菌：*Chlamydia pneumoniae*

溶連菌感染症後など post-infectious arthritis とは区別する．

■ 参考文献

1 • ASAS Slide Library
　　https://www.asas-group.org/education/asas-slide-library/

膠原病　collagen disease

■ 抗核抗体(antinuclear antibody；ANA)の臨床的意義

• ANA は膠原病のスクリーニング検査ではなく，抗核抗体関連疾患(特に SLE や強皮症)を疑ったときに行う．抗核抗体が診断に影響しない疾患を疑ったときには提出しない．

抗核抗体が診断に有用	感度(%)	抗核抗体が診断に影響しない	感度(%)
全身性エリテマトーデス(SLE)	99～100	円板状エリテマトーデス(DLE)	5～25
全身性強皮症(SSc)	97	線維筋痛症(MF)	15～25
多発性筋炎/皮膚筋炎(PM/DM)	40～80	関節リウマチ(RA)	30～50
Sjögren 症候群(SS)	48～96	自己抗体病の患者の親族	5～25
抗核抗体陽性が診断に必要	**感度(%)**	多発性硬化症(MS)	25
薬剤性ループス	100	特発性血小板減少性紫斑病(ITP)	10～30
混合性結合組織病(MCTD)	100	甲状腺疾患	30～50
自己免疫性肝炎	100	感染症	様々
		悪性腫瘍	様々
抗核抗体が予後に有用	**感度(%)**	**健常人**	**感度(%)**
若年性関節リウマチ(JRA)	20～50	40 倍	20～30
抗リン脂質抗体症候群(APS)	40～50	80 倍	10～12
Raynaud 症状	20～60	160 倍	5
		320 倍	3

〔Firestein GS, et al (eds)：Kelley's Textbook of Rheumatology, 9th ed. Saunders, Philadelphia, 2013 より〕

27

■ 抗核抗体染色型と主な関連検査および疾患

染色パターン	特異抗体	疾患
Homogenous 型 (Home)	抗 ds-DNS 抗体	SLE（ループス腎炎）＞SS，慢性肝炎
	抗ヒストン抗体	SLE，薬剤性ループス
Speckle 型 (Spe)	抗 Sm 抗体	SLE に特異的
	抗トポイソメラーゼ I/Scl-70 抗体	dcSSc＞lcSSc，SLE
	抗 U1-RNP 抗体	MCTD，SLE＞RA＞SSc，PM/DM，SS
Nucleolar 型 (Nu)	抗 RNA 抗体	dcSSc，SLE
Discrete-Speck-led 型	抗セントロメア抗体	lcSSc＞SS，PBC，dsSSc
Cytoplasmic 型 (Cyto)	抗 ARS 抗体，抗 Jo-1 抗体	PM/DM
	抗 SS-A 抗体/Ro 抗体	SS，SLE＞PM/DM，SSc，RA

〔Firestein GS, et al（eds）：Kelley's Textbook of Rheumatology, 9th ed. Saunders, Philadelphia, 2013 より〕

▌全身性エリテマトーデス systemic lupus erythematosus（SLE）

• SLE は，免疫複合体沈着を伴う原因不明の全身性自己免疫性慢性疾患である．診断は特徴的な臨床所見と検査所見による．

■ SLE 分類基準

• 改訂 ACR 基準 1997 (Arthritis Rheum. 1997 / PMID: 9324032.)

> 以下のうちの 4 項目があれば，SLE と診断する
> 1. 頬部（'蝶形'）紅斑；鼻唇溝と鼻および下口唇の下部には紅斑を認めない．
> 2. 円板状紅斑；赤い，隆起性の皮疹で，角質の鱗屑，毛孔性角栓を伴う．

3. 光線過敏.

4. 口腔内潰瘍.

5. 関節炎(少関節性, 多関節性, 非対称性, 対称性, 移動性);関節痛は初発症状であることが多い.

6. 漿膜炎(胸膜炎, 心外膜炎, 腹膜炎).

7. 腎病変(新規発症高血圧, 蛋白尿±血尿).

8. 神経病変(末梢神経障害, 多発性単神経炎, 脳神経炎, 横断性脊髄炎, 無菌性髄膜炎, 脳卒中, 脳炎, 脳症, 痙攣).

9. 血液病変(自己免疫性溶血性貧血, 白血球減少, リンパ球減少, 血小板減少).

10. 免疫異常(抗 dsDNA 抗体, 抗 Sm 抗体, 抗リン脂質抗体).

11. 抗核抗体陽性.

■ SLICC 基準 (Arthritis Rheum 2012 PMID: 22553077)

• 1997 年基準(感度 83%, 特異度 96%)より感度は 97% に上がったが特異度は 84% にやや下がった.

抗リン脂質抗体症候群 antiphospholipid antibody syndrome (APS)

• 抗リン脂質抗体分類基準 (J thromb Haemost 2006 PMID: 16420554)

臨床所見

1. 血栓症:組織や臓器の動脈, 静脈, 小血管の血栓の1つ以上のエピソード. 血栓症は客観的基準で確認されなければならない(適切な画像検査や病理での明白な所見). 病理所見では血管壁の炎症がないなかで, 血栓症が存在しなければならない.

2. 妊娠合併症
   (a)妊娠 10 週以降の形態学的には正常な胎児の説明できない死, または
   (b)妊娠高血圧症, 子癇または胎盤機能不全による妊娠 34 週以前の形態的異常のない胎児の 1 回以上の早産, または

27

(c)妊娠 10 週以前の 3 回以上続けての形態的，内分泌学的および染色体異常のない流産．

検査基準

1. 標準化された ELISA 法による IgG または IgM 型カルジオリピン抗体(中等度以上の力価または健常人の 99 パーセンタイル以上)

2. IgG または IgM 型抗体 β2-グリコプロテイン I 抗体陽性(健常人の 99 パーセンタイル以上)

3. 国際血栓止血学会のループスアンチコアグラントガイドラインに沿った測定法でループスアンチコアグラントが陽性

臨床所見の 1 項目以上が存在し，かつ検査項目のうち 1 項目以上が 12 週の間隔をあけて 2 回以上証明されるとき，抗リン脂質抗体症候群と分類する．

▌シェーグレン症候群 Sjögren syndrome (SS)

■ SICCA による ACR 分類基準 (Arthritis Care Res 2012 PMID: 22563590)

1. 抗 SSA 抗体 and/or 抗 SSB 抗体 or(リウマチ因子陽性 and 抗核抗体 320 倍以上)．

2. 口唇唾液腺生検で Focus score が 4 mm^2 あたり 1 以上の巣状リンパ球唾液腺炎を認める．

3. 眼球染色スコア(OSS)3 点以上の乾燥性角結膜炎(現在緑内障点眼を使用しておらず，過去 5 年間に角膜手術 or 眼瞼美容形成術をしていない患者)

Sjögren 症候群を疑う症状・徴候があり，3 項目中 2 項目以上を認める場合

以下の疾患群を除外すること：頭頸部への放射線照射，C 型肝炎，AIDS，サルコイドーシス，アミロイドーシス，移植片対宿主病，IgG4 関連疾患

■ 厚生労働省研究班 1999 年改訂診断基準

1. 口唇小唾液腺の生検組織でリンパ球浸潤がある.
2. 唾液分泌量の低下がガムテスト,サクソンテスト,唾液腺造影,シンチグラフィーなどで証明される.
3. 涙の分泌低下が Schirmer テスト,ローズベンガル試験,蛍光色素試験などで証明される.
4. 抗 SS-A 抗体か抗 SS-B 抗体が陽性である.
   この 4 項目のなかで 2 項目以上が陽性であればシェーグレン症候群と診断される.

皮膚筋炎 dermatomyositis (DM)/多発性筋炎 polymyositis (PM)

■ DM/PM の Bohan and Peter の診断基準 (NEJM 1975 PMID: 1090839)

1. 両側対称性の四肢近位,頸部屈筋の筋力低下(数週間から数か月にわたって進行).
2. 筋生検組織像(筋線維の変性,壊死,貪食,萎縮,再生,炎症細胞浸潤).
3. 筋原酵素の上昇(CK,アルドラーゼ,AST,ALT,LDH).
4. 筋電図所見(低振幅,持続時間の短い多相性運動ユニット,線維自発電位,不規則な高頻度反復放電など).
5. 皮膚所見(ヘリオトロープ疹,Gottron 徴候).

Definite : 4 項目以上(皮膚筋炎は 5 を含む).
Probable : 3 項目以上(皮膚筋炎は 5 を含む).
Possible : 2 項目以上(皮膚筋炎は 5 を含む).

27

■ 厚生労働省難病認定のための診断基準(2014)

〈診断基準〉
1. 診断基準項目
(1)皮膚症状

(a)ヘリオトロープ疹：両側または片側の眼瞼部の紫紅色浮腫性紅斑

(b)Gottron 丘疹：手指関節背面の丘疹

(c)Gottron 徴候：手指関節背面および四肢関節背面の紅斑

(2)上肢または下肢の近位筋の筋力低下

(3)筋肉の自発痛または把握痛

(4)血清中筋原性酵素（クレアチンキナーゼまたはアルドラーゼ）の上昇

(5)筋炎を示す筋電図変化

(6)骨破壊を伴わない関節炎または関節痛

(7)全身性炎症所見（発熱，CRP 上昇，または赤沈亢進）

(8)抗アミノアシル tRNA 合成酵素抗体（抗 Jo-1 抗体を含む．）陽性

(9)筋生検で筋炎の病理所見：筋線維の変性および細胞浸潤

2. 診断のカテゴリー

皮膚筋炎：(1)の皮膚症状の(a)〜(c)の 1 項目以上を満たし，かつ経過中に(2)〜(9)の項目中 4 項目以上を満たすもの．なお，皮膚症状のみで皮膚病理学的所見が皮膚筋炎に合致するものは，無筋症性皮膚筋炎として皮膚筋炎に含む．

多発性筋炎：(2)〜(9)の項目中 4 項目以上を満たすもの

3. 鑑別診断を要する疾患

感染による筋炎，薬剤誘発性ミオパチー，内分泌異常に基づくミオパチー，筋ジストロフィーその他の先天性筋疾患，湿疹・皮膚炎群を含むその他の皮膚疾患

■ 皮膚筋炎・多発性筋炎でみられる筋炎特異自己抗体

・特異抗体として，抗 ARS 抗体に次いで，抗 MDA5 抗体，抗 Tif1γ 抗体，抗 Mi-2 抗体が保険収載され，使用可能となった．オンライン版に表を掲載する（💻）.

▍全身性強皮症 systemic sclerosis（SSc）

■ 2013 年 ACR/EULAR 全身性強皮症分類基準

- 手指を含まない皮膚硬化の場合は適応しない．全身性強皮症と似ている疾患〔剛腎性全身性線維症・汎発性斑状強皮症（generalized morphea）・好酸球性筋膜炎・糖尿病性浮腫性硬化症・硬化性粘液水腫・先端紅痛症・ポルフィリン症・硬化性苔癬・移植片対宿主病（GVHD）・糖尿病性手関節症〕には適応しない（Arthritis Rheum. 2013 PMID: 24122180, Ann Rheum Dis. 2013 PMID: 24092682）.

両側手指の皮膚硬化が MCP 関節より近位に達する（9 点）
手指の皮膚硬化（より点数の高いもののみ計算する） 　手指腫脹（Puffy fingers）（2 点）　指全体（MCP 関節より遠位だが，PIP 関節より近位）（4 点）
指尖部病変（より点数の高いもののみ計算する） 　指尖部潰瘍（2 点）　指尖部潰瘍瘢痕（3 点）
毛細血管拡張（2 点）
爪郭毛細血管異常（2 点）
肺動脈性高血圧症 and/or 間質性肺疾患（最大 2 点）
Raynaud 現象（3 点）
強皮症関連自己抗体：抗セントロメア抗体，抗トポイソメラーゼ[抗 Scl-70]抗体，抗 RNA ポリメラーゼⅢ抗体（最大 3 点）

合計 9 点以上の場合，全身性強皮症と分類する．各項目は疾患の経過中のいずれかの時点で存在したものを計算する．

- 全身性強皮症診療ガイドラインは http://derma.w3.kanazawa-u.ac.jp/SSc/pamphret/pdf/guidelines2.pdf 参照

■ 厚生労働省の全身性強皮症・診断基準 2010 年

大基準
手指あるいは足趾を越える皮膚硬化*
小基準
1）手指あるいは足趾に限局する皮膚硬化
2）手指尖端の陥凹性瘢痕，あるいは指腹の萎縮**
3）両側性肺基底部の線維症

27

4)抗 Scl-70(トポイソメラーゼⅠ)抗体,抗セントロメア抗体,抗 RNA ポリメラーゼⅢ抗体陽性
診断のカテゴリー
　　大基準,あるいは小基準 1)かつ 2)〜4)の 1 項目以上を満たせば全身性強皮症と診断
＊　　限局性強皮症(いわゆるモルフィア)を除外する.
＊＊　手指の循環障害によるもので,外傷などによるものを除く.

■ 全身性強皮症の自己抗体と臨床的特徴 🖥

▌血管炎

■ 2012 年国際 Chapel Hill コンセンサス会議による血管炎の改訂命名法(CHCC)

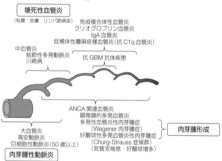

〔Jennette JC, et al. Arthritis Rheum 2013; 65; 1-11 より転載〕

■ 診断

・疫学,症状,検査から血管炎を疑い,最終的な確定診断は組織所見か血管造影である.

◆ANCA 関連血管炎（ANCA associated vasculitis; AAV）

- 分類：可能な限り組織生検を考慮するが，組織所見が得られない場合，Watts らは米国リウマチ学会分類基準，Chapel Hill Consensus 会議分類，血管炎代用マーカー，ANCA 所見を用いて分類するアルゴリズムを示した（EMA アルゴリズム）．このアルゴリズムでは中小血管の一次性全身性血管炎（ANCA 関連血管炎＋PAN）と臨床的に診断した場合，特異度の高い順に ANCA 関連血管炎の基準を当てはめる．つまり，EGPA（eosinophilic granulomatosis with polyangiitis Churg-Strauss 症候群），GPA（granulomatosis with polyangiitis，Wegener 肉芽腫），MPA（microscopic polyangiitis），古典的 PAN（polyarteritis nodosa）の順に分類する（Ann Rheum Dis 2007）（PMID: 16901958）．

- 治療：ANCA 関連血管炎のガイドラインでの治療レジメンでは寛解導入，維持，長期フォローアップに分けられる．寛解導入療法は高用量ステロイドと別の免疫抑制剤〔CYC（シクロホスファミド）or RTX（リツキシマブ）を併用する．臓器障害がどこにもない場合は MTX（メトトレキサート）or MMF（ミゾリビン）を考慮してもよい．重度の腎機能障害（Cre＞5.7 mg/dL）がある場合はステロイド＋CYC パルス療法の血漿交換を追加する．迅速に診断，治療開始し，早期寛解導入を達成し，臓器障害を防ぐ．寛解を維持し，少しずつ薬剤を減量し，治療に伴う薬剤毒性を防ぐ．

■ 巨細胞性動脈炎 Giant Cell Arteritis（GCA）

- ACR 1990 GCA 分類基準（Arthritis Rheum 1990）（PMID: 2202311）

- ・発症年齢≧50 歳
- ・新規発症の頭痛
- ・側頭動脈の圧痛，あるいは動脈硬化症と無関係に起こった拍動の減弱
- ・赤沈＞50 mm/時
- ・浅側頭動脈生検（形成外科に依頼）標本で，単核細胞浸潤，肉芽腫性炎症，多核巨細胞を伴った血管炎を認める．

　5 項目中 3 項目を満たす場合 GCA と分類（感度 93%，特異度 91.2%）

- 治療
  - 疑ったら直ちにステロイドを開始する（眼症状は固定すると可逆性に乏しい！）.
  - 単純性 GCA（顎・舌跛行，眼症状がない）
    PSL 40〜60 mg/日（最小 0.75 mg/kg）から開始.
  - 複雑性 GCA
    PSL 500 mg〜1 g/日×3 日間（進行性視力障害，一過性黒内障の病歴があるとき）から開始
    PSL 60 mg/日（失明が完成されているとき）から開始
  - GCA を疑うときには側頭動脈生検を実施する
  - ただし，ステロイド開始に遅れがあってはならない.
  - 可能ならステロイド開始 1 週間以内に（2〜6 週は所見が残存すると言われている）.

■ 参考文献

1 ● ANCA 関連血管炎診療ガイドライン 2017（2017 年改訂版）
　　厚労省研究班　2017 年 2 月 7 日
　　https://minds.jcqhc.or.jp/n/med/4/med0094/G0000931
2 ● Ntatsaki E, et al. BSR and BHPR guideline for the management of adults with ANCA-associated vasculitis. Rheumatology (Oxford) 2014; 53: 2306-2309 PMID: 24729399
3 ● 血管炎症候群の診療ガイドライン（2017 年改訂版）　厚労省研究班　2018 年 3 月 23 日
　　http://www.j-circ.or.jp/guideline/pdf/JCS2017_isobe_h.pdf

▌リウマチ性多発筋痛症 polymyalgia rheumatica (PMR)

■ 2012 年 ACR/EULAR の診断基準 (Arthritis & Rheumatism 2012 PMID: 22389040)

• 必須条件：年齢≧50 歳かつ両肩痛かつ CRP（または ESR）上昇

	超音波なし (0〜6 点)	超音波 (0〜8 点)
朝のこわばり＞45 分	2	2
股関節痛 or 可動域制限	1	1
RF/CCP 陰性	2	2
他の関節痛がない	1	1
三角筋滑液包炎 and/or 二頭筋腱鞘炎 and/or 肩関節滑液包炎のうち少なくとも 1 つと股関節炎 and/or 大転子滑液包炎のうち少なくとも 1 つ	NA	1
両側の三角筋下滑液包炎，二頭筋腱鞘炎あるいは肩関節滑液包炎	NA	1

PMR の診断のためのステロイド使用というエビデンスはなく，むしろ有害である．敗血症などの感染症，骨髄腫などの悪性疾患，甲状腺機能低下症，RA・血管炎などのその他の膠原病を必ず除外する．

■ 治療 (Rheumatology 2010 PMID: 20371504. NEJM 2014 PMID: 24988557)

• PSL 15 mg/日 3 週間継続→12.5 mg を 3 週間→10 mg を 4〜6 週間→10 mg からは 4〜8 週に 1 mg ずつ減量．ステロイド投与期間は 1〜2 年程度．PSL 20 mg/日でも反応しない場合は，別の疾患を考える．

• 重症例，ステロイドの副作用，ステロイド反応不良例は MTX を考慮する．

27

▌救急 🖳

• 即時的に診断がつかないことがある一方で非可逆的臓器障害は経時的に進行する．

・どこかのタイミングで，考えられる病態をすべて治療する
  ことに踏み切らざるを得ないことがある．

▌薬剤 🖥

■引用文献 🖥

（横地律子，松井和生）

第28章

皮膚

▌ 皮膚のみかた

■ 原因を考える

- 皮疹が「内からくるものか，外からくるものか」をイメージする．
- 内から＝薬・内科的疾患（全身感染症，膠原病など）→真皮レベル．基本的に鱗屑を伴わない．
- 外から＝外的刺激（接触・虫刺など）±局所感染→表皮レベル

■ 全体像：① 経過，② 分布，③ 性状，④ 随伴症状を意識する

① 経過：突然，繰り返す，いつからか不明

② 分布：全身か，局所か，両側性/片側性か．
例 全身に皮疹＝疥癬以外はたいてい「内から」

③ 皮疹の性状（☞ 18，19頁）：表面構造が保たれているか，水疱やびらん・潰瘍か，紅斑・紫斑か→皮膚の表面構造が保たれている＝基本的には「内から」→真皮病変は辺縁がくっきりしているが，脂肪織炎などではぼやける．

④ 随伴症状：発熱・関節痛・皮疹の圧痛/掻痒感→鑑別に有用なのは圧痛の有無

▌ 皮膚科にコンサルトすべき状況

- 重症薬疹（Stevens-Johnson 症候群（SJS），中毒性表皮壊死症（TEN），薬剤過敏症候群（DIHS））が疑われるとき
- 疥癬を疑うとき
- 2 週間ステロイド薬を使ってもよくならない湿疹
- 天疱瘡/類天疱瘡を疑うとき
- その他（壊死性筋膜炎，薬剤血管外漏出，難治性潰瘍，皮膚癌疑い）

28

▌接触皮膚炎 contact dermatitis

- 表皮自体に炎症があり，荒れて鱗屑が付着（＝「外から」きている）
- 分布：左右・前後・上下の対称性（−）（例外：吸入による全身性や水銀皮膚炎など）
- 境界が人工的な場合や，痒い場合も痛い場合もある．
- 白癬との鑑別困難例あり．Bowen 病などの悪性腫瘍でないいかを念頭に置く．
- 治療：接触した刺激物の回避，アンテベート®（very strong）軟膏 強A [1)]や抗ヒスタミン薬．通常約2週間で治癒．後日，問診・パッチテストなどで原因究明と再発予防．顔：原則，ロコイド® 軟膏

▌蕁麻疹 urticaria

- 6週間以上持続＝慢性蕁麻疹（日皮会誌 2018；128：2503-2624）

■ 診断

- 膨疹かの確認を（診察時発疹がなければ蕁麻疹）．同じ場所に皮疹が24時間以上続くことは少ない．
- 鑑別：薬疹やウイルス性発疹症．蕁麻疹＋高熱遷延→成人Still 病に注意
- 食事/薬剤以外の増悪因子→感染（細菌，ウイルス，寄生虫など）・体調不良（ストレス，睡眠不足）・薬剤（NSAIDs など）．膠原病疾患など

■ 治療 強C

① 第2世代抗ヒスタミン薬〔セチリジン（ジルテック®）・フェキソフェナジン（アレグラ®）・ロラタジン（クラリチン®）・オロパタジン（アレロック®）・ビラスチン（ビラノア®）など〕
② 症状持続→上記薬剤の増量検討（2倍まで），または2種類の併用を検討
③ さらに1～4週間症状持続→ロイコトリエン拮抗薬（例 シングレア®）を追加/別の第2世代抗ヒスタミン

薬へ変更
④ 症状悪化→ステロイド（プレドニゾロン<0.2 mg/kg/日）内服を 3〜7 日間
⑤ さらに症状が持続：シクロスポリンなどを追加
⑥ オマリズマブ（ゾレア®）抗 IgE 抗体
上記以外に，急性：葛根湯，慢性：茵蔯五苓散，茵蔯蒿湯

- 妊婦：ロラタジン，セチリジン
- 授乳婦：ロラタジン，フェキソフェナジン
- 腎機能障害：フェキソフェナジン，ロラタジン，デスロラタジン

ウイルス性発疹症

■ 発熱と発疹との関係

- 風疹：発熱とほぼ同時，②麻疹：二峰目の発熱と発疹がほぼ同時，③突発性発疹：解熱とともに発疹
- 中央が赤黒い皮疹：ウイルス性（特にヘルペス属など）

■ 伝染性紅斑 erythema infectiosum

- 両頬部紅斑，四肢や臀部のレース様紅斑．成人＝発疹＜関節痛が目立つ．

■ 伝染性単核球症 infectious mononucleosis

- 風疹や麻疹に類似した播種状紅斑

■ 帯状疱疹 herpes zoster

- （覆うことができない）露出部位，汎発疹→空気感染予防のため原則隔離
- ほとんどが片側性．少し正中を越えたり，複数領域のこともある．
- 知覚神経の分布に沿っているか確認→Blaschko lines に沿っていたら線状苔癬
- 汎発疹：帯状疱疹（原発）とは別の所に，ぱらぱらと水疱/紅斑がみられないか注意
- S1〜5 領域（お尻）の場合，便座の共有避ける（ポータブル

28

トイレに).

- 鼻背/鼻尖の小水疱(Hutchinson 徴候), 眼瞼の水疱→角膜障害に注意. 三叉神経第 1 枝領域の鼻毛様体神経→鼻・眼球・結膜に分布しているため.
- 三叉神経第 3 枝や大後頭神経→顔面麻痺(Ramsey-Hunt 症候群→耳の発疹, 第 7・8 脳神経症状: めまいなど)
- 運動神経麻痺: 頸部帯状疱疹→上肢筋力低下(数%, zoster paresis)
- 下肢麻痺: 転倒注意
- 第 2〜4 仙髄神経障害→約半数で膀胱排尿筋(収縮)障害＝排尿困難(Elsberg 症候群)に注意[2)]
- 鑑別: 乳癌後の蜂窩炎, 丹毒や蜂巣炎や壊死性筋膜炎初期, 単純疱疹, 肛門周囲の CMV 感染症, 線状皮膚炎(アオバアリガタハネカクシ), 線状苔癬
- 重症な帯状疱疹では, HIV 感染も念頭に置く
- 治療: 早期の治療開始が重要 強A [3)], 腎機能によって調節
- バラシクロビル 3000 mg/日内服分 3×5〜7 日(副作用: 頭痛, 嘔気)or ファムシクロビル 1500 mg/日 分 3×7 日
- (汎発疹など)アシクロビル 5〜10 mg/kg＋生理食塩液 500 mL を 1 時間以上かけて, 8 時間ごと×7〜10 日
- 帯状疱疹関連痛や帯状疱疹後神経痛: 第一選択はアミトリプチリン内服 強B (緑内障/前立腺肥大に注意), プレガバリン 強B, 第 2 選択はトラマドール・オキシコドン, NSAIDs(短期), プレドニゾロン短期内服, 神経ブロック(麻酔科依頼)
- 患部局所は温めたほうがよい場合が多い.

■ 水痘 varicella
- 中央が壊死陥凹した浮腫性紅斑と水疱がポイント
- 治療: 帯状疱疹の治療に準じて行う.

■ 単純ヘルペス(単純疱疹)herpes simplex
- 初回感染時は不顕性感染が多い.
- 単純疱疹: すべての皮膚の phase サイズが同じ.
- 入院適応→重症 Kaposi 水痘様発疹症(アトピー性皮膚炎), サイズ均一の紅斑, 痂皮が均一に顔, 主に上半身で

の局所的多発と発熱．細菌感染の合併例あり

- Kaposi 水痘様発疹症の治療（＋細菌感染治療も）→ ① 内服：アシクロビル錠(200 mg) 5 錠　分 5×5 日，② 点滴：アシクロビル 5 mg/kg＋生食 500 mL，1 回 1 時間以上かけて，1 日 3 回×5〜7 日(腎機能に応じて調節) 強C

▌ 薬疹

- 薬疹は，病状説明に特別な配慮や話し方が必要
- 原因薬剤開始後 4 日〜2 週間が多い．8 週間以上＝Unlikely
(NEJM 2012
 PMID: 22738099)
- 重要＝DIHS，SJS，TEN などの重症薬疹を見逃さない＋投薬後の皮疹は薬疹を鑑別に！

■ 治療

- 原因薬の中止．無理なら，減感作を検討

■ 通常の麻疹型薬疹 morbilliform eruption

- 老人性湿疹や多形慢性痒疹，移植片対宿主病(GVHD)，食餌中の金属によるアレルギー，ウイルス性，悪性リンパ腫などとの鑑別が困難なことあり．
- Ca 遮断薬は，稀に中止後半年程で消えることあり．

■ 固定薬疹 fixed drug eruption

- 体のどこかに 1〜数個の円形/楕円形の痛痒い黒ずんだ暗赤色斑
- ① 口唇付近に淡暗赤色斑 1〜2 個，② 両眼と口周囲の紅斑や滲出性びらん・痂皮，③ 陰部辺縁の暗赤色斑，④ 全身多発型．③ と ④ は診断困難
- 皮膚粘膜移行部に生じやすい．
- 生理痛様は特に注意．中には TEN への移行例あり．
- 色素沈着に対しレーザー治療が必要な例も．

■ 扁平苔癬型薬疹 lichenoid drug eruption

- 最も見逃しやすい薬疹．原因薬に降圧剤が多い．
- 軽症＝内服の継続可能例あり．重症＝強い搔痒＋下肢全体が黒褐色の痂皮に覆われる例や全身発症例もあり，整容的

に苦痛をきたすことも.

■ 紅皮症型薬疹 drug-induced erythroderma

- 一見通常の薬疹様だが, 発症初期に血圧低下, red man 症候群のようなびまん性潮紅をきたし, 原因薬の中止後もすぐに改善せず, ステロイド薬全身投与の必要例あり.
- 原因薬の中止で自然軽快しないことがあり, トラブルの原因になりうる. 入院加療を.

■ 薬剤性過敏症症候群 drug-induced hypersensitivity syndrome (DIHS)

- 多くは発症 2〜3 週間後 (6 週間以内) に HHV-6/CMV の再活性化を生じる.
- カルバマゼピンやフェニトイン, アロプリノールによるものが多い. 本邦ではミノサイクリンによるものは稀
- 顔面や口唇の発赤腫脹が出現することがある.
- 致死率が, SJS より高いことに注意. 早期に皮膚科コンサルトを.
- DIHS 診断基準 (2005)

1. 限られた医薬品投与後に遅発性に生じ, 急速に拡大する紅斑. しばしば紅皮症に移行
2. 原因医薬品中止後も 2 週間以上遷延する.
3. 38℃ 以上の発熱
4. 肝機能障害 (遅れて肝機能障害が出現し, 増悪する)
5. 血液学的異常：a, b, c のうち 1 つ以上
   a. 白血球増多 (11000/mm^3 以上)
   b. 異型リンパ球の出現 (5% 以上)
   c. 好酸球増多 (1500/mm^3 以上)
6. リンパ節腫脹.
7. HHV-6 の再活性化.

典型 DIHS：1〜7 すべて
非典型 DIHS：1〜5 すべて, ただし 4 は, その他重篤な臓器障害をもって代えることができる

- 治療：ステロイドの全身投与 (肺や腎障害があれば 弱C)[6]

＋全身管理

■ 光線過敏型薬疹 drug-induced photosensitivity

- 前頸部の光に当たりにくい部位には正常皮膚が残ることが多い. 原因薬は降圧利尿剤が多い.

■ Stevens-Johnson 症候群（SJS），TEN（toxic epidermal necrolysis）

- 多形紅斑＋粘膜・眼病変，発熱や関節痛など全身症状を伴う．
- どちらも全身の皮膚/粘膜の壊死性病変．表皮剥離の面積が体表の＜10％＝SJS，＞10％＝TEN
- TEN：診断にはブドウ球菌性熱傷様皮膚症候群＝staphylococcal scalded skin syndrome（SSSS）の除外が必要
- 他の鑑別：結膜炎・口内炎・天疱瘡・（病初期では）水痘
- 眼病変：
  ① 皮膚/他の粘膜病変とほぼ同時，あるいは半日〜1日程度先行する．
  ② 両眼性の急性結膜炎や角膜混濁・潰瘍をきたし，失明のリスクがあるため，早期治療開始が必要
- 眼脂の有無や食事摂取時の口腔内疼痛，外陰部排尿時痛の有無などの確認
- Nikolsky 現象：一見正常皮膚をこすると容易に水疱形成・表皮剥離
- 診断ポイント：結膜充血や，口唇粘膜のびらん，血痂が付着＋発熱→至急皮膚科コンサルト
- TEN の初期，びまん性多形紅斑からの移行は，ひりひりした灼熱感や圧痛が特徴
- 治療：原因薬の中止＋全身管理＋ステロイドの全身投与＋IVIG（賛否両論，弱C [7,8]で推奨しない）
- 予後：SCORTEN（Score of Toxic Epidermal Necrosis）で評価

28

リスク因子		リスク因子の数	死亡率
年齢	≧40 歳	0〜1	3.2%
癌/造血器腫瘍	有	2	12.1%
心拍数(拍/分)	≧120	3	35.3%
血清 BUN (mg/dL)	>28	4	58.3%
第 1 病日の皮膚剝離面積	≧10%	≧5	90%
血清 HCO₃(mEq/L)	<20		
血糖(mg/dL)	>252		

(Batsuji-Garin S, et al: SCORTEN: a severity-of-illness score for toxic epidermal necrolysis. J Invest Dermatol 2000; 115: 149-153 PMID: 10951229 より作成)

▋ 結節性紅斑 erythema nodosum

- 当院生検例の過半数が通常の結節性紅斑,その他は肺外結核,Behçet 病
- 病理組織像で,静脈性血管炎/肉芽腫の場合,結核を念頭に置いて精査を.血管炎(−)ならサルコイドーシスも検討する.
- 安静にしていないとよくならない.

▋ 水疱性疾患

- 緊満性水疱が下肢に限局し,水疱周囲に炎症(−)=ネコノミ皮膚炎のことも.
- ヘルペス:緊満性水疱+中央が少し黒ずんで陥凹している
- 水疱性類天疱瘡:緊満性水疱(+発赤)が多発=高齢者に多い.
- 天疱瘡:大きなびらん+水疱(Nikolsky 陽性)や水疱+周囲に紅斑,痛みを伴う舌,口腔内びらん.=血液疾患や固形癌が原因の場合あり,早期に皮膚科依頼を.
- 落葉状天疱瘡:体の中心線近く(頭頸部/顔でも)の鱗屑を判うびらん,抗デスモグレイン 1 を確認

■ 膠原病 collagen disease（第 27 章の「膠原病」の項を参照☞ 405 頁）

- 顔と手を中心とした皮疹＝膠原病を鑑別（日光や末梢血流障害による影響を受けやすい）
- 全身性エリテマトーデス（systemic lupus erythematosus；SLE）：顔や耳，手掌の凍瘡様紅斑（特に「耳にしもやけ＝SLE」），不明熱
  - 蝶形紅斑＋発熱→SLE か菊池病（組織球性壊死性リンパ節炎．菊池病は頸部リンパ節腫脹）．
- 皮膚筋炎：眼瞼や前額，頬の紫紅色腫脹，眼瞼周囲の暗紫紅色斑（＝ヘリオトロープ），①両側鼻翼脇の暗赤色斑，②鼻の横の縦のラインが特徴的

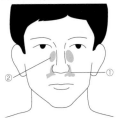

  - 皮膚筋炎のヘリオトロープ様病変：悪性腫瘍検索，Gottron 徴候，全身性アミロイドーシスを鑑別
- 亜急性皮膚エリテマトーデス（subacute cutaneous lupus erythematosus；SCLE）：微熱，各所の凍瘡様紅斑，上半身の辺縁隆起性環状紅斑の多発，乾燥症状なし，乾燥あれば Sjögren 症候群
- 関節症性乾癬：乾癬＋全身の関節痛＋手指 DIP 関節の変形，腫脹があれば疑う．
  - 約 10％ は乾癬が先行しない．治療：MTX 弱C，インフリキシマブ 強B 9）などの生物学的製剤が有効

28

▌Sweet 病，Behçet 病

■ Sweet 病 Sweet disease
- （血培陰性）発熱，有痛性紅色丘疹→皮膚生検
- 特に MDS の合併に注意（その他の腫瘍も）
- 治療：プレドニゾロン 強C [10]，コルヒチン 弱C，NSAIDs（根拠不十分）など

■ Behçet 病 Behçet disease
- 発熱，再発性口腔アフタ，結節性紅斑，毛嚢炎様皮疹（中央が紅色の膿疱様），陰部潰瘍
- 眼科コンサルト

▌真菌感染症

- 陰茎，陰嚢まで落屑性紅斑を形成→カンジダ症（白癬は作らない），丘疹なら疥癬
- 真菌治療で治らない高齢者の湿疹＝Bowen 病などの表皮内癌を生検精査
  ①白癬：頭部や人中部の抗菌薬不応の毛嚢炎
  ②カンジダ：口角炎の 1/3 はカンジダ症．手の爪一枚だけの爪囲炎ならカンジダ症
  ③マラセチア毛嚢炎：ニゾラール® クリーム（患部に広めに塗布．最初の 2 週間は毎日，その後 1 週間に 1 回をしばらく），イトリゾール® カプセル（食直後に 2 カプセル，分 2）
  ④スポロトリコーシス：バラのトゲの刺入，菜園関係の人や転倒した子どもなどで顔に結節性病変や潰瘍性病変があれば疑う．スポロトリキン反応陽性あり．鑑別に白癬症や非結核性抗酸菌症やノカルジア症．小児と高齢者に多い
- 真菌検査：KOH 検査

【方法】
①検体を採取（皮疹は中心よりやや周辺から，あるいは粃糠を削る，鱗屑ない紅斑も）
②KOH 液〔ズーム®：ジメチルスルホキシド（DMSO）を加えた市販品〕を滴下

アルコールランプで数秒あぶると，表皮が加水分解され観察容易
③対物10倍で焦点を細やかに前後させて観察（厚みがあると，焦点を前後させながらのほうが全体像をとらえやすい）

【ポイント】
・グラム染色と違い，コンデンサ（ステージの真下の照明器具）を下げて見る（下げないと真菌見えない）．開口絞りは絞る．
・厚みのある検体はとにかく薄くなるように熱して，押してつぶしてから見る．
・弱拡大（接眼10倍×対物10倍＝100倍）で見えないものは強拡大でも見えない．
・疥癬，毛包虫では熱しないで鏡検

図1　カンジダ（100倍）

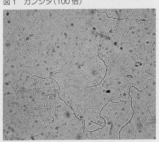

図2　白癬
糸状の白癬菌（100倍）

▌サルコイドーシス sarcoidosis[11]

- 好発部位は顔面だが，全身どこにでもできる（25〜35% の患者で皮膚病変あり）．
- 診断のつかない発疹を見たら疑う！ 倒膝下のケロイド，顔の紅色の皮下硬結など
- 10% の患者で結節性紅斑（〜3 週間続く）
- 鑑別：リンパ腫（ATL を含む），白癬，接触皮膚炎，癌の皮膚転移など
- 基本的に真皮内病変で，表皮に光沢あり→かぶれや白癬と異なる（「内から」くる感じ）

▌自然界の危険な生物，虫

■ マムシ

- 咬まれた部位（2 か所あることも）の痛み，四肢の 1 か所に蒼白で広範な腫脹，CPK↑
- 問診では，患者の半数ほどはマムシを視認していない．
- 破傷風予防，マムシ抗毒血清検討

■ ヤマカガシ

- 抗毒血清が有効．ジャパンスネークセンターホームページ参照（http://snake-center.com/）

■ ムカデ

- 南房総ではハガチと呼ばれる．
- アナフィラキシーに注意
- かなり激痛．鎮痛薬（NSAIDs）＋局所麻酔も可．場合によってデルモベート® などを処方する．

■ ゴンズイ，エイ

- 42℃ 以上でやけどしないようにシャワーで部位を 10〜30 分ほど洗い流す（蛋白質の毒なので熱に弱い）．石けんやシャンプーで洗浄追加．エイは棘を抜く．

■ クラゲ，イソギンチャク，サンゴ

- 刺胞動物の刺胞中には毒液（＋）．激痛，麻痺，蕁麻疹様発

疹，重症：アナフィラキシー
- 治療：① 海水/生理食塩液で洗い流す（水道水は刺胞破裂するので注意！），② 5% 酢酸や消毒用アルコールを浸したガーゼを10〜30分貼布，③ シェービングクリーム塗布→カミソリで剃り，ステロイド軟膏塗布．冷湿布も可

■ 虫関連

- トコジラミ（bed bug，別名ナンキンムシ）
  - 夜行性で生命力が強い．吸血時間は9分．家の新旧・清潔不潔関係なく，主に露出部に刺し口（濃紅色丘疹）．掻痒強い．ステロイド外用薬・抗ヒスタミン薬内服でよいが，何より虫の駆除が必須＝家中に専用の殺虫剤散布
- 線状皮膚炎→アオバアリガタハネカクシ
  - カミソリで切られたように鋭くヒリヒリ痛い．
- 蚊刺過敏症
  - 発熱＋血疱形成→Epstein-Barr ウイルス関連血球貪食症候群や，NK リンパ腫への移行に注意
- 疥癬（scabies）（治療・管理は第17章「感染症」参照☞ 176，177頁）
  - 入院患者で強い瘙痒＝「疥癬」を念頭に置く〔院内で広がると大変→疑えば接触感染防御（☞ 140頁）〕
  - 線条丘疹，激しい瘙痒，指間，陰部をチェック→臀部・陰部で瘙痒，鱗屑，陰茎・陰嚢に丘疹を認めたら疥癬‼
  - 角化型（ノルウェー疥癬）だとかえって掻痒が少ないことがあり注意
  - 一度疑えば何か所から何度でも繰り返し鏡検する（状況によっては陰性でも治療開始！）

▌ 褥瘡（褥創）pressure ulcer

- 長時間同じ部位に圧がかかり続けることで発生＝除圧を！
- 予防が重要！ 定期的リスク評価＋栄養管理や体圧分散寝具導入検討
- 円座は避けたほうがよい．
- 深達度による Staging（EPUAP/NPUAP2009）＋サイズも測定，ポケットの有無や感染の有無も記載する．

Stage Ⅰ：消退しない発赤．
Stage Ⅱ：真皮まで．びらん・浅い潰瘍．部分欠損．皮下出血を伴わない．
Stage Ⅲ：皮下脂肪まで傷害．全層皮膚欠損(骨・筋・腱露出なし)．
Stage Ⅳ：筋肉や腱の露出，関節包，骨まで傷害．全層皮膚欠損．
判定不能：深さ不明
深部損傷褥瘡疑い．深さ不明

- どの分類を用いるか共通認識が必要．その他，DESIGN-R®(日本褥瘡学会 2008)は複雑で DESIGN® もよい場合がある．
- 骨髄炎に至っていると褥瘡の治療だけでは治らないので，必ず評価を！
- 治療戦略：open-wet dressing．創部は湿潤環境を保つことが基本
  - 創部がカピカピに乾燥＝×．ビタビタに浸軟＝×(浸軟＝お風呂上がりのようなふやけた皮膚)
- 膿があったらドレナージ！　滲出液(少)→ドレッシング材．滲出液(多)→ドレッシング材＜吸水シーツ(or 尿取りパッド)のことも．創部に固着しないよう，メロリン® が使いやすいが，テガダーム® やオプサイト® をシーツ・パッドに貼布し，つるつるした面＝裏面が創部に当たるようにしてもよい

■ ドレッシング材
- 滲出液を吸収して創の湿潤環境を保持し，上皮・肉芽形成を促進する．
- ドレッシング材交換時は生食で優しく洗浄(創部の「消毒」＝×．強くこするように洗わない)
- 感染創→ドレッシング材＝×．排膿＋感染のコントロールを．
- 創より倍くらい大きなサイズに切って貼る(創ぎりぎりのサイズだと創に圧がかかる)．
- 種類
  ① ポリウレタンフィルム：透明フィルムで酸素が透過，蒸れにくい．Stage Ⅰ(発赤のみ)や水疱保護，褥瘡予

防に．例 テガダーム®，オプサイト®
② ハイドロコロイド：シート状．外側：防水層，内側：
親水性コロイド．滲出液を吸収→ゲルとなり，湿潤環
境を維持．滲出液が少量時に．例 （薄）アブソキュア®，
デュオアクティブET®，（厚）デュオアクティブCGF®
③ ポリウレタンフォーム：ドレッシング材自体が溶けず，
浸出液のやや多い褥瘡に適す．厚みがあり，背部など
は局所圧に注意．例 ハイドロサイト®
④ ハイドロポリマー：滲出液を吸収，膨張，創縁皮膚の
浸軟を防ぐ．ゲル化せず残渣がない．深い欠損部位に
使う．例 ティエール®
⑤ アルギン酸塩：出血病変に．強力な止血作用で滲出液
を吸収，ゲル化．表面はフィルムドレッシングで密封
を．例 カルトスタット®，ソーブサン®
⑥ 多孔性ポリエステルフィルムつきコットン（3層）：比
較的低コスト．例 メロリン®

■ 外用薬
・壊死組織除去作用
　① ポビドンヨード含有軟膏：ユーパスタ®＝水分を吸って
乾かす，切断できない状況下の壊疽部位の乾燥萎縮化促
進（糖尿病壊疽など）
　② カデキソマー・ヨウ素：カデックス®（甲状腺疾患患者
には禁忌）
　③ スルファジアジン銀：ゲーベン®＝「壊死組織の除去」
に治療初期に使うことがあるが使用期間は短めに．
・肉芽・表皮形成期：上皮形成を促す
　・オルセノン/アクトシン/リフラップ/プロスタンディン
（軟膏），フィブラストスプレー®
　参考：EPUAP-NPUAP guidelines2014（www.epuop.
org/pu-guidelines/），湿潤療法（http://www.wound-
treatment.jp/）

28

▌皮膚科 Tips
・圧痛のある紅斑（＝好中球性紅斑は痛い，①〜③）①
Sweet病，② Behçet病，③ 壊疽性膿皮症（打ち抜いたよ

うな潰瘍)，④ 結節性紅斑(結核による硬結性紅斑など)
- 紅斑と紫斑が混在＝紅斑の一部紫斑化を考える(本質は紅斑).
- 鑑別が思いつかない皮疹→真菌症，薬疹，ATL，HTLV-I・サルコイドーシスを検討
- 悪性腫瘍検索すべき＝水疱性類天疱瘡，皮膚筋炎，匍行性花環状紅斑，黒色表皮腫(腋窩や鼠径，口腔粘膜にざらざらとした病変と色素沈着＋隆起，舌の角化＋肥厚→胃癌注意)/Leser-Trélat 徴候＝数か月で進行する掻痒を伴う多発性の脂漏性角化症
- 入院患者の味覚障害：口腔内(食道)カンジダ，亜鉛欠乏，HIV 検査も検討
- 掻破による線状紅斑(ひっかいたときに盛り上がらずに紅い)をきたす 3 疾患→① 皮膚筋炎，② しいたけ皮膚炎，③ 成人 still 病

▌症状別対応

- しもやけ：ユベラ® 内服，ネリゾナ®(very strong)，ヒルドイド® ソフト
- 手や指の亀裂/角化：ダイアコート®＋サリチル酸ワセリン軟膏を 1：1，亜鉛華軟膏も選択肢
- 痒疹：虫刺症，妊娠，日光，腎不全，糖尿病，悪性リンパ腫や癌の鑑別

▌その他の疾患

■ 皮脂欠乏性湿疹(皮脂欠)

- 掻痒は下腿・体幹が中心で，顔には生じにくい(女性ではあり).
- 脂漏性皮膚炎・接触皮膚炎，女性では乾皮症も併発あり.
- ナイロンタオル皮膚炎：皮脂欠と類似．ナイロンタオルでのこすり洗いは禁忌．アンテベート® 軟膏

■ うっ滞性皮膚炎

- ネリゾナ® 軟膏，びらんはメロリン® で保護，弾性包帯で浮腫予防

■ 口内炎
- カンジダを除外
- 病因：ブドウ球菌・連鎖球菌扁桃炎から波及，ヘルペス（歯肉炎も），SLE（軟/硬口蓋：無痛性），Behçet 病（有痛性くりぬき小円形潰瘍），Sweet 病（Behçet 病と類似），尋常性天疱瘡，抗癌剤，扁平苔癬
- 対応：疾患治療＋対症療法 ① アフタ：アフタッチ®，② 広範囲：デキサルチン® 軟膏 or ロコイド® 軟膏（水分をティッシュなどで拭き取ってから塗布），③ キシロカインビスカス® で食前うがい，④ その他：ビタミン B₂，ガスロン N®，半夏瀉心湯（含嗽）
- 2 ヵ月以上治らない不規則な形状の口内炎をみたら，悪性腫瘍の可能性を考える．

■ 頭部脂漏性皮膚炎や頭部乾癬
- 厚い鱗屑があれば親水クリームを入浴 6 時間前に厚く塗布して洗髪，アンテベート® ローション 2 回/日

■ 貨幣状湿疹
- アンテベート® 軟膏±亜鉛華軟膏＋抗ヒスタミン内服

■ 掌蹠膿疱症
- ダイアコート® 軟膏＋サリチル酸ワセリン
- 慢性歯科感染巣のチェック

■ 金属アレルギー
- （セメント）塩化コバルト，硫酸ニッケルなど→汗疱状湿疹が多い．チョコなど豆類，貝類などにも多く含まれる．

■ 多形滲出性紅斑
- 必ず target sign がある．

■ 網状皮斑 livedo reticularis
① 機能的問題（多くは一過性）
- 大理石様皮膚 cutis marmorata：網目が閉鎖性，環状（寒冷曝露，女性に多い）
② 器質的問題：病的意義は下記両方とも同じ．

28

- ・分枝状皮斑(livedo racemosa):深部小動脈のうっ滞＋
  拡張. 樹枝状
- ・網状皮斑(livedo reticularis):真皮/皮下脂肪組織境界部
  の静脈狭窄. 閉鎖性
- ・病因:血管閉塞性(コレステロール塞栓症, septic emboli
  など), 血液学的障害/凝固亢進(抗リン脂質抗体症候群,
  血管炎, DVT, SLE など)
  (J Am Acad Dermatol)
  (2005 PMID: 15928620)

▌ステロイド外用薬

- ・ステロイド外用の注意点:感染症を除外する！　例真菌感
  染, 疥癬, Kaposi 水痘様発疹など
  ※本文中のステロイド商品名は例であり, 同じクラスのス
  テロイドならどれでも可
- ・通常は, 患部に1日1〜2回外用
- ・外用量＝"finger-tip unit (FTU)"(直径5mm のチューブ
  から押し出して成人の第2指指腹部末梢部にのる軟膏の
  量のこと. 1 FTU＝0.5g 程度)を両手掌範囲分に広げるイ
  メージで(＝体表面積の2%).
- ・ステロイド外用剤の薬効による分類

薬効	薬品名	商品名	使用量上限目安(成人/1日)	(小児/1日)
stron-gest	プロピオン酸クロベタゾール 酢酸ジフロラゾン	デルモベート® ダイアコート®	5g	
very strong	フランカルボン酸モメタゾン ジフルプレドナート ジプロピオン酸ベタメタゾン 酢酸プロピオン酸ベタメタゾン 吉草酸ジフルコルトロン プロピオン酸デキサメタゾン	フルメタ® マイザー® リンデロン®DP アンテベート® ネリゾナ® メサデルム®	10g	5g

(つづく)

（つづき）

strong	吉草酸デキサメタゾン 吉草酸ベタメタゾン 吉草酸酢酸プレドニゾロン	ボアラ® リンデロン®V リドメックス®	20 g	7 g
medium (mild)	トリアムシノロンアセトニド 酪酸ヒドロコルチゾン 酪酸クロベタゾン	ケナコルト® ロコイド® キンダベート®		
weak	ヒドロコルチゾンの合剤	オイラックスH®		

* ステロイドの強弱は，皮膚血管収縮作用により分類されている.
* 前腕部内側を基準(1)とした吸収率の違いを以下に示す.
  頭部：頭 3.5/額 6.5/顎 13
  体幹：腋窩 3.6/背 1.7
  四肢：腕内側 1/腕外側 1.1/手掌　0.83/足首　0.42/足底 0.14
  陰部：陰嚢 42

■ 状況的使い分けのイメージ（一般内科レベルで）

* strongest→最強：ハチ刺されなど，数日で改善が見込まれる強い炎症に．安易な長期使用×．小さな熱傷の初日のみは使用可（Ⅱ度以内）
* very strong：よく使う．接触性皮膚炎や貨幣状湿疹，強い日焼けなど体幹の炎症に．
* strong：胃瘻や気管周囲の不良肉芽に 5〜7 日
* mild/weak：顔や陰部に．
* 顔に非ステロイド系抗炎症外用を用いない（皮膚炎の原因になりうる）.

▌ 静脈炎，点滴もれの対応

* 未然に防ぐ：使用は前腕表皮静脈が最適．関節付近は避ける.

28

• 点滴もれ潰瘍の原因になる薬剤

> 起壊死性抗癌剤：ドキソルビシンなどのアントラサイクリン系，ビンクリスチン，パクリタキセルなど
> 炎症性抗癌剤：シスプラチン，シクロホスファミド，5-FUなど
> 非壊死性抗癌剤：ブレオマイシン，メトトレキサート，リツキシマブなど
> 強アルカリ性薬剤：フェニトイン，メイロンなど
> 高浸透圧薬剤：造影剤，高張ブドウ糖液，グルコン酸カルシウム，塩化カルシウムなど
> 血管収縮薬：アドレナリンなどの昇圧剤
> その他の薬剤：ジアゼパム，テトラサイクリン，ジゴキシンなど

• 漏出時の処置
　① 疑ったら注射針や点滴ラインはそのままにして注入を即中止
　② 点滴ライン内や刺入部位周囲の薬剤を3～5 mLの血液を含め吸引＋陰圧かけながら抜去
　③ 漏出部の冷却（ビンカアルカロイド系，エトポシドは潰瘍を悪化させるので冷却禁忌）
　囲 ビンカアルカロイド系やアントラサイクリン系＝ステロイド局注をしないほうがよい＋冷罨＜温罨で.
• 冷却と保温：一般的には冷却（冷罨）するが，ビンカアルカロイド系，エトポシド血管収縮薬の場合は加温（温罨）する.
　・冷罨：1日4回，1回15～20分氷で冷やす. 2～3日. 温罨：同様に温める.
　・いわゆる「消毒」はしないように！
　・ドキソルビシンは外科的処置必要になることが多い.
　・リバノール湿布単独での有効性：△ $\binom{日本看護技術学会}{誌\ 2004:3:58}$
• 外科的処置：壊死部位がある場合デブリードマン. 造影剤大量漏出→コンパートメント症候群の可能性あり, 減張切開考慮→形成外科コンサルト $\binom{形成外科\ 2003;}{46:S212}$
• 解毒薬の投与について：中和剤・解毒薬は十分な科学的根拠は乏しいが下記使用

漏出薬剤	解毒剤（使用方法）
アントラサイクリン	ジメチルスルホキシド（DMSO）．99% DMSO を 8 時間ごとに 1 週間外用する．
ビンカアルカロイド	ヒアルロニダーゼ．生理食塩液で 150 U/mL に．150〜900 U を漏出部に局注，局所の加温も併用．
パクリタキセル	ヒアルロニダーゼ．ビンカアルカロイドと同様に漏出部位に局注．局所の冷却を併用．
シスプラチン（高濃度の場合）	チオ硫酸ナトリウム．10% チオ硫酸ナトリウム 4 mL を蒸留水 5 mL で希釈し，0.17 mol/L のチオ硫酸ナトリウム液を作成．これを漏出部位に局注． (medicina 2003; 40: 1002)

• 化学熱傷：フッ化水素→激痛，手指・爪縁の白色浸軟や潰瘍．低 Ca 血症に注意
  • 治療：① 水道水で洗浄（15〜30 分），② カルチコール®0.2〜0.5 mL を 30 G 針で指の疼痛除去まで皮下注（注射：最量 0.4 mL/cm^3 まで），残りをガーゼ湿布
  • 6 時間以内に使用

■ 参考文献
1• 秀道広，他：蕁麻疹診療ガイドライン．日皮会誌；121：1339-1388，2011
2• ［European Academy of Allergology and Clinical Immunology（EAACI）他ガイドライン］Zuberbier T, et al: EAACI/GA²LEN/EDF/WAO guideline: Management of Urticaria. Allergy 2009; 64: 1427-1443 PMID: 19772512
3• Cohen JI: Clinical practice: Herpes zoster. NEJM 2013; 369: 255-263 PMID: 23863052

■ 引用文献 🖳

28

（山藤栄一郎・田中厚）

第29章

精神

せん妄 delirium

■ ポイント
- せん妄は意識障害と同じ！　原因検索は必須
- せん妄の予防と治療を理解する.
- 他の一般身体疾患が存在している可能性を忘れずに(感染,低血糖,電解質異常など)安易に鎮静に走らないこと.
- 低活動性せん妄は,うつ病との鑑別が大切である.

■ 病歴聴取で尋ねるべき項目
- 家族やスタッフから診察時以外の状態がどうであったかを聞く. もともと認知症がなかったか(脳機能自体の脆弱性があるかどうか), 病前性格など

■ 診断

・CAM-ICU(the confusion assessment scale for the ICU)を用いて診断評価する.

・CAM-ICU

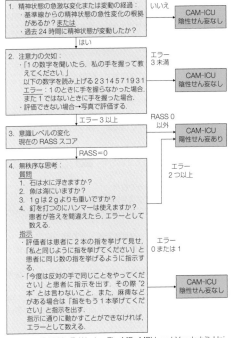

29

囲 RASS スコアについては第 13 章「集中治療の原則」参照☞ 95 頁.

■ 治療

- 意識障害と考え，必ず原因検索のうえ，改善できる原因があればまずそれを補正する．
- 高活動性せん妄の場合
  1) 腎機能障害がないとき（Ccr＞50 mL/分）

     リスペリドン（リスパダール®）液 1 mL 夕分 1，頓用は 0.5 mL 30 分あけて 3 回まで． 弱B （NICE 2010: CG103 J Neurol Neurosurg Psychiatry 2016 PMID:) 26341326
  2) 糖尿病がないとき

     クエチアピン（セロクエル®）25 mg 1 錠 夕分 1，頓用は 25 mg 30 分あけて 3 回まで． 弱B （NICE 2010: CG103 J Neurol Neurosurg Psychiatry 2016 PMID:) 26341326
  3) 腎機能障害かつ糖尿病があるとき

     ペロスピロン（ルーラン®）4 mg 夕分 1，頓用は 4 mg 30 分あけて 3 回まで． 弱C （Psychiatry Clin Neurosci 2007 PMID: 17239041）
  4) 経口投与不能時

     ハロペリドール（セレネース®）2.5〜5 mg 静注，頓用は 2.5 mg 30 分あけて 2 回まで． 弱B （NICE 2010: CG103 J Neurol Neurosurg Psychiatry 2016 PMID:) 26341326

  ＊高齢者はすべて半分で投与
- 投与前後で錐体外路症状や鎮静の度合いなどを評価
- 過剰にパーキンソニズムが出現時は Lewy 小体型認知症の可能性を考慮
- アルコール離脱せん妄は別途記載．飲酒歴の確認を！
- 1 週間ほど投与し，再度評価を行う．だらだら投与し続けないこと
- 低活動性せん妄ではかえって過鎮静のおそれもあり，投与は原則控える．

  [注] せん妄の存在は身体疾患の重症化のサインであり，生命予後の増悪因子となるため，早期発見と治療に努める必要がある．

▌うつ病 depression

■ ポイント

- 操作的診断基準には限界がある. 高齢者のうつ病などは身体症状も多い(第 14 章「高齢者医療の原則」参照☞ 112 頁). 運用は慎重に.
- 状況因子(喪失体験など)や病前性格(メランコリー親和型性格)の存在の有無に注意
- 〈状況因〉〈性格因〉〈身体因〉のトライアングルを診断にあたって, 常に念頭におくこと
- 認知症, 低活動性せん妄との鑑別
- 不安焦燥感があれば要注意. 自殺企図のおそれがある.
- smiling depression(微笑みうつ病)という言葉があるように, 患者が周囲への過剰同調性を持ち, 症状の過少申告をすることがあることに注意
- 抗うつ薬の投与により 24 歳以下の患者で自殺念慮, 自殺企図のリスクが増加しうるため, 若年者への投与は専門家と相談

■ 病歴聴取で尋ねるべき項目

- 身体疾患の有無について検討(甲状腺機能異常を代表とする内分泌疾患, Parkinson 病, 脳血管障害など)
- うつ状態を引き起こす可能性がある薬の使用の有無. β遮断薬, 副腎皮質ホルモン剤, インターフェロンなど
- 過去に躁状態のエピソードがなかったかどうか必ず聞くこと！ 双極性障害の場合には抗うつ薬を投与すると躁転するケースがあるため, 疑ったときは精神科にコンサルト. 囲せん妄, うつ病, 認知症の鑑別について
- 3Ds(Delirium, Depression, Dementia)は時に同時に存在し, 鑑別は難しいことがある.
- 元気がない, 食事を食べないからといって安易に抗うつ薬に走らない.

■ 診断

- Patient Health Questionnaire-2(PHQ-2)は限られた時間でのスクリーニングに役立つ.
- PHQ-2 とは, 以下の 2 つの質問に対し, 「全くない」を

0 点,「数日はある」を 1 点,「1 週間以上ある」を 2 点,「ほぼ毎日ある」を 3 点とし, 6 点満点中, 3 点以上をスクリーニング陽性とする 強B (Medical Care 2003 / PMID: 14583691).

・この 2 週間, 次のような問題に悩まされていますか?
1. 物事に対してほとんど興味がない, または楽しめない.
2. 気分が落ち込む, 憂うつになる, または絶望的な気持になる.

・それでもはじめは DSM-5 を参照する(限界があることを忘れずに).
・上記操作的診断の覚え方として SIGECAPS が知られている. 各項目の暗記としては有用だが, 他の内科診断と同様に○×のみで診断をせず, しっかり病歴を取ることが重要である.

S:sleep↓or↑ 不眠または過眠
I:interest↓ 喜びの減退
G:guilty feeling↑ 罪責感
E:energy↓ 疲労感
C:concentration↓ 思考力減退
A:appetite↓or↑ 食欲減退または増加
P:psychomotor↑or↓ 精神運動機能興奮または低下
S:suicidal ideation↑ 希死念慮
+depressive mood うつ気分　で DSM-5 の 9 項目

■ 治療
・軽症から中等度のうつ病に対しては, SSRI を用いる 弱B. ただし, SNRI, NaSSA などもその代わりとなりうる.
・セルトラリン(ジェイゾロフト®)の場合(SSRI)
25 mg 1 錠分 1 から開始, 1〜2 週間ごとに漸増, 最大 100 mg 分 1. 消化器症状, 低 Na 血症に注意
・ベンラファキシン(イフェクサー®)の場合(SNRI)
37.5 mg 1 錠朝分 1 から開始, 1〜2 週間ごとに漸増, 最

大 225 mg 朝分 1
- ミルタザピン（レメロン®）の場合（NaSSA）
  15 mg 1 錠夕分 1 から開始，1〜2 週間ごとに漸増，最大
  45 mg 夕分 1. 効果発現は比較的早い.
- 不安焦燥感が強ければ，治療の工夫が必要となるため，精神科コンサルトをいとわずに.

アルコール離脱症状 alcohol withdrawal syndromes

■ ポイント
- アルコール離脱せん妄は緊急事態！
- アルコール関連身体障害（肝機能障害，食道静脈瘤など）も精査する.
- 治療後は依存症の治療について検討する（断酒の意欲がかなりあるか，周囲の勧めだけか）.

■ 病歴聴取で尋ねるべき項目
- 飲酒歴，過去に離脱せん妄を引き起こしたことがあるか.特に飲酒歴は聞かない限り訴えないことが多いため，入院時に必ず聞く習慣を.
- 最終飲酒を確認，断酒後 2〜4 日までに発症することが多い.

■ 診断
- DSM-5 を参照する.

■ 治療
- 頻回なバイタル確認，モニターが必要
- 脱水に注意，必要に応じて輸液
- ベンゾジアゼピン系薬剤 強B （Cochrane Database Syst Rev 2005 PMID: 16034964）（例 ジアゼパム 5〜10 mg 静注，内服可能ならロラゼパム 1.5〜3 mg 分 3）から開始．十分な鎮静が得られるまで使う.この場合は呼吸状態に注意！
- 身体疾患によるせん妄の合併が疑われるとき，ハロペリドール 2.5 mg×1〜2 静注，使用法に関しては精神科コンサルトが望ましい.

29

・ビタミン欠乏に注意，グルコース投与前にビタミン B₁ 静注

■ 予防
・適応（無症状でも，有症状となったら上述の治療に移行）：
　・アルコール離脱や振戦せん妄の既往
　・慢性の大量飲酒
・ベンゾジアゼピン系薬剤 弱C 例ロラゼパム内服 0.5 mg→6 錠分 3→4 錠分 2→2 錠分 2→オフ．過鎮静ならスキップ

▌不眠障害 insomnia disorder

■ ポイント
・不眠をきたす薬剤，身体疾患の有無を確認
・安易に睡眠薬を使用しない，まずは睡眠について非薬物療法も検討する．

■ 病歴聴取で尋ねるべき項目
・就床時間，睡眠時間，中途覚醒の回数，覚醒時間，起床時の覚醒度や気分，内服薬，コーヒーや紅茶など刺激物質の飲用習慣，喫煙の有無，アルコール飲酒など

■ 診断
・「不眠障害」とは，①入眠困難，中途覚醒，早朝覚醒，熟眠感欠如などの訴えが，②睡眠にとって適切な状況下でもしばしばみられ，③それにより易疲労感，眠気，集中力低下などの影響が日中に認められるもの
・分類として入眠困難，中途覚醒，早朝覚醒，熟眠感欠如，睡眠覚醒リズムのずれがある．
・不眠を起こす可能性のある薬物
　・鎮静薬：ベンゾジアゼピン系薬剤（→日中傾眠傾向，奇異反応，離脱症状）
　・利尿薬（頻尿）
　・市販感冒薬，栄養剤（カフェイン含む）
　・興奮薬：アンフェタミン，メチルフェニデート
　・ステロイド製剤

- ・喘息治療薬（エフェドリン，テオフィリン）
- ・甲状腺薬
- 不眠を起こすことのある医学的問題
  - ・非特異的症状：痛み，咳，呼吸困難，発熱
  - ・心血管系：狭心症，うっ血性心不全
  - ・肺疾患：COPD，喘息
  - ・消化器疾患：十二指腸潰瘍，GERD
  - ・神経疾患：Parkinson 病，認知症
  - ・筋骨格系疾患：線維筋痛症，頸椎症，腰痛症
  - ・腎疾患：慢性腎不全，尿路結石，前立腺肥大
  - ・内分泌疾患：甲状腺機能亢進（低下）症
  - ・精神疾患：うつ病，統合失調症
  - ・特異的睡眠障害：むずむず脚症候群，周期性四肢運動障害，睡眠時無呼吸症候群，睡眠相交代症候群

■ 治療

- 非薬物療法
  - ・睡眠衛生指導がまずは大切
  - ・定期的な運動
  - ・室内環境（防音，遮光，温度調節）
  - ・食生活（空腹をさける，就寝前は脂っこいものを避ける）
  - ・水分（就寝前に取り過ぎない．例別 脳梗塞や狭心症は主治医と相談）
  - ・カフェイン（就寝 4 時間前から避ける）
  - ・飲酒，喫煙を控える
  - ・考えごと（変に悩み過ぎない）
- 薬物療法
  - ・treatable な原因を改善，除外したうえで，可能な限り短期もしくは頓用とし，長期連日服用を避ける（トラゾドンは除く）
  - 1) 入眠障害が目立つ場合

    ゾルピデム（マイスリー®）5〜10 mg 1 錠　眠前（ω1 選択性であり，副作用などが少ないとされる）弱B (Ann Intern Med 2016 PMID: 27136278)

    ゾピクロン（アモバン®）10 mg 1 錠　眠前も短時間作用型でふらつきも少なく使いやすい 弱B (Ann Intern Med 2016 PMID: 27136278)．

2)中途覚醒，早朝覚醒，熟眠障害が主症状の場合

トラゾドン（デジレル®）25〜200 mg 1 錠　分 1　眠前
（他の抗うつ薬同様，副作用には注意）**弱 C** ⟮Cochrane Database Syst Rev 2014 PMID: 24659320⟯

3)睡眠覚醒リズム障害がある場合

ラメルテオン（ロゼレム®）8 mg　1 錠　分 1　眠前

4)上記が無効な場合

スボレキサント（ベルソムラ®）15〜20 mg 1 錠　眠前
弱 B ⟮Cochrane Database Syst Rev 2014 PMID: 24659320⟯
新薬であり，長期の安全性は確立されていない．

・ベンゾジアゼピン系薬剤は高齢者で認知症，せん妄，転倒，骨折，交通事故，依存症が増加する **強 B** 『安易に処方しない．またすでに多量に処方されている患者の場合急な中止についてはかえって症状を増悪することがあり，精神科にコンサルトする』．[1]

■参考文献

1 • Confusion Assessment Method for the ICU（CAM-ICU）The Complete Training Manual（March 2014 revised edition）. Vanderbilt University, 2014

2 • Confusion Assessment Method for the ICU（CAM-ICU）The Complete Training Manual（August 31, 2016 revised edition）. Vanderbilt University, 2016

3 • 厚生労働科学研究・障害者対策総合研究事業「睡眠薬の適正使用及び減量・中止のための診療ガイドラインに関する研究班」，日本睡眠学会・睡眠薬使用ガイドライン作成ワーキンググループ（編）．睡眠薬の適正な使用と休薬のための診療ガイドライン．2013

4 • 日本精神神経学会（日本語版用語監修），高橋三郎，他（監訳）：DSM-5 精神疾患の診断・統計マニュアル．医学書院，2014

（澤滋）

第30章

女性の健康

- 産婦人科紹介を考慮するポイントやタイミング，また非産婦人科医でも紹介前に検討しておきたい事項に焦点を当てて述べる.
- いつでも妊娠，腫瘍，感染を見逃さない.

女性の腹痛

- 昨今とも同じ「女性を見たら妊娠を疑え！」.

病歴聴取のポイント

- 腹痛について聴取する.
  - 腹痛の部位，範囲，最強点，周期性，強度，反跳痛の有無など
- 随伴症状
  - 不正性器出血，嘔吐，下痢などの消化器症状，頻尿，排尿時痛などの泌尿器症状など
- 月経との関連性
  - 腹痛が複数回にわたり月経と関連して発症：月経前症候群，月経困難症や子宮内膜症を鑑別
  - 月経2週間前の痛み：排卵痛を鑑別に.
- 妊娠か，非妊娠かを見極める.
  - 妊娠の可能性について聴取する：性交渉歴，パートナー，避妊対策の有無（コンドーム，ピルなど）
  - 最終月経およびその1～2回前までの月経開始日，周期，月経期間を聴取する.
    ① 最終月経初日が妊娠0週0日
    ② 「いつもと同じだったかどうか」が重要. 患者は不正性器出血を月経と勘違いする.
  - 月経予定日を過ぎていたり，月経不順，最終月経がいつもより少量もしくは短期間の場合には，妊娠を考慮する

必要があり，妊娠検査を行うことを検討する．

◆ メモ

- 妊娠反応：病院で行う尿による妊娠検査（hCG 定性検査）は，尿中 hCG が 25 IU/L 以上で陽性となる．月経周期 28 日型の女性が妊娠成立すると，受精後 2 週間（最終月経から 4 週間＝次の月経開始予定日）に hCG 定性検査は陽性となり，その時点で妊娠 4 週 0 日となる．しかし，市販の妊娠反応検査はキットによって陽性となる閾値が異なり hCG 分泌も個人差があるので陰性でも疑いがある場合は再検査を検討する．月経不順がある場合はより慎重な判定が必要．

■ 鑑別すべき疾患

- 内科疾患として，尿路感染症や尿路結石，虫垂炎や憩室炎，消化器系疾患（胃潰瘍，胆嚢炎，胆石症，炎症性腸疾患（IBD），膵炎，肝炎），血栓性静脈炎，上腸間膜動脈塞栓症など
- 産婦人科疾患として，月経前症候群，月経困難症，排卵痛，流早産，子宮内膜症（病歴ポイントは☞ 454 頁）など

◆ 特に重要な疾患診断のポイント

① 異所性妊娠 ectopic pregnancy

- 妊娠検査陽性で子宮内に胎嚢（gestational sac；GS）を認めず，子宮外に GS を認めるか，もしくは腹腔内液体貯留，付属器腫瘤像など異所性妊娠を疑う所見を伴うことにより診断する．
- 早期診断には血清 hCG 値と経腟超音波検査が必須であり，血清 hCG 値 1500 IU/L 以上で，経腟超音波法で子宮内に GS が確認できなければ，異所性妊娠がきわめて疑わしい．

② 卵巣嚢腫茎捻転 ovarian cyst torsion

- 急性腹症の 1 つ．疼痛部位側に経腹超音波検査で卵巣嚢腫を認め，同部位に圧痛がある．
- 卵巣嚢腫の直径は 5 cm 以上であることが多く，良性腫瘍であることがほとんどである．

③ 卵巣出血, 卵巣嚢腫破裂 ruptured ovarian cyst
- 下腹部痛があり, 腹腔内に液体貯留を経腹超音波検査で認める.
- 運動や性交渉が発症の契機になることがある.
- 循環動態が落ち着いていれば, 鎮痛薬投与と安静で経過観察する. 開腹止血となることは稀

④ 骨盤内炎症性疾患 pelvic inflammatory disease (PID)
- 発熱を伴う女性の下腹部痛で必ず疑う！ ER で最も多い婦人科疾患
- 原因：子宮および付属器に起こった感染が骨盤腔内に及んだものであり, 起因菌としては淋菌やクラミジア, 腸内細菌が多い.
- 症状：発熱(50%), 下腹部痛, 反跳痛, 腸蠕動低下などの腹膜炎症状があるがどれも非特異的. 急性虫垂炎と比較して, PID は痛みの移動と嘔気が乏しく, "両側"の下肢部痛が多い.
- 内診では帯下増加, 直腸診あるいは内診で子宮頸部移動痛 (cervical motion tenderness), 付属器圧痛, 子宮圧痛など子宮・付属器の炎症を示唆する所見を認めれば PID を疑う.
- リスク因子：新規または複数のパートナー, パートナーが尿道炎症状あり, 月経中の性交渉, 細菌性腟症, PID の既往, コンドームの不適切使用, 子宮内避妊具(IUD)の装着などが挙げられる.
- 除外は難しく, 検査/治療閾値は低くもつ. 性活動性のある女性が, 帯下異常または性交時痛を伴う腹痛または発熱があれば, PID を鑑別に入れ婦人科コンサルトする.
- 検査項目：妊娠検査, 腟分泌物培養, 腟分泌物/尿中での淋菌・クラミジア PCR, CBC など
- 右季肋部痛では, 肝周囲炎, FHC(Fitz-Hugh and Curtis)症候群を念頭に置く.

■ 産婦人科にコンサルトすべきとき

上記 ①〜④ 疾患を疑うとき
　　　＋
妊婦の腹痛

30

妊婦・授乳婦に投与安全とされている薬剤

- 投薬時には，その投薬は本当に必要か，非薬物治療法はないか，安全な薬を選択したか，治療量，治療期間は適切か，<u>母乳中断の必要性が本当にあるか</u>など，毎回確認のうえ，<u>患者としっかりコミュニケーションをとることが大事</u>
- FDA分類については，臨床医がこの分類に依存しすぎるために，胎児へのリスクを正確に伝達するには不適切であったとFDAが判断し，2015年6月に廃止された．廃止後は薬剤情報に記述形式でリスクを表示するようになった．また，本邦の添付文書は，妊婦・授乳婦への投与については，動物実験などを根拠に禁忌または有益性投与となっているものがほとんどであり，信頼性が高いとはいえない．
- 妊娠の可能性がある女性も含め，処方の際は，その都度簡単に調べられるリソースを知っておけばよい．

■ 妊婦への薬物療法

- 薬剤の胎児への影響
  - 催奇形性が問題になる時期(4〜12週)：重要臓器が発生・分化する時期のため催奇形性のある薬剤を知っておく．
  - 胎児毒性が問題になる時期(13週以降)：NSAIDsによる胎児の動脈管閉鎖のリスクが代表的であり，胎児の臓器機能に影響を与える薬剤を知っておく．
- 一方で母体の疾患を治療する事が胎児にとって重要なことでもあるので，投薬時はリスクとベネフィットを十分に考慮することが大切である．

■ 授乳婦への薬物療法

- 母乳への薬剤移行機序はさまざまな因子が関与するが，最終的に乳児が摂取する量はわずかである．乳児への影響が懸念される薬剤や，乳汁分泌を抑制する薬剤などは，毎回薬剤情報を正確に評価し検討することが望ましい．
- 授乳中止による不利益(母乳が出にくくなる，または出なくなる)や，授乳によるメリット〔児：急性感染に罹患しにくい．肥満や小児突然死症候群(SIDS)，アレルギー疾患，

糖尿病の罹患リスクを低減. 母：乳癌・卵巣癌, 産後うつ病, 糖尿病の罹患リスクを低減）を十分に配慮する.

◆ 薬剤情報 🖥

- 伊藤真也, 他（編）：薬物治療コンサルテーション妊娠と授乳, 改訂 3 版. 南山堂. 2020

◆ 使用頻度の高い薬について（〈 〉内は禁忌薬剤）

- 解熱/鎮痛薬：アセトアミノフェン（カロナール®）,〈ロキソプロフェン（ロキソニン®）は妊娠後期で胎児動脈管閉鎖のリスク〉
- 抗ヒスタミン/アレルギー薬：シプロヘプタジン（ペリアクチン®）, クロルフェニラミン（ポララミン®）, セチリジン（ジルテック®）, ロラタジン（クラリチン®）, レボセチリジン（ザイザル®）
- 鎮咳薬：メジコン®
- 抗菌薬・抗ウイルス薬：ペニシリン系, セフェム系, マクロライド系, クリンダマイシン, アシクロビル, バラシクロビル（バルトレックス®）, 抗インフルエンザ薬,〈妊娠中：アミノグリコシド系, テトラサイクリン系は禁忌〉
- 制酸薬：H_2 遮断薬, プロトンポンプ阻害薬（PPI）,〈妊娠中：ミソプロストール（サイトテック®）は禁忌〉
- 制吐薬
  - 妊娠中：メトクロプラミド（プリンペラン®）
  - 授乳中：ドンペリドン（ナウゼリン®）,〈妊娠中：ドンペリドンは禁忌〉
- 便秘薬：酸化マグネシウム（マグミット®）
- 喘息治療薬：ステロイド（吸入, 内服, 静注）, β 刺激薬,〈妊娠中：抗ロイコトリエン薬は禁忌〉
- 降圧剤：メチルドパ,〈妊娠中：ACE 阻害薬, ARB は禁忌〉
- 脂質代謝異常症治療薬：〈スタチン製剤を含め原則禁忌〉
- 精神科系薬剤：〈炭酸リチウムは禁忌〉 ベンゾジアゼピン系, 抗うつ薬, 抗精神神経薬で使用可能なものは少なくないが, 投薬の必要性の見極めが重要

▌月経異常 menstrual problems

- 異常を言うには，正常をまず知るべし
- 正常月経周期のホルモン値と基礎体温，子宮内膜との関係

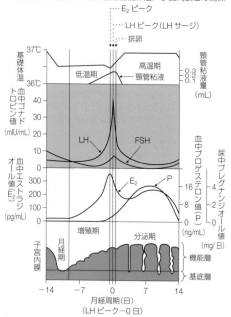

〔日本産科婦人科学会（編集・監修）：産婦人科専門医のための必修知識 2020 年度版．日本産科婦人科学会，2020，C10 頁図 1 より転載〕

■ 正確な月経に関する知識

- 周期日数：月経開始日〜次回月経開始前日までの日数
  正常範囲は 25〜38 日，6 日以内の変動

- 持続日数：正常範囲は 3〜7 日
- 月経血量：一般に 20〜140 g，平均 50〜60 g
  過多月経は月経血量が異常に多いものをいい，凝血塊や貧血症状の有無，ナプキンの交換回数や量を以前と比較することで判断する．
- 原発性無月経：18 歳過ぎても初経が発来しない場合
- 続発性無月経：以前あった月経が 3 か月以上停止した場合（妊娠は含まない）

- 続発性無月経ではまず妊娠反応．陽性であれば産婦人科を受診
- 必ずしも婦人科的な疾患とは限らない．下記病歴に注意．体重増減，過度な運動などによるストレスの有無，薬剤歴（経口避妊薬や向精神薬，抗うつ薬，メトクロプラミド，H_2 遮断薬など），医原性要因（放射線，化学療法既往），全身性・消耗性疾患，内分泌疾患（甲状腺機能，高 PRL 血症など），下垂体機能異常〔LH，FSH，エストラジオール（E_2），PRL，TSH〕などを検討し，婦人科を受診

月経困難症 dysmenorrhea

- 月経の開始に伴って，強い下腹部痛や腰痛が起こり，日常生活に支障をきたす状態
- 月経と症状の開始がほぼ同時期である．月経開始前の症状は PMS に相当する（「月経前症候群」の項参照☞ 454 頁）．

■ ポイント

- 成人女性の約 90％ が月経困難症を経験している．
- 明らかな原因のない機能性月経困難症と診断するためには，器質性月経困難症を除外する必要がある．
- STI 既往，IUD 使用，月経開始時期と症状出現の関連性について聴取（関連性がなければ，PID や卵巣腫瘍茎捻転などを考える）．
  - 機能性月経困難症：初経から 19 歳頃までに多い．下記の病因がないものをいう．
  - 器質性月経困難症：子宮内膜症，子宮腺筋症，子宮筋

30

腫，頸管狭窄，子宮内腔癒着，子宮奇形，卵巣腫瘍など

■ 治療

- NSAIDs による対症療法が基本 強A．PG（プロスタグランジン）の産生を早く抑制するために，月経開始後ではなく，月経開始の予兆が出現したらすぐに使用することが勧められている．
  - 機能性月経困難症では低用量ピルが有効なことがある 強A．
  - 月経困難症に保険適用のある低用量ピル：ヤーズ®，ルナベル® 配合錠 LD，ルナベル® 配合錠 ULD など
  - 瘀血といわれる骨盤内うっ血を改善するために鍼灸，指圧，漢方（当帰芍薬散など）弱B（Yakugaku Zasshi 2003 PMID: 14513774）が使用されることもある．

■ 婦人科コンサルトすべきとき

- 以下の症状があり子宮内膜症が疑われる場合
  - 徐々に悪化する月経痛，鎮痛薬不応の月経痛，排便痛，性交時痛，月経時以外の骨盤内痛
- 器質的疾患が疑われるとき
- 不正性器出血，過多月経があるとき

▊ 月経前症候群 premenstrual syndrome（PMS）

- 月経開始前約 3〜10 日前（黄体期）に現れる症状で，月経開始とともに症状軽快．
  - 身体的症状：腹痛（約 25%），乳房緊満感（約 25%），腰痛（約 20%），頭痛・頭重感（約 20%）．
  - 精神的症状：苛立ち（約 50%），易怒感（21〜29%），眠気（11.5〜28.7%），抑うつ感（5.8〜11.4%）．
- 月経のある女性の約 70〜80% が，このような症状の 1 つ以上を経験するといわれている．
- 症状は多岐にわたるため症状日記が有用．診断の鍵は黄体期に限られた症状であること．
- 治療は，① 生活習慣の改善（運動 弱B，ストレス解消），

認知行動療法 弱B ② 薬物加療(NSAIDs，SSRI 弱B，抗不安薬，漢方)，③ 低用量ピル 弱B(PMS に保険適用はないため注意)

▌性器出血 genital bleeding

- 腹痛を伴う性器出血は要注意．生殖年齢の女性では，流産や異所性妊娠の可能性を考える．
- 妊婦の性器出血では，腹痛や胎動の有無，妊娠週数を確認後に産婦人科コール
- 腫瘍，外傷，異物，感染，凝固異常なども考慮し婦人科受診を検討

▌帯下異常 vaginal discharge

■ 病歴聴取のポイント

- 帯下の量(いつもと比べてどうか)，色調(正常では透明〜白色)，臭い(魚醬臭など)
- 随伴症状：外陰部・腟内の掻痒感，下腹痛，発熱など
- 既往歴：婦人科受診歴，カンジダ腟炎の既往，避妊具使用や子宮内操作歴(人工中絶など)の有無
- 性感染症を疑う病歴：パートナーの症状の有無，パートナーの数，コンドームの不適切使用，性感染症の既往など
  - 膀胱炎症状の女性には必ず帯下の変化を問診→変化あれば膀胱炎の可能性は下がり(陽性尤度比 0.3，陰性尤度比 3.1)，頸管炎や PID を示唆する(JAMA 2002 PMID: 12020306)．

■ 真菌性外陰炎・腟炎(カンジダ外陰炎・腟炎)

- 白色，カッテージチーズ様や酒粕様帯下の増加
- 抗菌薬内服後や妊娠・疲労などが誘因となる．原則として性感染症ではない．
- 治療：抗真菌薬(腟錠)±外用剤 強A 例 オキナゾール® 腟錠 100 mg/日×6 日間，オキナゾール® 腟錠 600 mg/日×1 日

■ 細菌性腟症

- 帯下は臭いが強く，均一な灰白色を呈する．診断には

Amsel criteria が参考となる（例 腟分泌物に KOH1 滴を滴下するとアミン臭（魚醤臭）の検出．生食標本で Clue cell．pH 4.5 以上）．
- 腟内のラクトバシラス菌が減少し，その他の菌が増殖した状態．性感染症ではないが，性感染症のリスク因子となる．
- 治療：クロマイ® 腟錠 100 mg/日×6 日間 弱B

■ クラミジア・淋菌感染

- 子宮頸管炎，PID の原因となる性感染症．クラミジアは性感染症のなかで最多
- 女性では症状が現れにくいため，性活動性がある女性にはスクリーニングが必要（🖥）
- 子宮頸管粘液または尿中の核酸増幅法（NAT 検査．例 PCR 法など）
- 治療
  - クラミジア：アジスロマイシン 500 mg 単回投与 弱C
  - 淋菌：セフトリアキソン 0.25 g 筋注 強B
    （再感染の可能性が高いため 3～6 か月後に再検査を推奨 強A）

更年期障害 menopause

- 更年期：非生殖期への移行期．閉経前後 5 年の合計 10 年間を指す．
- 閉経：卵巣機能の衰退ないし消失による永久的な月経停止．平均 50 歳．月経が 1 年停止した時点で閉経したとされる．FSH 値（30～40 mIU/mL 以上）は参考にはなるが，必須ではない．
- 更年期症状：更年期に現れる多様な症状のうち，器質的疾患に起因しないもの
- 更年期障害：更年期症状のなかで QOL に支障をきたす病態

■ ポイント

- 器質的疾患が除外され，不定愁訴を訴える更年期の女性で

は，甲状腺機能異常やうつ病の他に更年期障害を考える．
- 更年期症状 ≠ 更年期障害．本人が困ってなければ治療不要

■ 症状
①血管運動神経症状：hot flash（顔の火照り・のぼせ），動悸，めまいなど
②精神神経症状：情緒不安，いらいら，抑うつ，不眠など
③その他：腰痛，関節痛，肩こり，尿生殖器の変化（萎縮性腟炎，失禁など），性欲減退など

■ 治療
- 背景にあるライフステージの変化（子どもの巣立ち，夫の定年退職，介護など）に注意する．
  ①漢方薬（当帰芍薬散，桂枝茯苓丸，加味逍遙散），症状が強い場合は HRT（hormone replacement therapy）を検討し，婦人科受診へ．
  ②カウンセリング，認知行動療法，SSRI，睡眠剤など

▌過活動性膀胱，骨盤臓器脱（性器脱），尿閉

■ 過活動性膀胱 overactive bladder（OAB）
- 膀胱炎などを除外のうえ，尿意切迫感が必発の頻尿症状．自覚症状のみで診断
- 内服薬確認，問診（尿回数/量），排尿日誌，残尿測定（排尿後エコー）
- 膀胱訓練（排尿を我慢する訓練），骨盤底筋群体操（Kegel体操：肛門を締める体操）の指導
- 薬物加療は抗コリン薬 弱B が主体

■ 骨盤臓器脱（性器脱）pelvic organs prolapse（POP）
- 脱出する臓器により子宮脱，膀胱瘤，直腸瘤など
- 頻尿や尿失禁，排便困難高度な症例では尿閉になることもあり，陰部異物感や努責時の脱出感を問診
- 治療：Kegel体操 弱B，ペッサリー療法 弱B，手術加療など．Kegel体操でも改善しなければウロギネ受診へ．

■ 尿閉 urinary retention

- 尿の産生はあるが，何かしらの原因により排尿ができない状態を指す．
- 女性の尿閉は男性に比して稀だが，状況によっては準緊急疾患である．
- 原因として排出障害（子宮癌や直腸癌などの術後や出産，性器ヘルペスによる神経障害，性器脱，子宮筋腫などの腫瘍性病変など）と収縮障害〔薬剤性（抗ヒスタミン薬，抗コリン薬，抗不安薬，麻薬，NSAIDs など）〕に大別される．
- 治療：原因の除去．原因不明かつ尿道損傷が否定的な場合は膀胱カテーテル留置を検討する．
  - 薬剤性による収縮障害であれば，コリン作動薬〔例 ジスチグミン（ウブレチド®），ベタネコール（ベサコリン®），ウラピジル（エブランチル®）など〕の投薬を検討

▌避妊法 contraception

■ ポイント

- ピルの避妊失敗率は低いが，STI は予防できないため，コンドームの使用は必須
- その他の避妊法：薬物付加 IUD，ペッサリー，卵管結紮，精管結紮
- 避妊法を指導する際は，STI 予防の重要性と家族計画について患者と話すことが重要

■ 経口避妊薬 oral contraceptives（OC）

- 正しく継続使用すれば，避妊失敗率は 0.3%（コンドーム使用の場合 2%）
- WHO 推奨の禁忌：授乳婦，喫煙者，高血圧，片頭痛，深部静脈血栓症，乳癌など
  （相対的禁忌と絶対的禁忌があるため詳細は参考文献を参照）

■ 緊急避妊法 emergency contraception（EC，morning after pill）

- 避妊に失敗した際，妊娠するのを防止する方法．
- 無防備な性交渉が行われた 72 時間以内に服用することが

望ましい.
- 100% 妊娠を阻止できるわけではない.

①Yuzpe（ヤッペ）法：プラノバール®2錠，12時間後にさらに2錠内服（プラノバール®：中用量ピル1錠14円）*
②LNG（ノルレボ）法：レボノルゲストレル（ノルレボ®）1.5 mg 単回投与．避妊失敗後120時間まで許容可能だが，タイミングが遅れるほど妊娠率が上がる（ノルレボ®：1錠約1万5000円）．
③銅付加 IUD：STI がないことが条件．経産婦がよい適応

＊：自費診療のため価格は医療機関ごとに設定

■HPV（ヒトパピローマウイルス）ワクチン

- 子宮頸癌の原因となる HPV 感染を予防する目的で，小学校6年〜高校1年の女子に対し2013年4月から定期接種となった．発がん性の高い HPV のウイルス型のうち，子宮頸癌の約6〜7割をカバーする2価（HPV 16・18型）を含むサーバリックス®と，さらに尖圭コンジローマの原因となる HPV 6・11型を含む4価ワクチン・ガーダシル®がある．
- 接種間隔は初回，2か月後（サーバリックス®は1か月後），6か月後の3回接種
- いずれも9歳以上の女性に接種が可能であり，ガーダシル®は2020年12月に9歳以上の男性へも接種が承認された．さらに，2020年7月には9価の HPV ワクチン（シルガード9®）の国内製造販売が承認された．シルガード®は子宮頸癌の原因となる約90%の HPV 型をカバーする3番目の HPV ワクチンであり，今後定期接種ワクチンとしても使用されることが期待される（2021年1月現在は任意接種）．
- 接種後の有害事象とワクチンとの関連性を検討するため，2013年6月より「積極的な接種勧奨の差し控え」となったが，現時点では明らかな関連性は認められていない．
- 子宮頸癌の前癌病変や HPV 感染を減らすことが，科学的

に証明されているワクチンであり，国をあげて接種率をあげる取り組みがなされることが待たれる（2021 年 1 月現在）．

■ 参考文献

1 • 日本産科婦人科学会，日本産婦人科医会：産婦人科診療ガイドライン－婦人科外来編 2020．日本産科婦人科学会，2020
2 • Sexually Transmitted Disease Treatment Guidelines, 2010 MMWR December 17, 2010/Vol. 59
3 • 日本産科婦人科学会（編）：低用量経口避妊薬，低用量エストロゲン・プロゲストーゲン配合剤ガイドライン（案）．
http://www.jso.or.jp/news/pdf/CQ30-31.pdf
4 • 中山明子，他（編）：お母さんを診よう－プライマリ・ケアのためのエビデンスと経験に基づいた女性診療．南山堂，2015
5 • ウイメンズヘルスを研究する女性家庭医グループ：月経困難症に悩む女性の支援ガイド．プリメド社，2006
6 • PCOG データベース．ウィメンズヘルスを推進するプライマリ・ケア医と産婦人科医のための情報提供サイト．
http://www.pcog.jp

■ 引用文献 🖳

（菅長麗依，寺岡香里，鈴木真）

第31章

男性の健康

▌前立腺肥大症 benign prostatic hyperplasia (BPH)

- 「男性下部尿路症状・前立腺肥大症診療ガイドライン」〔日本泌尿器科学会（編）〕による前立腺肥大症の定義は「前立腺の良性過形成による下部尿路機能障害を呈する疾患で，通常は前立腺腫大と膀胱出口部閉塞を示唆する下部尿路症状を伴う」．
- 前立腺の大きさなどでの明確な前立腺肥大症の診断基準はなく，高齢男性（一般的には50歳以上）で下部尿路症状（頻尿，排尿困難，尿意切迫感，残尿感など）の訴えがある場合，前立腺肥大症が考えられる．

■ 問診・病歴

- 国際前立腺症状スコア（International Prostate Symptom Score; IPSS）は重症度の判定，治療方針の決定などに有用．IPSSの各項目点数を合計（合計35点）し，軽症（0〜7点），中等症（8〜19点），重症（20〜35点）に分類．現在の排尿状態に対する満足程度の指標としてQOLスコア（0点；とても満足〜6点；とてもいやだ）もよく用いられる（https://minds.jcqhc.or.jp/n/med/4/med0315/G0000980）．
- 排尿記録：頻尿症状（夜間頻尿含む），尿意切迫，尿失禁が主症状の場合，特に有用．1回の排尿量や1日の合計尿量，排尿の時間間隔や症状の時間帯など症状に関する情報が多く含まれる．再現性の確認のため3日程度は排尿日誌の記録が望ましい．
- 排尿日誌：日本排尿機能学会のホームページでダウンロードが可能（http://japanese-continence-society.kenkyuukai.jp/special/?id=15894）
- 既往歴の確認：高血圧，糖尿病，心疾患，尿路感染症，尿

路結石症，前立腺癌，膀胱癌，直腸癌，骨盤内手術歴，脳脊髄疾患，精神神経疾患など
- 薬剤歴の確認：抗コリン薬，交感神経刺激薬，抗アレルギー薬，抗精神病薬，オピオイド，利尿薬の使用，アルコール摂取など

■ 診察・検査

- 尿検査：尿路感染症，尿路腫瘍や尿路結石症などとの鑑別．尿沈渣での評価が望ましい（膿尿：WBC 5 個以上/HPF，血尿：RBC 5 個以上/HPF）．
- 直腸診：前立腺の大きさ，癌（硬結の有無）および炎症（圧痛，熱感など）．肛門括約筋の緊張度，会陰部の感覚障害の有無など
- 血液検査：血清 Cre 測定による腎機能障害の評価，前立腺特異抗原（prostate specific antigen；PSA）の測定による前立腺癌の可能性の評価
  - PSA を測定する場合は，前立腺への機械的刺激（直腸診，尿道カテーテル挿入）を加える前や，尿閉，尿路感染症を除外したうえで測定する必要がある（本来の値より高値を示す可能性がある）．PSA のカットオフ値は一般的に 4 ng/mL あるが，年齢や前立腺の大きさに応じて高値となることも考慮する．
- 超音波検査：前立腺の大きさ（前立腺腫大の重症度はその容積で評価：軽症 20 mL 未満，中等症 50 mL 未満，重症 50 mL 以上）．残尿の確認，水腎症の有無
- 残尿測定：排尿後カテーテルでの導尿による測定は正確だが侵襲的．経腹的超音波法またはブラッダースキャンはベッドサイドで施行でき非侵襲的．ブラッダースキャンは腹水があると正確には測定できないので注意が必要

- 超音波検査での容積の測定方法（前立腺，膀胱いずれでも使用可）

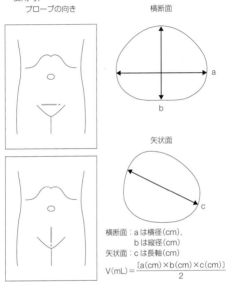

プローブの向き　　　　　　　　横断面

矢状面

横断面：a は横径（cm），
　　　　b は縦径（cm）
矢状面：c は長軸（cm）

$$V(mL) = \frac{[a(cm) \times b(cm) \times c(cm)]}{2}$$

- 尿流測定：最大尿流量の測定．尿の勢いを定量的，客観的に評価できるがウロフローメーターという専門の診察機器が必要

■ 診断

- 前立腺肥大症以外の排尿障害の原因となる鑑別疾患を除外
  鑑別疾患：前立腺癌，膀胱癌，尿道狭窄，過活動膀胱，神経因性膀胱，尿路結石症，尿路感染症，薬剤性，心因性，睡眠障害，（夜間）多尿など
- 症状（IPSS スコア，QOL スコア），前立腺の大きさ（超音波検査），残尿量，検査可能であれば最大尿流量を総合して重症度を判定

31

- 合併症の有無：前立腺肥大症が原因で発症した血尿，反復性の尿路感染，膀胱結石，尿閉，水腎症（腎後性の腎機能障害）

■ 治療

- 前立腺肥大症が原因で発症した合併症がある場合は，基本的には治療が必要となる．合併症がない場合は，重症度や患者の希望も考慮して治療適応を決める．

◆ 薬物療法

- α_1 遮断薬と 5α 還元酵素阻害薬が基本的な治療薬となる．まず α_1 遮断薬を開始，薬剤の種類や用量を変更，調整しても効果が不十分な場合や副作用が問題となる場合は前立腺容積も考慮し 5α 還元酵素阻害薬やホスホジエステラーゼ 5 阻害薬が追加されるのが一般的である．
- α_1 遮断薬：前立腺肥大症の第一選択薬．α_1 受容体が前立腺の平滑筋を緊張させ機能的な通過障害を起こすのを緩和する．受容体の選択性があり，効果が乏しい場合も他の α_1 遮断薬に変更することで効果が出ることもある．
  - タムスロシン（ハルナール®D 錠）：1 回 0.2 mg 1 日 1 回経口投与 強A

    α_{1A}/α_{1D} 受容体を選択的に遮断
  - ナフトピジル（フリバス®OD 錠）：1 回 25～75 mg 1 日 1 回経口投与 強A

    α_{1D}/α_{1A} 受容体を選択的に遮断
  - シロドシン（ユリーフ®OD 錠）：1 回 4 mg を 1 日 2 回経口投与 強A

    α_{1A} 受容体を選択的に遮断
  - 副作用：頻度は高くないが起立性低血圧や頭痛，眠気，鼻閉，射精障害などがある．内服患者の白内障手術時の術中虹彩緊張低下症候群に注意する．
- 5α 還元酵素阻害薬：前立腺の縮小効果があり，前立腺腫大のある患者（30 mL 以上）に対する有効性が期待される．
  - デュタステリド（アボルブ® カプセル）：1 日 1 回 0.5 mg 経口投与 強A
  - 副作用：頻度は高くないが勃起不全，性欲減退，乳房障害（女性化，疼痛など）がある．

- ・前立腺癌が存在していても，投与後半年で PSA を約50％ 減少させる効果があるため，6 か月以上デュタステリドを内服した患者の PSA は 2 倍に換算して評価する必要がある．使用開始前の PSA 測定が望ましい．
- ・ホスホジエステラーゼ 5 阻害薬：前立腺や尿道の平滑筋弛緩を促す．
- ・タダラフィル（ザルティア® 錠）：1 日 1 回 5 mg 経口投与 **強A**
- ・副作用：心血管系の副作用・硝酸剤または NO 供与剤との併用にて過度に血圧低下することがあり，併用禁忌

◆ 手術療法

- ・前立腺の容積が比較的大きく，薬物治療の効果が不十分な場合に考慮される．難治性の前立腺からの出血，多量の残尿による反復性の尿路感染，膀胱結石がある場合や，尿閉の解除（留置カテーテルの抜去や間歇的導尿からの離脱）が必要な場合は手術適応となる．現在は経尿道的内視鏡手術が主体
- ・経尿道的前立腺切除術（TURP）：内視鏡にて腫大した前立腺内腺を切除する **強A**．
- ・経尿道的ホルミウムレーザー前立腺核出術（HoLEP）：内視鏡にて腫大した前立腺内腺をレーザーで核出する，術中出血量が比較的少なく，大きい前立腺（容積 80 mL 以上）にも対応できる **強A**．
- ・経尿道的バイポーラ電極前立腺核出術（TUEB）：内視鏡にてバイポーラシステムを用いて前立腺内腺を核出する **強A**．大きい前立腺にも対応できる．
- ・接触式レーザー前立腺蒸散術（CVP）：腫大した前立腺を内視鏡にてレーザーで蒸散する **強A**．出血が少ない．

■ 専門医紹介の適応

- ・薬物療法での治療効果が不十分な場合や前立腺肥大症が原因で発症した血尿，反復性の尿路感染，膀胱結石，尿閉，水腎症（腎後性の腎機能障害）など合併症がある場合は外科的治療も考慮されるため泌尿器科へ紹介する．
- ・PSA 値に異常がある場合や直腸診で硬結を触れる場合は，前立腺生検の適応があるか泌尿器科へ確認．

31

▌男性の尿閉

- 男性の尿閉の場合，まず下部尿路のどの部位（尿道，前立腺部，膀胱頸部）で尿が閉塞しているかを考える．比較的，若年の場合は尿道外傷や尿道結石の頻度が高い．高齢者の場合は尿道腫瘍，前立腺癌，膀胱癌などを考慮する必要がある．その他，薬剤やアルコールの摂取，脳脊髄疾患，糖尿病など神経因性膀胱による膀胱機能障害も尿が排出できず尿閉の原因となる．

■ 問診・病歴

　年齢，既往歴，使用している薬剤，アルコール摂取の有無，外傷の有無，発症が急性か慢性か，腎不全症状の有無などを確認

- 既往歴の確認：前立腺肥大症，前立腺癌，膀胱癌，尿道狭窄，過去の経尿道的な操作（カテーテル挿入）や手術，会陰部外傷，尿路結石症，尿路感染症，糖尿病，直腸癌，骨盤内手術歴，脳脊髄疾患，精神神経疾患，便秘など
- 薬剤歴の確認：抗コリン薬，オピオイド，総合感冒薬，アルコール摂取など

■ 診察・検査

- 陰茎の診察（真性包茎，屈曲，絞扼物などの有無）．尿貯留による下腹部の緊満の有無の確認．直腸診での前立腺の評価
- 超音波検査：膀胱内の著明な尿貯留の確認，凝血塊や尿路結石，前立腺の腫大，下部尿路腫瘍など下部尿路の閉塞の器質的な原因検索，水腎症有無の確認
- 単純 CT：通常は身体所見と超音波検査のみで尿閉は診断可能だが，原因不明で重症の腎不全などの緊急の場合は検討される．
- 血液検査：血清 Cre 測定による腎機能障害の評価，電解質異常の有無の評価（腎後性腎不全）

■ 治療

- 尿道カテーテルの留置：
  - 陰茎を十分に牽引し，尿道振子部を直線化する．

- ゼリーをカテーテルに十分付着または尿道内に注入して鑷子にてカテーテル（通常は 14，16 Fr の Foley カテーテル）を挿入していく．患者が痛みで努責する場合は尿道括約筋部で抵抗が生じ挿入困難となるため呼気に合わせてカテーテルを進める．
- 抵抗があり，カテーテルが進まない場合や外尿道口より出血する場合は尿道損傷を考える．尿道造影や内視鏡を用いてガイドワイヤーを膀胱まで通しそれに沿ってカテーテル留置が必要となる場合もある．前立腺肥大症の手術後の場合は前立腺部でカテーテルが屈曲しカテーテルが膀胱内へ挿入困難となることもある．
- 膀胱瘻の造設
  - 重篤な尿道損傷や狭窄など経尿道的にカテーテル挿入が困難な場合に検討する．
  - 穿刺前にエコーで膀胱内に尿が十分貯留していることを確認する．
  - 皮膚から膀胱までの距離を把握する．穿刺ラインに腸管などがないか確認する．下腹部手術歴のある場合，腸管が膀胱前面に癒着して腸管損傷のリスクとなる場合があるので注意する．
  - 通常は恥骨 2 横指程度頭側から膀胱へ向けて穿刺する．穿刺部位に局所麻酔をして，尖刃刀にて皮膚切開した後，膀胱瘻穿刺キットを用いて穿刺する．

■参考文献

1 • 日本泌尿器科学会（編）：男性下部尿路症状・前立腺肥大症診療ガイドライン．リッチヒルメディカル，2017
2 • 葛西猛（監）：亀田総合病院 KAMEDA-ER マイナーサージェリーマニュアル；pp163-168，診断と治療社，2012

（越智敦彦）

第 32 章

ヘルスメンテナンス（健康増進）と予防

■ ヘルスメンテナンスを考慮した診療

- 常にヘルスメンテナンスを考慮した診療を心がける.
- 診療録のプロブレムリストにヘルスメンテナンスの項目を記載するとよい.
- 外来では継続性の利点を活かしヘルスメンテナンスを行う.

■ ヘルスメンテナンスとは

- 病気を防ぎ, 最大限の機能を維持し健康を増進するためのシステマティックなプログラムで, 医療の中心を成す.
- 例えば,「糖尿病で通院していた 70 歳男性が肺炎球菌性肺炎で入院し, 翌日死亡した」「喘息で 3 年間通院していた 60 歳男性が大腸癌末期だった」「脂質異常症で通院していた 75 歳女性が大腿骨頸部骨折で入院した」などは実際に散見されるケースである.
- ヘルスメンテナンスの視点を（外来）診療に取り入れることで上記の不幸なイベントは避けられた可能性がある.

■ 健康は資源である

- WHO の 健 康 の 定 義：Health is a state of complete physical, mental and social well-being and not merely the absence of disease or infirmity.
- 患者が医療に求めるものには「病気からの回復」だけでなく,「病気, 障害とともに生きること」「よりよく人生の最後を迎えること」さらに「健康の維持」がある.
- 健康は財産と同じように不足した状態もあれば, さらに増やして十分な状態にすることもできる.
- そのためには, 健康増進と予防＝ヘルスメンテナンスの視点が大切になる.
- 病気からの回復だけを目標にするのではなく, その後さらなる健康増進を目標にヘルスメンテナンスを診療に取り入

れるべきである.

■ 保険診療について

- 無症状に対する検査などの介入は,現在の日本では保険適用ではないため,各診療場面での工夫が必要である.

┃ライフステージに応じた介入

- 年齢,性別,リスクがあるか〔性感染症(sexually transmitted infections:STI)など〕,出産・産後,育児をしているかなど各ライフステージに応じたヘルスメンテナンスの介入を行う.
- スクリーニングの検査には,エビデンスレベルが不十分などの理由から推奨/非推奨がはっきりしない場合がある.
- エビデンスがはっきりせず,推奨すべきか推奨すべきでないか議論の分かれる分野では,患者・その家族と個々にスクリーニング検査をするかどうか相談する必要がある.

■ 米国予防医療専門委員会 The U. S. Preventive Services Task Force (USPSTF)

- 推奨度だけでなく,そのエビデンスなど非常に有益な情報が満載している.日本では十分なエビデンスがなく,ある程度統一したヘルスメンテナンスの推奨がされていない.すべてが日本にそのまま通用するかどうかは議論の分かれるところではあるが,現時点では拠りどころとなり,フリーアクセスできるのでぜひ参照されたい.

┃推奨度

・USPSTF の成人に対する推奨(推奨度 A と B のみ)

推奨	性別	対象	対象年齢
スクリーニングの推奨			
問題飲酒	男女	全例	
うつ病	男女	全例	

(つづく)

（つづき）

推奨	性別	対象	対象年齢
スクリーニングの推奨			
高血圧	男女	全例	
肥満	男女	全例	
脂質異常	男女	全例	スタチン使用（475頁）を参照
糖尿病	男女	肥満のみ	40 歳以上
禁煙	男女	全例	
暴力	女	全例	≦50 歳
骨粗鬆症	女	全例	≧65 歳または高リスク
転倒	男女	転倒リスクあり	≧65 歳
腹部大動脈瘤	男	喫煙歴⊕のみ	65〜75 歳
クラミジア・淋菌	女	25 歳以上は高リスクのみ	≦24 歳（性交渉歴あり）
HIV 感染	男女	高リスクのみ	
B 型肝炎	男女	高リスクのみ	
C 型肝炎	男女	全例	
梅毒	男女	高リスクのみ	
大腸がん	男女	全例	50〜75 歳
（胃がん）	男女	全例	50 歳〜
乳がん	女	全例	50〜75 歳
BRCA 遺伝子	女	家族歴が示唆すれば	
子宮頸がん	女	全例	21〜65 歳
肺がん	男女	大量喫煙歴⊕のみ	55〜80
予防内服の推奨			
葉酸	女	妊娠可能	≦50 歳
スタチン	男女	ASCVD リスク高い人のみ	40〜75 歳

（つづく）

（つづき）
(American Family Physician 2016, PMID: 27175949 より改変して作成した. USPSTF 推奨は 2021 年 1 月時点の推奨)

※各欄は，全例対象は色付き，特定のリスクがある者だけ対象なら 色なし とした.

- USPSTF の推奨はエビデンス，疾患の重篤さ，罹患率，利益，副作用，コスト，介入の性質によって定められ，「A，B，C，D，I」に分類される. A および B については診療で推奨したい項目である.

A. 医療サービスとして提供すべき. 利益が不利益を確実に上回る.

B. 医療サービスとして提供すべき. 利益が不利益を上回る可能性が高い.

C. 個人レベルでの医療サービスとして考慮する場合に限定し提供. 利益が不利益を上回るが，その差は小さい.

D. 医療サービスとして提供すべきではない. 利益が不利益を上回ることはない，あるいは不利益が利益より大きい.

I. 医療サービスとして提供する場合，利益と不利益とのバランスを判断することが困難な状況であることを説明すべき. 利益と不利益のバランスを評価するには不十分.

- 以下，推奨度 A と B の項目を中心に関連事項に関して述べる. カッコ内は推奨が改訂された年.

▌がんスクリーニング

■ 大腸がん (2016 年)
- 50〜75 歳の成人に，大腸がんのスクリーニングを推奨 **A**
- 40〜45 歳の成人に対しても推奨 **B** という草案も出た (2021 年).
- スクリーニング方法：毎年 2 回の便潜血，10 年ごとの大

腸内視鏡，5年ごとのCTコロノグラフィーで効果は同等．
- 米国消化器学会などでは，1親等で1人60歳未満の，または年齢にかかわらず2人の大腸がん・腺腫性ポリープの家族歴がある場合，40歳または親族の診断時の10歳若い時期から，大腸内視鏡による大腸がんのスクリーニングを5年ごとに行うことを推奨している（Gastroenterology 2017 PMID: 28600072）．

■ 胃がん（2014年）

- USPSTF での推奨はない．
- 日本のガイドライン（有効性評価に基づく胃がん検診ガイドライン2014年度版）では，50歳以上の成人に，1〜3年ごとの胃X線検査，または2〜3年ごとの胃内視鏡検査を推奨する B．
- ペプシノゲン単独法，*H. pylori* 抗体単独法，ペプシノゲン・*H. pylori* 抗体併用法の死亡率減少効果を検討した研究は乏しく，対策型検診としては推奨しない I．
- 欧米では比較的胃がんの罹患率が低く，胃がんスクリーニングは推奨されていない．
- 一方，日本では胃がんの罹患率が高く，胃がんは悪性新生物の部位別死因の上位であり，対策型の胃がんスクリーニングが推奨される（第25章「腫瘍」参照☞372頁）．

■ 乳がん（2016年）

- 50〜74歳の女性に2年ごとのマンモグラフィーによる乳がんスクリーニングを推奨 B．
- 40〜49歳のルーチンでのスクリーニングは推奨しない．個別化し，患者の背景（利益・不利益への価値観）を考慮して検討すべきである C．
- スクリーニング開始年齢
  - 統計モデル上，40歳以上を対象にしたマンモグラフィーで乳がんの死亡率が46%減少（NEJM 2005 PMID: 16251534）．
  - 日本での罹患率は40歳代前半で急激に増加し45歳〜49歳と60歳〜64歳で2峰性にピークがあり，40歳から2年に1回の視触診とマンモグラフィーの併用によるスクリーニングが推奨されている．

■ 乳がん・卵巣がん BRCA testing（2019 年）

- 乳がん，卵巣がん，卵管がん，腹膜がんの家族歴がある女性に対して，*BRCA1/BRCA2* 遺伝子変異と関連する家族歴を検索するためのツールを用いてスクリーニングすることを推奨．スクリーニングが陽性の女性は遺伝子カウンセリングを受け，その後適応があれば *BRCA* 遺伝子検査を受けることを推奨 **B**
- *BRCA*（breast cancer gene）とはがん抑制遺伝子であり，変異により乳がん，卵巣がん，卵管がんなどの悪性腫瘍の原因となる．
- *BRCA1/BRCA2* のどちらかに遺伝子変異がある場合，乳がん，卵巣がんのリスクが一般集団より高く，70 歳までの乳がん発症リスクは *BRCA1* 遺伝子変異がある場合 65％，*BRCA2* 遺伝子変異がある場合 45％ とされる（一般女性の生涯発症率 12.3%）．70 歳までの卵巣がん発症リスクは，*BRCA1* 遺伝子変異がある場合 39%，*BRCA2* 遺伝子変異がある場合 10〜17%（一般女性の生涯発症率 1.4%）．
- 日本でも乳がんもしくは卵巣がん患者で，家族歴があれば，遺伝子検査も予防的手術も保険適用となった（2020 年 4 月から）．

■ 子宮頸がん（2018 年）

- 21〜65 歳の女性に 3 年ごとに子宮頸部擦過細胞診，またはスクリーニング間隔を延ばしたい 30〜65 歳女性は 5 年ごとに HPV 検査または子宮頸部擦過細胞診を推奨 **A**
- 21 歳以下，65 歳以上ではスクリーニングは推奨しない **D**．
- 子宮摘出の既往があり，高分化の前がん病変（CIN 2-3）や子宮頸がんがなければスクリーニングは必要ない **D**．

■ 肺がん（2013 年）

- 55〜80 歳の 30 pack-year（pack-year：1 日の箱数×喫煙年数）の喫煙者，または 15 年以内に喫煙歴のある者に対して，毎年の低線量 CT による肺がんのスクリーニングを推奨 **B**
- 2020 年の改訂草案では，50〜80 歳で，20 pack-year の喫煙歴がある成人が対象となっている．
- 2011 年に発表された RCT である National Lung Screening

Trial（NLST）で低線量 CT は従来の胸部 X 線によるスクリーニングに比較して肺がんによる死亡率を 20% 減少させると示された.

- 一方で過剰診断が 10～12% と示されており，事前の説明が必要である.

■ 前立腺がん（2018 年）

- 55～69 歳の男性について，個別の状況に応じて PSA によるスクリーニングを実施するか決定する **C**.
- 患者はスクリーニングを受けるか判断する前に，利益と不利益について医師と話し合い，決定に関して患者の価値観や意向が取り入れられる機会を設けられるべきである.
- スクリーニングによる利益としては，前立腺がんによる死亡が少し減る可能性があること，不利益としては，偽陽性による追加検査や前立腺生検の可能性，過剰診断・過剰治療，失禁や勃起不全などの治療合併症がある.
- 個々のケースについてスクリーニングが適切か判断するにあたり，患者と医師は，家族歴や人種，依存症，患者の価値観，健康ニーズに基づいて考えるべきである（前立腺がんの家族歴のある人，アフリカ系米国人では前立腺がんのリスクが高い）.
- 医師はスクリーニングを受ける意向を示していない患者に対してスクリーニングを行うべきではない.
- 70 歳以上の男性に対する，PSA による前立腺がんのスクリーニングは推奨しない **D**.

▌骨粗鬆症スクリーニングと転倒予防

■ 骨粗鬆症（2018 年）

- 65 歳以上の女性ないしは 64 歳以下でも骨折リスクが高い女性に骨粗鬆症スクリーニングを推奨 **B**.
- 男性では十分なエビデンスなし **I**.
- スクリーニング方法は二重エネルギー X 線吸入測定法（dual-emission X-ray absorptiometry；DEXA）がゴールドスタンダード.

- WHO の基準では以下のように定義される.

正常骨量	: T score	＜−1.0
骨量低下	: T score	−2.5〜−1.0
骨粗鬆症	: T score	≦−2.5
重症骨粗鬆症	: T score	≦−2.5 かつ 1 か所 以上の脆弱骨折

- 骨折リスクは FRAX で計算
- 64 歳以下で,10 年間の主要骨折リスクが 9.3% 以上の場合を骨折リスクが高いと考える.65 歳のリスクのない白人女性で 10 年間の主要骨折リスクが 9.3% のため.
- T score −1.0 以下で 15 年,T score −1.0〜−2.0 で 5 年,T score −2.0〜−2.5 で 1 年のスクリーニング間隔を提唱した論文もある (NEJM 2012 PMID: 22256806).

■ 転倒予防(2018 年)

- 転倒リスクの高い 65 歳以上に転倒予防として,運動療法を推奨 B
- 転倒リスク:転倒歴がある,運動器の問題がある,Get-Up-and-Go test の成績が悪い.
- 米国老年医学会(AGS)は,高齢者の転倒予防のためには,天然型ビタミン D 800 単位/日を推奨している.
- 転倒予防としてのビタミン D 投与は推奨しない D.

生活習慣病スクリーニング

■ 糖尿病(2015 年) 🖥

- 肥満(BMI>25)がある 40〜70 歳の成人に 2 型糖尿病スクリーニングを推奨 B
- 上記に,日本人を含むアジア人は肥満でなくても若年から高リスクと注釈があり,より早期からスクリーニングを検討する.
- 方法:HbA1c もしくは,空腹時血糖,OGTT

■ スタチン使用(2016 年)

- 以下の項目すべてを満たす成人を対象に,ASCVD の予防目的に低〜中等量のスタチン投与
  - ・40〜75 歳[*1]

- ・1 つ以上の心血管リスク*2
- ・10 年の ASCVD リスク値≧10% **B**
- ・10 年の ASCVD リスク値 7.5～10% **C**

*1：ただし CVD（症候性冠動脈疾患，脳梗塞）の既往がな
　　い方
*2：脂質異常症（LDL-C＞130 mg/dL or HDL-C＜40 mL/
　　L），糖尿病，高血圧，喫煙
※ASCVD＝動脈硬化性心血管疾患 AtheroSclerotic Cardio-
　Vascular Disease
※ASCVD の頻度が多い米国での推奨であり，日本での推奨
　は「脂質異常症」の項を参照（☞ 352 頁）．

■ 高血圧（2015 年）

- ・18 歳以上の成人に血圧スクリーニングを推奨 **A**
- ・高血圧スクリーニングで発見された高血圧を加療すると，
　心血管イベントや死亡率を下げるという多くのエビデンス
　がある．
- ・適切なスクリーニング間隔は確立されていないが，JNC
　7 では 120/80 mmHg 未満の場合は 2 年ごと，120～
　139/80～89 mmHg の場合は 1 年ごとを推奨している．

■ 栄養指導（2020 年）

- ・心血管疾患リスクがある成人に，健康な食生活と運動につ
　いてカウンセリングすることを推奨 **B**

■ 肥満症（2018 年）

- ・すべての成人に肥満症のスクリーニングを推奨
- ・BMI＞30 の患者に対し，集中的で多様な行動学的介入を
　行うことを強く推奨 **B**

■ 腹部大動脈瘤（2019 年）

- ・100 本以上の喫煙歴のある 65～75 歳男性に，1 回のみ腹
　部超音波を推奨 **B**
- ・喫煙歴のない 65～75 歳男性は中立 **C**
- ・喫煙歴のある 65～75 歳女性はエビデンス不十分 **I**，喫
　煙歴のない女性には推奨しない **D**．
- ・システマティックレビューで 65 歳以上の男性に対する腹

部大動脈瘤のスクリーニングにより，腹部大動脈瘤の破裂と腹部大動脈瘤による死亡率が低下することが示されている．

- 腹部大動脈瘤の発生率は喫煙歴のある男性で 6〜7% であるのに対し，喫煙歴のない男性では 2% 程度と低く，喫煙歴のない男性ではスクリーニングによる利益が少ない．
- 超音波の感度は 94〜100%，特異度は 98〜100%
- 治療
  - 5.5 cm 以上では，手術や血管内治療の適応
  - 5.5 cm 未満では，3〜12 か月ごとに超音波で経過観察
  - 小さくても，1 年で 1 cm 以上大きくなれば治療を検討

■ アスピリン予防投与（2016 年）

- 心筋梗塞・脳卒中予防および大腸癌発症予防に有用として，米国では動脈硬化性心血管疾患リスクが高い成人に，アスピリン内服が推奨されている B．
- 日本人において：以下の研究から，日本人に対するアスピリン予防内服は推奨されない．
  - JPAD 研究：日本人の糖尿病患者に対するアスピリン予防内服の効果を検討
    → 糖尿病患者に対する低用量アスピリン予防投与によりアテローム性動脈硬化イベントは減少しないことが示された．
  - JPPP 研究：60〜85 歳の，高血圧，脂質異常症，糖尿病などの基礎疾患のある日本人に対するアスピリン予防内服の効果を検討
    → 心血管イベントによる死亡，非致死性脳梗塞，非致死性心筋梗塞の複合アウトカムに有意差はなく，重篤な頭蓋内出血が増えることが示された．

▌ 感染症スクリーニング

■ クラミジア感染症，淋菌感染症（2014 年）

- 性交渉歴のある 24 歳以下の女性，またはリスクの高い 25 歳以上の女性 B
- 男性は十分なエビデンスなし I
- ハイリスク

・新しいセックスパートナーができた.
・複数のセックスパートナーがいる.
・セックスパートナーに，複数のセックスパートナーがいる.
・セックスパートナーが STI に罹患している.
・コンドームを常に使わない.
・過去に STI だったあるいは現在 STI である.
・コメーシャルセックスワーカー（性産業従事者）

■ HIV 感染症（2019 年）

・15〜65 歳のすべての人に HIV のスクリーニングを推奨，他の年齢領域であっても，リスクがあればスクリーニングを推奨 **A**
・すべての妊婦に対して HIV のスクリーニングを推奨 **A**
・有病率＞0.1％ の集団でスクリーニングが推奨されており，日本の有病率は 0.02％ であり，日本での全例スクリーニングは推奨されない. ハイリスク群のみスクリーニングを推奨

■ 梅毒感染症〔2016，2018 年（2018 年は妊婦のみ）〕

・感染のリスクのある者に梅毒感染のスクリーニングを行うことを強く推奨 **A**
・すべての妊婦に梅毒感染のスクリーニングを行うことを強く推奨 **A**
・症状のない，リスクのない人には推奨しない **D**.

▍喫煙・飲酒・うつ病のスクリーニング

■ 喫煙（2015 年）

・すべての成人に喫煙歴を尋ね，喫煙者に対して，禁煙のアドバイス・禁煙のための行動療法と薬物療法を提供する **A**
・すべての妊婦に喫煙歴を尋ね，喫煙者に対して，禁煙のアドバイスと禁煙のための行動療法を提供する **A**
・妊婦に対する禁煙のための薬物療法についてはエビデンスが不十分 **I**
・電子タバコを禁煙の手段として使用することに関してもエ

ビデンスが不十分であり **I**，現状ではその他の効果と安全性が確立された手段を推奨する．
- USPSTF では 5A framework によるアセスメントを推奨
  - Ask about tobacco use
  - Advice to quit through clear personalized message
  - Assess willingness to quit
  - Assist to quit
  - Arrange follow-up and support
- 医師による 3 分未満のアドバイスにでも禁煙の成功率は上昇すると報告があり，診察室での継続的なアドバイスを行うことも重要

■ 問題飲酒(2018 年)
- すべての成人に対して問題飲酒のスクリーニングを行い，問題飲酒ある人に対しては行動カウンセリングを行うことを推奨 **B**
- 節度ある飲酒量は 1 日平均アルコール 20 g(ビール 500 mL，清酒 1 合)

■ うつ病(2016 年)
- 妊婦，褥婦を含むすべての成人に対してうつ病スクリーニングを推奨 **B**

■ 暴力(2018 年)
- 妊娠可能な女性に対してパートナーからの暴力をスクリーニングし，陽性となった場合に介入サービス委ねることを推奨 **B**

▌ 産婦人科

■ 葉酸(2017 年)
- 妊娠を予定している，または妊娠可能な女性に対して葉酸 0.4〜0.8 mg/日の摂取を推奨 **A**
- 葉酸の摂取は新生児の神経管開存症の発生を約 9 割減少させる．
- 全妊娠の約半数は予定外であることもあり，妊娠可能年齢の女性に対して葉酸摂取を勧める．

ワクチン接種

■ ACIP ワクチンスケジュールの推奨(2020 年版)

ワクチン	年齢(歳)			
	19～26	27～49	50～64	65≦
インフルエンザ	年 1 回			
Td/Tdap〔破傷風・ジフテリア(・百日咳)〕	Tdap*を 1 回接種後，Td か Tdap を 10 年に 1 回			
MMR(麻疹・おたふくかぜ・風疹)	未接種であれば(特に 1962～78 年出生の男性)			
水痘	未接種であれば	2 回		
HZV(帯状疱疹)：RZV			2 回	
HPV(ヒトパピローマウイルス)	初回接種年齢と状態によって 2 回または 3 回	～45 歳		
PCV13(13 価肺炎球菌結合型)	1 回			65 歳以上
PPSV23(23 価肺炎球菌莢膜多糖体)	適応により 1 回または 2 回			1 回
HepA(A 型肝炎)	3 回			
HepB(B 型肝炎)	3 回			
MenACWY(結合型髄膜炎菌)	適応によって 1 回または 2 回			
MenB(B 群髄膜炎菌)	ワクチンと適応によって 2 回または 3 回 ～23 歳			
Hib(インフルエンザ菌 b 型)	適応によって 1 回または 3 回			

- 接種年齢にあり，ワクチンの接種記録または過去の罹患の証拠がない成人に推奨される
- リスクが高いか，他の適応がある成人に推奨される
- 患者と医師の shared decision making による
- 推奨なし／該当なし

*：輸入ワクチンである Tdap か，三種混合ワクチン(DTaP)0.5 mL(トリビック®)を接種する．

■ **肺炎球菌ワクチン**

PPSV 23 と PCV 13 の 2 種類のワクチンがある.

- ニューモバックス®(PPSV 23)
  - 髄膜炎菌，菌血症，侵襲性肺炎球菌感染症を 74％ 減少させる.
  - 肺炎球菌性肺炎を 54％ 減少させる.
  - 2014 年から，日本でも 65 歳以上の高齢者に定期接種となった.
- プレベナー 13®(PCV 13)
  - 非侵襲性肺炎球菌感染症を 50％ 減少させる.
  - 侵襲性肺炎球菌感染症を約 75％ 減少させる.
- 基礎疾患のない 65 歳以上の高齢者と下記の基礎疾患がある方には，PPSV23 のみ推奨
  - 65 歳以上
  - 慢性疾患：慢性心臓病(慢性心不全や心筋症など，高血圧単独は除く)，慢性肺疾患(COPD，喘息など)，慢性肝臓病(肝硬変など)，糖尿病，アルコール依存症，喫煙者，長期療養施設入所者など
- 下記の基礎疾患がある方には，PPSV23 と PCV13 の両方を推奨
  - 免疫不全：先天的免疫不全，HIV 感染症，慢性腎不全，悪性腫瘍，免疫抑制療法，放射線療法，臓器移植後など
  - 無脾症
  - 人工内耳/髄液漏

■ **インフルエンザワクチン**

- 生後 6 か月以上のすべての人(妊婦を含む)に接種を推奨.
- 健康な学童・健康成人で 50〜80％ のインフルエンザ予防効果が期待できる.

■ **破傷風トキソイドワクチン**

- ワクチン接種歴のない人に，初回 3 回の破傷風トキソイドを接種．その後 10 年に 1 回破傷風トキソイドを追加.
- ワクチン接種歴ある人：破傷風トキソイドを 10 年に 1 回追加接種.
- 本邦では定期予防接種の対象者(1968 年以降生まれ)ではワクチンの接種率は 70％ を上回るが，成人をはじめとす

る非対象者では，事故などの特別な理由がなければ破傷風トキソイドを接種する機会がなく，成人の多くは十分な破傷風抗体を保有していない状況である．

■ B 型肝炎ウイルスワクチン

- リスクのある成人に推奨．
- B 型肝炎ウイルス（hepatitis B: HBV）は感染者の血液や体液を介して感染するため，曝露する可能性がある人が対象．
- リスクのある成人

  - HBV 感染者と同居している人
  - HBV 感染者と性交渉のある人
  - 2 人以上のセックスパートナーがいる人
  - 性感染症の検査や治療を受けた人
  - MSM（Men who have Sex with Men）
  - 血液汚染のリスクのある職業に就いている人
  - 慢性肝疾患，慢性腎臓病，糖尿病

■ ヒトパピローマウイルスワクチン

- ACIP では 9〜26 歳の男女にヒトパピローマウイルス（human papillomavirus: HPV）ワクチンの接種を推奨．
- HPV は，通常性交渉を通じて感染し，女性では子宮頸がん，腟がん，男性では陰茎がん，男女両方で肛門がん，喉頭がんの発生に関与する．
- HPV ワクチンは子宮頸がんスクリーニングを代替するものではない．HPV の型は多数あり，ワクチンによって子宮頸がんを起こしうするすべての型をカバーすることはできないため，ワクチン接種後であっても子宮頸がんスクリーニングを受けることが必要
- 日本では 2013 年に定期接種が開始されたが，ワクチン接種後に原因不明の疼痛や運動障害の報告があり，2015 年より厚生労働省は積極的な接種推奨を差し控えるとしている．
- 一方で WHO は強く推奨しており，日本産科婦人科学会，日本小児科学会も接種推奨の見解を示している．現状では有効性とリスクを十分に説明し，理解を得たうえでの接種

が望ましいと考えられる.

■ 帯状疱疹ワクチン：RZV または ZVL

- 免疫不全のない 50 歳以上の人に RZV を 2～6 か月間隔で 2 回投与を推奨
- 60 歳以上の人には生ワクチンも選択肢だが，RZV を優先的にすすめる.
- 帯状疱疹の既往があってもワクチンを推奨
- 遺伝子組み換え型不活化ワクチン RZV と生ワクチン ZVL の 2 種類がある.
- 帯状疱疹：一生で約 1/3 が，85 歳までに約半数が発症
- 帯状疱疹後神経痛：帯状疱疹の 10～18％ で発症
- 発症の予防効果：RZV は 97.6%，ZVL は約 70%（≧60 歳なら約 50%）
- 神経痛の予防効果：RZV は 91.2%，ZVL は約 67%

▌外来を活かすヘルスメンテナンス

- 上記はとても 1 回の受診ではすべて推奨できない．よってヘルスメンテナンスを常に外来診療で意識しつつ，下記のようなときなどに外来の継続性を活かして分割して行うとよい.
  - ・優先順位の高い問題が解決されたとき
  - ・患者やその家族がそのテーマについて触れたとき
  - ・住民健診を受けるとき

● 参考文献

1 ● USPSTF のホームページ
  https://www.uspreventiveservicestaskforce.org
2 ● ACIP のワクチンスケジュール
  https://www.cdc.gov/vaccines/hcp/acip-recs/index.html
3 ● 科学的根拠に基づくがん検診推進のページ
  http://canscreen.ncc.go.jp

（平原理紗・八重樫牧人）

索引

① 「──」でつないだ言葉はそのすぐ上の見出し語につなぐものです. また「──」のあとに「,（カンマ）」をつけてつないだ言葉は逆引きです.
② 主要な説明のある頁は**太字**で示しました.
③ 💻 マークのついた頁はオンライン追加資料の参照頁です.